孙朝宗临证方药心得

主　编　孙松生　刘　政

编　委　孙梅生　孙　震　阎俊霞
　　　　段　怡　宋清英　李晓光

人民卫生出版社

图书在版编目(CIP)数据

孙朝宗临证方药心得/孙松生等主编．—北京：人民卫生出版社，2006.7

ISBN 978-7-117-07607-4

Ⅰ．孙…　Ⅱ．孙…　Ⅲ．中医学临床-经验-中国-现代　Ⅳ．R249.7

中国版本图书馆 CIP 数据核字(2006)第 044397 号

孙朝宗临证方药心得

主　　编：孙松生　刘　政
出版发行：人民卫生出版社（中继线 010-67616688）
地　　址：北京市丰台区方庄芳群园 3 区 3 号楼
邮　　编：100078
网　　址：http://www.pmph.com
E - mail：pmph @ pmph.com
购书热线：010-67605754　010-65264830
印　　刷：北京市卫顺印刷厂
经　　销：新华书店
开　　本：850×1168　1/32　**印张**：11
字　　数：275 千字
版　　次：2006 年 7 月第 1 版　2008 年 5 月第 1 版第 2 次印刷
标准书号：ISBN 978-7-117-07607-4/R·7608
定　　价：20.00 元

前　言

我师孙朝宗，为孙氏中医世家第四代传人。执业50余载，学验俱丰，著书亦多，前有《经方方法论》、《经方临证录》、《奇经八脉证治方论》、《当代中医世家孙朝宗经验辑要》、《孙朝宗临证试效方》等出版，今又有《孙朝宗临证方药心得》面世，系老师多年来的学术研究与独特的经验之集。

书中主要内容有：开篇即有“对饮上池水的研究”。对于《史记·扁鹊仓公列传》（《高等医药院校教材》）一文载“饮是以上池之水”注释为“未沾及地面的水，如草木上的露水等。”考《中医大辞典》所谓“未至地之水，如雨露之留于竹木内者是，俗称半天河水”等等，如此注释，使人难以置信，以至千古疑窦，不得其解，故做此篇以申其说：道家默念功诀，内视玄关，反照下丹田，口中津液自生，其味甘甜，用力吞津下咽，意循任脉送入下丹田，汩汩有声，其义为调动五脏能量，使其心肾相交以达到性命双修的奥妙。这“吞津液”三字即为“饮上池水”。如此释破此迷，往后定无大惑不解者。

对“桂枝汤的方与法”进行了剀切的阐述，堪称卓识，可使读者进一步认识桂枝汤“三元定律”的理论基础。接着提出了桂枝“去皮”乃属衍误；甘草之“炙”乃属烘干；“吹咀”乃属品尝药物性味以辨真伪等新的论点。这对于进一步研究经方，有一定启发作用。

对于“经方脚注的研究”列举了脚注之词 40 余条，这对于学习经方者，有一定的临床实用性。

诊法篇收集了九峰老人“八脉该 28 字脉象”之说，文中括乎诸脉于其中，文字简洁，撷精采华，堪称后学准绳。进而又阐述了《难经》“尺寸者，脉之大要会也”，把“大要会”三字释为“信息”可谓发挥古义了。篇中尤其把“胸腹诊法”提高到一个更为主要的位置，并附有图案。指出了胸腹之诊的重要性。

经络与针灸篇重点论述了十五络脉的临床意义，并对脾胃之大络大包与虚里进行了理论上的发挥。对脏腑俞穴与募穴的互为应用以及八会穴的针灸方法均做了重要介绍。并对刺期门穴法，及“针刺风池、风府，却与桂枝汤”，分别介绍了临床应用技巧。这对于临床行针刺法者，也有一定的临床意义。

奇经八脉篇重点论述了奇经八脉的起止穴位，在临床上有其特殊意义。篇中筋维相交，对于中风偏瘫，或左或右，我国古人早有其深刻地论述，中医不可不知。篇中还重点介绍了调补阴维脉，方用灵枢饮以疗肾心病可谓不二法则。

经方应用篇重点列举了经方七首以及加减法的临床意义，提示了应用经方时，要特别注意方剂的灵活化裁方法，如果原方照抄，死搬硬套，定不会取得良好效果的。并援引应用经方的经验七首、类方应用七首加以申述，以加强其对经方的扩大应用。

以上五篇的论述大多侧重于理论研究。以下数篇则着重介绍医论与医疗经验。该书内容广泛，既有理论性的专题论述，又有医话形式的趣味专谈，每每联系实际，切合实用。文笔简洁，独具见解，通俗易懂，可帮助读者开阔思路，可谓对中医临床证治大有裨益之书，不可不读。

由于我们水平有限，在整理书稿工作中难免有不足之处，望读者予以指正。

刘　政

2006 年 1 月 2 日

目 录

目 录

目录

目 录

一、开　篇

对“饮上池水”的研究

《史记·扁鹊仓公列传》（见《高等医药院校教材》）一文载“饮是以上池之水”，注释为“未沾及地面的水，如草木上的露水等。”考《中医大辞典》所谓“未至地之水，如雨露之留于竹木内者是，俗称半天河水”，又云：“半天河水，竹篱头及空树穴中所存之雨水也，微寒无毒，治诸风疾、鬼之狂邪，蛊毒，时疫，恍惚妄语；疗恶疮、风瘙、疥痒等。”如此注释，难以使人置信，现仅就我们的认识，考证如下。

炼元极功时，默念功诀，内视玄关，反照下丹田，口中津液自生，其味甘甜，用力吞津下咽，意循任脉送入下丹田，汩汩有声，其意义为调动五脏能量，使其心肾相交，调和神志，清除杂念，以达到“性命双修”的奥妙。这“吞津液”三字，岂不为之“饮上池水”。李时珍《本草纲目·卷五二》指出：“人舌下有四窍，两窍通心气，两窍通肾液，心气流入舌下为神水，肾液流入舌下为灵液。”这神水与灵液，实际上是指舌下之金津玉液。舌下存津液之处，我们认为为“上池”。晋《黄庭经·口为章》说：“口为玉池太和宫，漱咽灵液灾不干，体生光华气香兰，却灭百部王炼颜。”言口为玉池，又岂不为之“上池”？漱咽灵液又岂不为“饮是以上池水乎？”元·邱处机《颐身集》及清·潘霨《内功图说》曰：“舌搅华池抵上腭，候津生时，漱而咽之，啯啯有声”又曰：“人一身之水皆咸，惟舌下华池之水甘淡……咽之啯啯响，百脉自调匀。”在其“导引歌诀”篇曰：“久行之，则五脏之邪火不炎，四肢之气血流畅，诸疾不生，永除后患，老而不衰。”又重复指出：“赤龙搅水津，鼓漱三十六，神水满口匀，一口分三咽，龙行虎自奔。”其小注更加详细的解释：“赤龙即舌，以舌顶上腭，又搅满口内上下两旁，使水津津自生，鼓漱于口中三十六次，神水即津液，分作三次，要汩汩有声吞下，心暗想，目暗看，所吞津液，直送至脐下丹田，龙即津，虎即气，津下去，气自随之。”总而言之，所谓“玉池”也好，“华池”也好，不过是“上池”之别名而已；所谓“神水”、“灵液”、“吞津”“咽液”无一不指舌下金津玉液，亦即“上池之水”而已，此种学说，大都载于道家之书，属于道家学说。

李时珍《奇经八脉考》指出：“仙不知此，难安炉鼎……以为学仙医者筌谛之用云……仙而知乎八脉，则虎龙升降，玄牝幽微之窍妙得矣。”程国彭《医学心悟》指出：“天一生水，命曰真阴……必形取华池之水，频频吞咽，以静治于无形……此所谓以真水补真阴，同气相求必然之理也。”复于服“人参果”条下，引纯阳吕祖师说法，即“专治五劳七伤，诸虚百损，并能御外邪，消饮食，轻身不老，却病延年，真神丹妙药也。”所谓“饮上池水”实属道家之“吞津液”无疑也。

《古今图书集成医部全录·卷五百四》云：“按瑯环记仓公梦游蓬莱山，见宫室崔嵬，金壁璀璨，光晖射目，忽一童子以杯水进，仓公饮毕，五内寒徹，仰首见殿旁曰：上池仙馆，始知所饮乃上池水也，由是神于诊脉。”

又《湖广通志》云：“松阳道人，不知何许人，万历初，云游至桂阳州，与樵牧杂处……众异而问云……能疗疾乎？曰：吾疗人疾，即取药于脏腑，非金石草木之比也。今有吐血者，延之往视，道人命以舌舔红纸，视之曰：脾未绝，可疗也，扶起坐。以已华池水日饮之，病者起，神气渐复……。”

论桂枝汤的方与法

1. 缘起

方剂的雏形始于周秦以前，成熟于汉晋，发展于唐宋。

仲景所著《伤寒杂病论》乃是总结汉及汉朝以前的一个漫长阶段的医疗成果，加之已身一生的医疗实践，这一伟大的成果实属内经之后医疗发展史上的第二个大成果。追溯在这以前的方剂雏形，首先是内经八方，别从《易牙遗意》这部烹饪专书中便可看出它是方剂形成的源泉。例如桂枝汤，就是来源于烹饪汤液的，举凡木樨汤有木樨花半斤，甘草四两，檀香炒面。枣汤有干枣一斤，生姜半斤，甘草、陈皮各一两，炒盐等等。后来演变成桂枝汤，便为医药所用了。

2. 桂枝汤方

桂枝三两（去皮），芍药三两，甘草二两（炙），生姜三两（切），大枣十二枚（擘）。

上五味㕮咀三味，以水七升，微火煮取三升，去滓，适寒温，服一升，服已须臾，啜热稀粥一升余，以助药力，温覆令一时许，遍身漐漐微似有汗者益佳，不可令如水流漓，病必不除，若一服汗出病瘥，停后服，不必尽剂，若不汗，更服依前法。又不汗，服后小促其间，半日许令三服尽，若病重者，一日一夜服，周时观之，服一剂尽，病证犹在者，更作服。若不汗出，乃服之二三剂，禁生冷、粘滑、肉面、五辛、酒酪、臭恶等物。

3. 桂枝汤的主要指征

太阳之为病，脉浮，头项强痛而恶寒。（1 条）

太阳病，发热汗出，恶风，脉缓者，名为中风。(2条)

太阳中风，阳浮而阴弱，阳浮者热自发，阴弱者汗自出，啬啬恶寒，淅淅恶风，翕翕发热，鼻鸣干呕者，宜桂枝汤。(12条)

4. 桂枝汤的四大见证与四大特点

脉浮，发热汗出（气）。头项强痛（经）。恶寒（质）。——太阳病表虚证。

无汗能发。有汗能止。行阳行阴。开合咸宜。

徐灵胎指出："自汗与发汗迥别，自汗为营卫相离，发汗使营卫相和，自汗伤正，发汗驱邪，复发者，因其自汗而更发之则营卫和而自汗反止矣。"

5. 组方法度

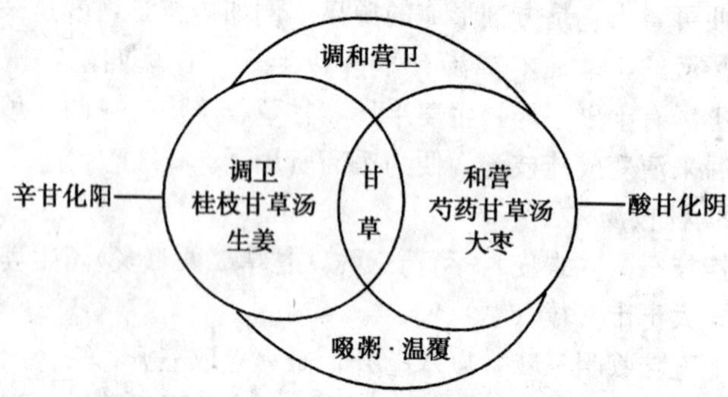

6. 桂枝汤的类方变治法

（1）桂枝加桂汤——平冲降逆法。

（2）桂枝加芍药汤——缓解里急法。

（3）桂枝加葛根汤——清解经俞法。

（4）桂枝加厚朴杏子汤——降逆平喘法。

（5）桂枝加芍药生姜各一两，人参三两新加汤——养营温经法。

（6）桂枝去芍加附子汤——温经扶阳法。

(7) 桂枝加附子汤——温经固卫法。

(8) 桂枝去桂加茯苓白术汤——温脾利水法。

(9) 桂枝附子汤——扶阳散风祛湿法。

(10) 桂枝去芍加蜀漆龙牡汤——安神镇惊法。

(11) 桂枝甘草龙牡汤——潜镇浮阳法。

另外《金匮要略》之瓜蒌桂枝汤主治刚痉，旨在调和营卫，属滋阴解痉法，黄芪桂枝五物汤以疗血痹为温阳通痹法，小建中汤变解肌而为建中，变亲表而为亲里，为调中营卫法，仅举上例，以供参考。

桂枝汤值得探讨的几个问题

1. 桂枝“去皮”乃属衍误。

历代方书，凡用“桂”多指肉桂，方书中又曾提到官桂，对此李时珍指出：“此误图经，曰官桂者，乃上等供官之桂也”，又说：“仲景发汗用桂枝，乃桂条，非身干也，取其轻薄，能发散，又有一种柳桂，及桂之嫩小枝条，尤宜入上焦入药。”仲景也曾提到“取枝上皮也。”所谓枝上之皮，实指桂梢而言，由此可知，仲景用桂枝，并不去皮。对此《医宗金鉴》断言：“桂枝汤方，桂枝下有‘去皮’二字，夫桂枝气味辛甘，全在于皮，若去皮是枯木也，如何有解肌发汗之功？宜删此二字，后仿此。”张山雷先生指出：“其效在皮，而仲景书反去其皮，可悟传抄之误。”考《五十二病方》一书，云桂者，凡十一方，无一方言去皮。近年对云南、贵州、广西做了实地考察，当地从来不言桂枝去皮。又考唐《备急千金要方》、《千金翼方》、《外台秘要》用桂之方，皆书桂心二字，由此可以看出，桂枝去皮误在于晋，晋之所以误，误在肉桂之去老皮，这是衍误的第一点；另外古之梓版极难，用字极简，书“桂”字，注去皮，由是又传抄桂枝去皮，此又为谬误之第二点，以至千古疑窦，不得其解，故作此论而申其说。

2. 甘草之“炙”字，乃属烘干之意。

《伤寒论》与《金匮要略》二书中，在用甘草一药时，注明炙用者为数最多，有100多处，不注炙者只有甘草汤、桔梗汤、《金匮要略》则为数稍多。近阅《五十二病方》甘草凡四见，皆未炙字，由此看来，远古时期甘草为生用，有通行十二经俞，缓急止痛之功，而又善于调和诸药，故“热药用之缓其热，寒药用之以缓其寒，寒热互杂，入甘草一药而得其平。”由此得知，甘草以味为治矣，至于甘草一药，是生用与炙用，应炙与否，必须从仲景组方法度方面加以分析探讨，才会得出正确的结论。发汗解表的方剂如桂枝汤类，发散风湿的方剂如麻杏苡甘汤类，甘草皆注炙用。清热泻火的方剂，如白虎汤类，甘草亦注炙用。温中散寒，降逆止痛之附子粳米汤，安神补心之甘麦大枣汤，温补冲任之温经汤等，甘草亦注炙用，若据“甘草生则泻火，熟则温中”的道理去分析经方，生熟其功效则大相径庭。解表用炙，清热用炙，温中用炙，散风用炙，养阴用炙，统观经方，可见仲景用甘草时似乎生炙均可，没有什么区分了。自汉以下，《备急千金要方》、《外台秘要》、《济生方》、《普济本事方》、《三因极一病证方论》、《和剂局方》，几乎无不用炙，后来竟发展到甘草炒黄，再加蜂蜜炙之，由此可想而知，甘草一药，也不得不随着这些不同的、复杂的炮制方法，而改变其本来的性质了，所谓古人用炙甘草统治百病的说法，已经不成定论。那么后人为什么还是沿袭这些说法呢？以愚之见，甘草一药，其主要产区为内蒙古、东北地区、甘肃、宁夏，春秋二月八月为采集季节，整个华北地区，二月尚未开冻，八月已下霜雪，这两个季节挖出之甘草，不易在短期内晒干，况且甘草多含粉质及糖分，如不及早使其干燥，则易霉烂、虫蛀，古人为尽快使其干燥，大多于炕上烘干，再贮存于通风处，古人不言烘则言炙，不言烘甘草，而言炙甘草，实际上还是烘干了的生甘草，其性味仍甘平冲和，故而古人有

“热药用之以缓其热，寒药用之以缓其寒”之说。

3. “㕮咀”并非以口咬细，而是品尝药物性味之意。

桂枝汤，方后对桂枝、芍药、甘草注有“㕮咀”一词，对此，历代医家持论不一。李杲曰：“㕮咀，古制也，古无刀，以口咬细，令如麻豆煎之”，如果按李氏之言，那么为什么在同一个桂枝汤中，生姜要注一“切”字，既言切必用刀，生姜质地比桂、芍、甘松软得多，用刀切之，桂、芍、甘质地坚硬，反而用口咬，其不怪哉！考桂枝加附子汤、真武汤、四逆汤等，附子不论生熟，均注“破八片”，不注“㕮咀”，既不㕮咀，又不用刀，附子何以破八片，因此说，若谓古无刀，非也。再追溯桂枝汤，其方非秦汉之作，还可能更早，仲景为汉朝末期之人，为什么仍用㕮咀这一词句？想必㕮咀一词在当时已经是品尝药物性味，以鉴别药物的真伪之法了，或者说，只是沿用了古时的一个术语而已。

4. 关于“啜热稀粥”。

桂枝汤方后注“……服已，须臾，啜热稀粥一升余，以助药力，温覆令一时许，遍身漐漐微似有汗者益佳。”桂枝加黄芪汤方后注“……温服一升，须臾进饮热稀粥一升余，以助药力”。瓜蒌桂枝汤后注“……分温三服，取微汗，汗不出，食顷，啜热粥发之。”大建中汤方后注“分温再服，如一炊顷，可饮粥二升，后更服，当一日食糜，温覆之。”理中汤方后注“服汤后如食顷，饮热粥一升余，微自温，勿发揭衣被。”

以上五方，虽然啜热粥的时间与用量不同，但起的作用均是以助药力发挥效能。所不同的是建中二方，饮粥之意只是温养中焦之气，所以仲景告之曰：“理中者，理中焦。”总之啜粥的方法虽然不同，但都是用以调和营卫，理中二方旨在调里表（胃）中之营卫，其他三方，乃调外表皮中之营卫而已。

5. 关于服桂枝汤的禁忌方法。

桂枝汤方后注：“禁生冷、粘滑、肉面、五辛、酒酪、臭恶等物。”本方前云啜热稀粥，为的是使谷气内充鼓舞胃气为发汗之源，温覆不仅是为了取汗，重要的是助药力以调营卫，因而生冷之物，不可入于胃；粘滑凝滞之物碍营卫之气的通达；酒，慓悍走窜，祛邪无能，助火有弊；五辛蒜、小蒜、韭、芸苔、胡荽皆有碍于药物的发挥，所以都在禁忌之列，鱼、虾、蟹、鳖，一一不可入胃。当遵经旨。

对经方脚注的研究

1. 桂枝去皮。

桂枝本不去皮，其误在晋（误在肉桂去老皮）。仲景指出：“桂枝者，取枝上皮也。”枝上皮，实指桂枝之梢，味辛轻扬，上行解表。《医宗金鉴》指出：“夫桂枝气味辛甘，全在于皮，若去皮是枯木也，如何有发汗解肌之功，宜删‘去皮’二字，后仿此。”

2. 㕮咀。

考《说文解字》，㕮，嚼也。咀，含味也。实际是指品尝药物气味，以鉴别药物的真伪，李杲所谓“古无刀，以口咬细，令如麻豆。”非也。

3. 煮米熟汤成。

白虎汤、白虎加人参汤、桃花汤，皆注“煮米熟汤成”之词，粳米即今之秫米，一般煮 20 分钟即熟，实践证明，煮米已熟而白虎汤，白虎加人参汤中之知母饮片、人参饮片以及桃花汤中的干姜饮片尚未能煮透，而有夹生者，所以，米熟尚不可言汤已煮成，必须再加煎煮，以饮片煮透，效力完全释出为度。方中之石膏亦必须杵为细末入于煮剂。余应用此汤，尝允先以宽汤煮粳米，取汤纳诸药煮之，方得药味之全。

4. 温粉扑之。

应用大青龙汤发汗过多，仲景用温粉扑之以止汗，乃临时急救之法，后世效力，方法甚多。如《备急千金要方》以煅龙骨、煅牡蛎、黄芪、粳米为粉；《伤寒总病论》加陵零香，名辟瘟粉；《肘后方》、《类证活人书》、《医方考》、《伤寒类方》、《经效产宝》等书，都有不同程度的发挥。近代陆渊雷竟用市售之爽身粉。总之，后世止汗之粉，皆由温粉演化而来。

5. 去上沫。

麻黄、葛根二药，入煮剂，仲景皆注“去上沫”三字，麻黄煮沸，其沫略褐；葛根煮沸，其沫白灰；沫有“令人烦”及“呕吐”的副作用，故去之。再者麻黄取效在皮，功在发散表之风寒；葛根取效在筋络，功在升散清阳；固而均宜去沫。

6. 黄耳杯。

麻黄杏仁甘草石膏汤脚注“黄耳杯”，此乃古代富家之饮具，有陶制品，有漆木制品，大小不等，北京博物馆现存有陶制品，盛水量约150～200ml。

7. 再煎。

“药物与水同炖曰煮，单煮药汁加以浓缩曰煎”。仲景柴胡类方，皆注“去滓再煎”。尽管历代医家议论纷纭，去滓再煎的目的，是以融和药性，使其刚柔相济。

8. 碁子。

碁即今之棋字，赌博用的棋子。所谓“如碁子大”，乃斟酌之意。

9. 先食温服。

桃核承气汤、乌梅丸、茵陈五苓散、桂枝茯苓丸、己椒苈黄丸等，皆先食服，亦即今之空腹服药法，因病在下焦，使其药物至下焦而发挥效力。《神农本草经》所谓：“病在心腹以下者，先服药而后食”即是。

10. 噀之、洗之。

“含水喷洒为噀，浇灌为洗。”乃古人采用的一种最为简单的退热方法，今人以酒精擦浴，亦属此法。

11. 糜粥自养。

十枣汤方注“糜粥自养”。关于糜粥，《说文解字》：“黄帝初教做糜，释名糜，煮米使糜烂也。”这种糜粥，非大麦、小麦之粥，即今之小米粥，谷米粥。此处用之以调补胃气。

12. 晬时当下血。

抵当丸方后注：“晬时当下血。”晬时为一昼夜。抵当丸为破下焦瘀血之品，所下之血，指瘀血。

13. 渍之，须臾绞去滓。

附子泻心汤方中之大黄、黄连、黄芩，取麻沸热水渍泡之。时间不要太长，绞取汁而去其滓。此乃取三药之气，非取其质，故不入煮剂。

14. 更衣。

此指入厕大便，古人衣着富丽堂皇、凤冠霞帔，大便时必须更衣，故名。

15. 尿如皂角状。

服茵陈蒿汤，尿如皂角汁，色正赤，一是湿热下注；二是药物之色素。

16. 潦水。

李时珍说：“降注之水谓之潦……气味甘平无毒。”麻黄连翘赤小豆汤用之以内清湿热。

17. 猪肤。

猪肤汤之猪肤，指猪肤之外皮，含胶质较厚，煎之为胶汁，其味清香，有清热润燥、利咽止痛之效。若言肤内白肉，则与猪膏发煎方之猪膏同，当鉴别。

18. 白粉、白饮。

白粉即米粉（大米、小米均可），米粉煮成薄薄稀粥为白饮，或煮米之薄薄粘汤，亦为白饮，临床有啜粥之意。

19. 苦酒。

即今之米醋。

20. 刀环。

历代关于刀环说法不一，实则指大坎刀柄后的圆环，其环之大，正容下一鸡子壳。

21. 清浆水。

亦名浆水，指淘米泔水，待其味酸为佳，腐臭者勿用。枳实栀子汤用之以清热除烦，行气消痞。

22. 食顷啜热粥发。

服瓜蒌桂枝汤，以取微汗出，因汗不得出，饮热粥以助其汗。

23. 锉麻豆大。

麻杏苡甘汤、防己黄芪汤，皆为“煮散”之方，以祛在表之风湿，必锉碎细如大麻豆许，惟有这样，才会使各种药物的效力同时释出。

24. 煮饼。

百合洗方，借甘温之洗法，以祛除周身弥漫之虚热。服煮饼亦啜粥之变法，饼指今之面条，为小麦面轧成，小麦性味甘寒，既补脾阴亦生肺津，主开发玄府而达邪外出，乃内外兼顾之法。《备急千金要方》做饼，刘禹锡做“汤饼”均是。

25. 大便常如漆。

百合诸方，惟百合地黄汤言“大便常如漆”，此乃因地黄汁故，别无他意。

26. 赤小豆浸令芽出，曝干。

赤小豆发芽而曝干，变入血药而为清气之品，用之以清热解毒，消肿排脓。唐容川云：“赤豆发出芽，则能排脓，盖脓乃血后气而化者也，赤豆属血分，而既发出芽，则血从气而外出矣，故以治血从气化脓，其治先血后便，亦是治痔毒消脓者也。”

27. 心中恶寒不足者。

《经方方法论》云：“心中恶寒不足者。”指中风证，其标为实，其本属虚，后世云脱证者，更类于此，心气不足，悸惕畏寒者，临床不可不细观察，侯氏散方后本云“心中恶寒不足者”今人多忽视，实地观察乃诊断之要妙处，医乃人命系之，万万忽视不得。

28. 韦囊。

韦囊是用牛皮制成的皮袋囊，为古代军人使用的箭囊，医人用之以盛药可防潮湿。风引汤乃是一种散药，以韦囊盛之，亦便于携带。

29. 薄覆脊，凭几坐，汗出则愈。

续命汤后，以衣被覆盖脊背，以促汗出，如不汗出，更服。这是一种服药后的护理方法，与防已黄芪汤“服后当如虫行皮中，从腰下如水，后坐被上，又以一被绕腰以下，温令微汗，瘥”的治法是一致的，防已黄芪汤的功效是益气除湿，健脾利水；续命汤的功效是扶正祛风，养血通络。风痱之病，薄覆其脊乃“取其祛风走表，安内攘外，旋转上下也”。

30. 炼蜜为丸如弹子大。

薯蓣丸，由炼蜜合成，如弹球之大，即指传统配制之蜜丸，即所谓每丸三钱，折合今之9g量。

31. 枣膏。

皂荚丸，因其药力猛悍，服之以防损伤胃气，先煮大枣二三沸，去水，再以新水煮大枣熟烂如稀膏状，以送服丸药。

32. 石膏如鸡子大。

厚朴麻黄汤，石膏如鸡子大，今之60～70g许。

33. 心下毒痛。

白术散方，为健脾除湿，温中安胎之方。心下毒痛，为肝气郁结而痛甚，云心下毒痛倍川芎，以其川芎为血中之气药，此方用之，有温肝络，行气血，止疼痛之功。

34. 白酒。

近代医家考证，白酒为初熟的米酒，或谓即今之黄酒。瓜蒌薤白白酒汤之白酒，若用市售之白酒，五六十度许，“七升，取二升，”虽云“分温再服”，亦足以酩酊大醉，用黄酒则无此弊矣。

35. 清酒。

清酒，古人亦称美清酒，无灰酒，实则今人之黄酒（如镇江老酒），古人以酒煎煮药物或浸泡药物的历史很久，非但取其通经活络，调补气血，抑且用之以矫正药物的腥臭气味。

36. 井华水、泉水。

井华水，指清晨井中之水。《本草纲目》说：“平旦第一汲为井华水。”虞博说：“新汲井华水取天一真气浮于水面，用以煎补阴之剂，及炼丹煮茗，性味同于雪水也。”意思是通过沉淀了杂质的水，清净得很。泉水亦同于井华水，清净凉爽，可用于“调中下热气”，主治酒后热痢、消渴以及痈肿热痛等。

37. 甘澜水。

茯苓桂枝甘草大枣汤，乃温通心阳、化气行水之方，取用甘澜水煮药。仲景有做甘澜之法。又考甘澜水亦名千里水、东流水、劳水。实则取之江河之水，其水偏于甘淡，甘淡之性属阳，即指阳水，实践证明，取之江河之水浇灌庄稼、蔬菜、花卉，比取泉下之水（阴水）生长得更加茂盛。仲景取此水，以治脾肾虚弱、五劳七伤、伤寒欲作奔豚及霍乱吐利。历代医家皆以“气味甘淡无毒”，“甘则轻，不助肾邪”，“动则其性属阳”，云云。说明我国古人通过大量的实践，认识到水的性质种类不同，在临床治疗上会起到不同的效果。

38. 地浆水。

亦名土浆水。“掘地深三尺，取其下土三升，以水五升煮数沸，澄清汁”即是。《金匮要略》二十四篇、二十五篇中主治：“食生肉中毒”、“食诸菌中毒”、“误食蜀椒中毒”。考地浆水《本草纲目》谓：“气味甘寒无毒，解中毒烦闷……”他如《备急千金要方》、《卫生宝鉴》、《太平圣惠方》、《肘后方》、《濒湖集简方》等，都有应用的记载，总之不外主治霍乱、中暑、食物中毒、腹痛烦闷者。

39. 冷粥、热粥。

《伤寒论》桔梗白散治寒实结胸:《金匮要略》三物小白散治疗肺痈，云其“不利，进热粥一杯，利过不止，进冷粥一杯。”《经方方法论》说:“以上二方，方药同而名异，实为一方，所不同的是:进热粥以助巴豆之力，进冷粥……乃缓解巴豆的峻猛之性。”

40. 小麦汁、大麦粥。

《金匮要略》白术散之“服之后，更以醋浆水服之，复不解者，小麦汁服之;已后渴者，大麦粥服之，病虽愈，服之勿置。”枳实芍药散方，以“麦粥下之”，指大麦。硝石矾石散方，“以大麦粥汁和服”，厚朴麻黄汤方用小麦粥汁，“是以小麦煮汁以除肚痛而止心烦，大麦粥以生津液而止渴”。小麦气味甘，微寒而无毒，只取其汁;大麦性寒咸，无毒，粘而滑，除热下气，可取其粥。

41. 一贴。

《金匮要略》柴胡饮子方后注一帖。帖亦做贴。古人的药包上覆以帖封之，一帖，即今一剂。

二、诊 法

节录九峰老人“八脉该28字脉象”诗

浮 脉

浮为表脉病为阳，轻手扪来指下彰，
芤似着葱知血脱，革如按鼓知阴亡，
从浮辨散形缭乱，定散非浮气败伤，
除却沉中牢伏象，请君向外更参详。
浮不沉也，沉中诸脉，俱不能兼。

沉 脉

沉为里脉病为阴，浅按如无按要深，
伏则幽潜推骨认，牢为尽直着筋寻，
须知诸伏新邪闭，可悟诸牢内实寻，
除却浮中芤革散，许多活法巧从心。
沉不浮也，浮中诸脉，不能兼见。

迟 脉

迟为在脏亦为寒，一息未及四至弹，
结以偶停无定数，代因不返即更端，

共传代主元阳绝，还识结成郁气干，
除却数中促紧动，诸形互见细心观。
迟不数也，数中诸脉，不能兼见。

数　脉

数为腑脉热居多，一息脉来五六科，
紧似转绳寒甫闭，动如摇豆气违和，
数中时止名为促，促里阳偏即是魔，
除却迟中兼结代，旁形侧出细婆娑。
数不迟也，迟中诸脉，不能兼见。

虚　脉

虚来三候按如绵，无气难支岂偶然，
弱在沉中阴已竭，濡居浮分气之愆，
痨成脉隐微难见，病剧精干涩遂传，
冷气蛛丝成细象，短为形缩郁堪怜。

实　脉

实来有力象悠悠，邪正全凭指下求，
流利滑呈阴素足，迢遥长见病当瘳，
洪如湧浪邪传热，弦似张弓木作仇，
毫发分途须默领，非人浑不说缘由。

大　脉

大脉如洪不是洪，洪兼形阔不雷同，
绝无斜柳随风態，却似移兵赴敌雄，
新病邪强知正怯，夙疴外实必中空，
内经病进真堪佩，总为阳明气不充。
邪气胜则胃气衰，故脉大而不缓也。

缓　脉

缓脉从容不迫时，诊来四至却非迟。

胃阳恰似祥光布，谷气原如甘露滋，
不问阴阳欣得此，任他久暂总相宜，
若还怠缓须当辨，湿中脾经步履疲。

胃气伏则邪气退，故脉缓而不大，缓者主脉之气象，从容不迫而言，非指往来之迟缓也，迟字对数字言，迟则不数，数则不迟也，缓字此包者广，迟中有缓，数中亦有缓，非浅人所可领会，故内经与大字对言，不与数字对言，其旨深哉。

按：九峰老人著《临证简诀》一书，书始有谢序，序云："……有清九峰老人，著临证简诀一书，由博返约，繁简适中，撷精受华，尽得肯綮，以之作诊断之正鹄，实堪为临证之准绳，使后学有法可师，有规矩可循，其嘉惠来兹，实非浅鲜，而国学之昌明，尤为利赖……"（中华民国二十四年二月，武进谢观利恒识）

秦序："……九峰老人辑临证简诀，不务繁博以乱心意，但求简要以树基础，殆别有苦心在也……九龙山人，不详其姓氏，此书转辗而入慈竹居士之手，字迹工整秀媚，知为饱学士……"（中华民国二十四年二月二十日上海秦伯未）

此书目录以分望色、危候、闻声、问证、切脉、五脏平脉、男女异脉、无病经脉、脉分四时六气、七怪脉歌、八脉该二十八字脉象、节录病机赋、脉有宜忌、妇人脉法、小儿脉法、舌苔总论、望舌歌、辨舌六要。

谈十二经动脉与"独取寸口"

《难经》第一难云："十二经皆有动脉，独取寸口，以决五脏、六腑死生吉凶之法，何为也？然：寸口者，脉之大会，手太阴之脉动也……。"

1. 十二经之动脉。

手太阴肺经：中府、云门、天府、侠白、太渊。

手阳明大肠经：合谷、阳溪。

手少阴心经：极泉、神门。

手太阳小肠经：天窗。

手厥阴心包经：劳宫。

手少阳三焦经：和髎。

足太阴脾经：箕门、冲门。

足阳明胃经：大迎、人迎、气街、冲阳。

足少阴肾经：太溪、阴谷。

足太阳膀胱经：眉冲。

足厥阴肝经：太冲、五里、阴廉。

足少阳胆经：听会、颔厌。

2. 独取寸口。

《素问·经脉别论》指出：脉气流经，经气归于肺，肺朝百脉，因为肺主气，又主宗气，其他五脏六腑都依靠肺气的推动，其他脏腑气血的运行失常，都会影响到肺经气的变化，反应到寸口来。《难经》第二难又接着说："脉有尺寸（寸口）何谓也？然尺寸者，脉之大要会也。"关于这方面的问题，历代解释多也。用现在的一句话说，这就是信息。

六纲脉归类表

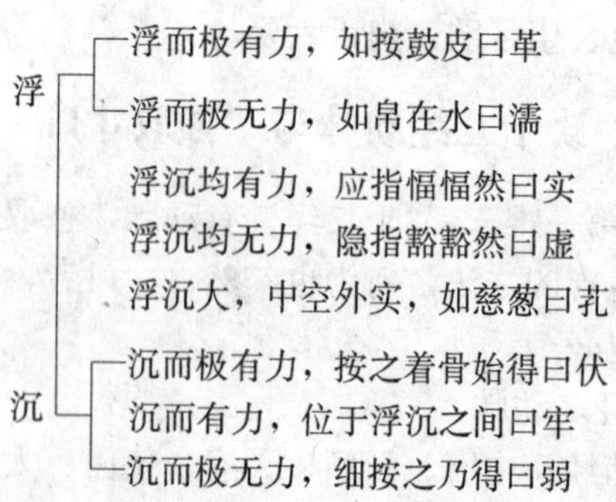

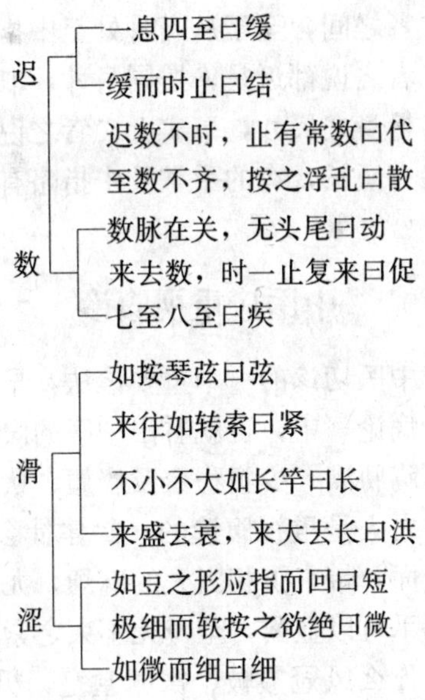

寸关尺别论

《古今图书集成医部全录·卷五百二十》杂录篇载：《云麓漫抄》："医书论人脉有寸关尺三部，手掌后高骨下为寸、寸下为关，关下为尺，骨下至切寸脉指尽处，得寸为寸，则自切尺脉指尽处，上至中指尖，岂非尺乎？古人以身为度，故寓于脉以言之，今医家但屈中指，以两纹尽处为寸，或侧身论夫长短，虽不相远，至问尺寸何以名脉，则不能答。"

按：《脉经分别三关境界脉候所主第三》云："从鱼际至高骨却行一寸，其中名曰寸口，从寸至尺，名曰尺泽，故曰尺寸，寸后尺前名曰关，阳出阴入，以关为界。阳出三分，阴入三分，故曰三阴三阳，阳生于尺动于寸，阴生于寸动于尺。寸主射上焦，出头及皮毛竟手；关主射中焦腹及腰，尺主射下焦少腹至足。"

人们大都知道从高骨至鱼际为寸脉。从高骨至尺津为尺脉，关脉界乎二者之间，至于从高骨处至中指尖为尺，而知之甚少。细量，二者之说都近是，按同身寸，取之中指屈之二纹头为一寸，以为量身之尺寸，事实上二者之说均相近似而略有别。有的尺骨略有短长，有的手掌及中指略有长短，但知有其一说焉。

中医应重视腹诊

腹诊，属于中医切诊的一个重要诊法，早在上古《黄帝内经》及《伤寒杂病论》中，也就看出中医的腹诊了，如心下痞硬、心下硬满、胸胁满、少腹积聚及癥瘕、伏梁等病名中得其启事，可见上古之人是重视腹诊的。封建社会在中国的延续，给中医在腹诊方面，带来了相当大的麻烦，尤其是妇女，十分严重，除了脸和手可以显露，全身无不束之紧秘，达官贵族之家女尤为严重，什么凤冠霞帔、富丽堂皇，男子则长袍马褂，医生要对他们进行腹诊，便是一件很难的事，自从唐朝，衣服便代表了人品，即所谓文明。时至清朝末期，要想剪掉一条辫子，他便会大哭一场，更别说放小脚等，想来想去，这点实际上是中国人在封建社会的一大丑陋。孙中山下令剪辫子，放小脚就用了十几年的时间，可见在中国实行一项改革是何等的艰难。

1. 胸诊

（1）诊膻中：膻中为太阳部位，以凉润为宜。热则病，尤以小儿为显，无论风寒风热，以凉润，或温凉为宜，热则为病。治法当以发散为主。

（2）诊乳房：医者可用四指背面，从乳上往下抚按，可以知道乳内有无包块。如乳腺炎症、结核症、乳腺增生或乳腺癌。并可用手抚按腋下，有无结节，如淋巴结核等，是否与乳腺有关，顺手也可再抚按颈项部。

2. 腹诊

（1）诊心下痞硬：使患者仰卧床上、下肢伸开，精神放松，医生以手按抚胸腹之界，徐徐向下按抚至脐。腹部若觉胀闷，按之无物者为痞。按之上腹部若感硬满，或在心下上脘部，其硬如盘者为硬。见图1、图2。

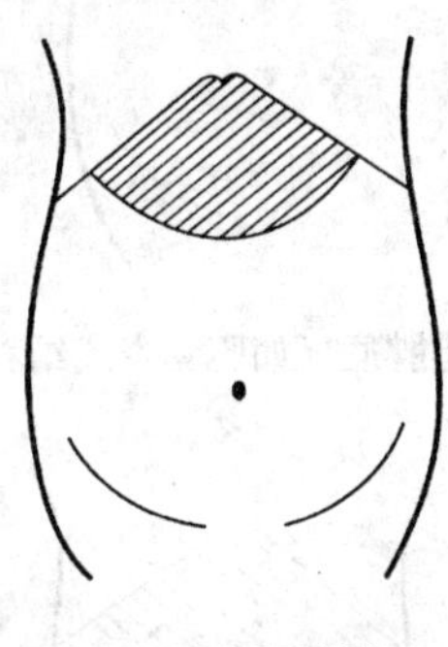

图1　心下痞满

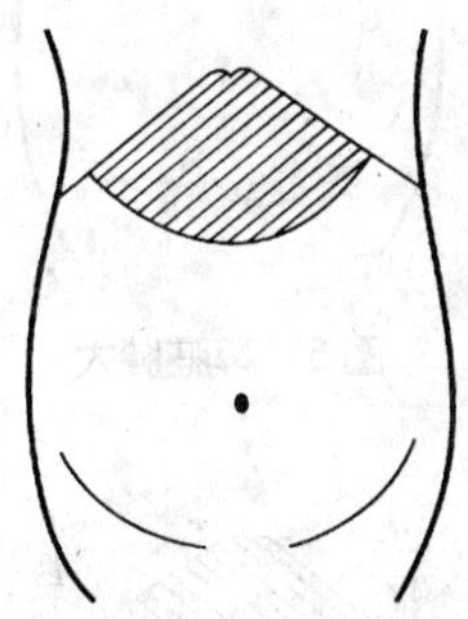

图2　心下硬满

（2）诊胁下硬满：患者平卧，医生从胁下端逐渐向内按抚，按之无物，患者只感痞满者为胁下痞满，见图3。若按抚有硬物抵手者，为胁下痞硬，重按作痛，右侧为肝脏肿大见图4左侧脾肿大见图5，若右侧只觉有一包块，按之痛者，为胆腑炎症如胆囊炎，胆结石见图6。

（3）诊结胸症：凡心下部硬满，按之疼痛者，是为结胸

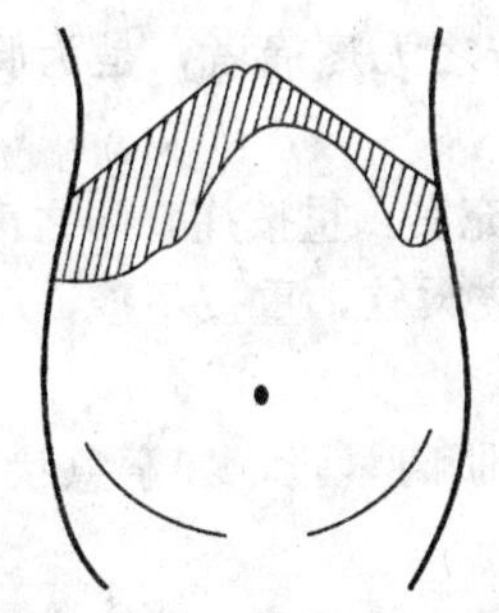

图3　胁下痞满（胃窦炎）

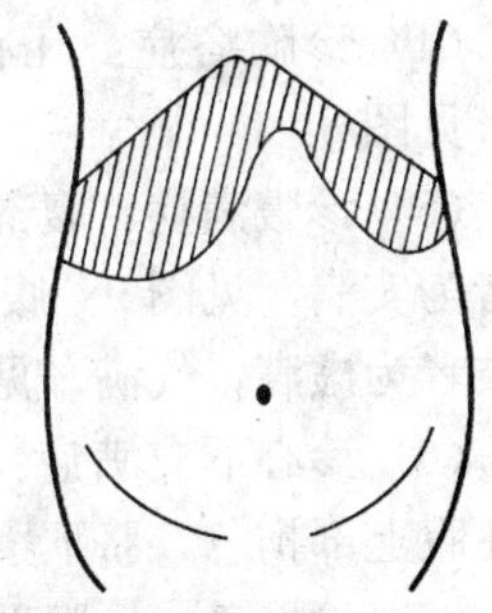

图4　肝脏肿大（脂肪肝者）

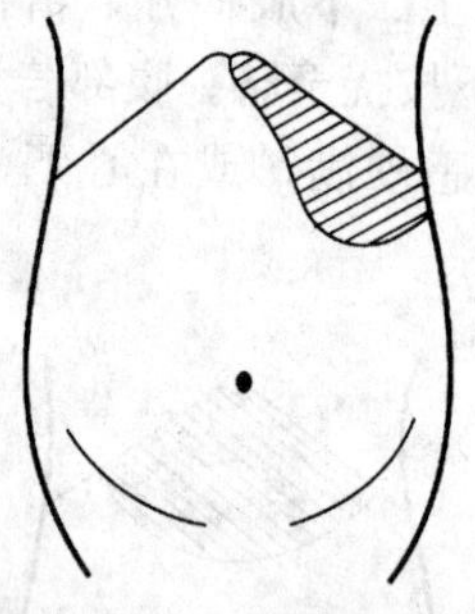
图5　脾脏肿大

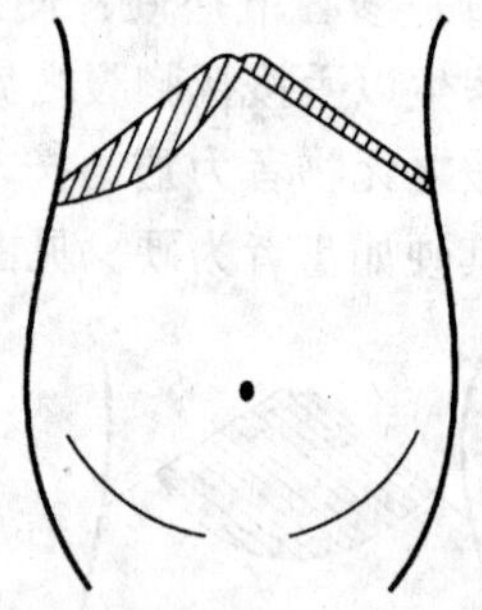
图6　胆肿症（如胆囊炎或结石）

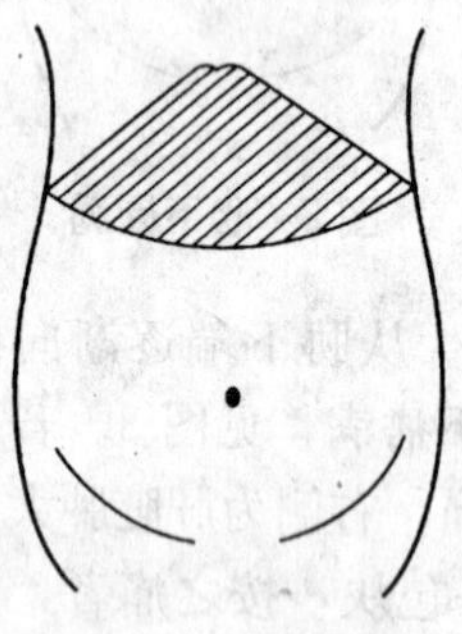
图7　结胸症

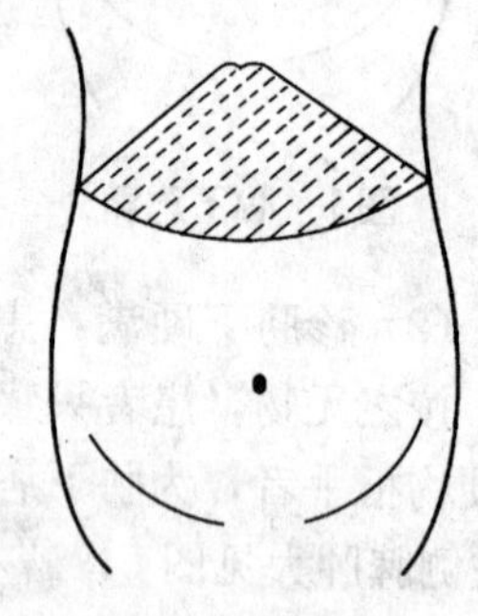
图8　胸痞症

症。见图7。

（4）诊胸痞症：凡心下膨胀，按之无疼痛者，是为胸痞症。见图8。

（5）诊腹满症：腹部胀满，按之充实，重按痛，叩之声重浊者为实满。见图9；腹部胀满，按之柔软，重按不痛，叩如空鼓者为虚满，气满。见图10。

（6）诊心下支满症：心下至腹，肌肉紧张，如挛急状者，仅在腹上部拘急，脐下柔软。见图11。

（7）诊里急症：腹部整个肌肉挛急，按之痛，或膨满者为里急症即皮起，出现有头足，上下痛，不可触近者。见图12。

（8）诊水臌、气臌症：腹部膨胀，按之凹而不起者为水臌。见图 13；腹部膨胀，按之即起者为气臌。见图 14。

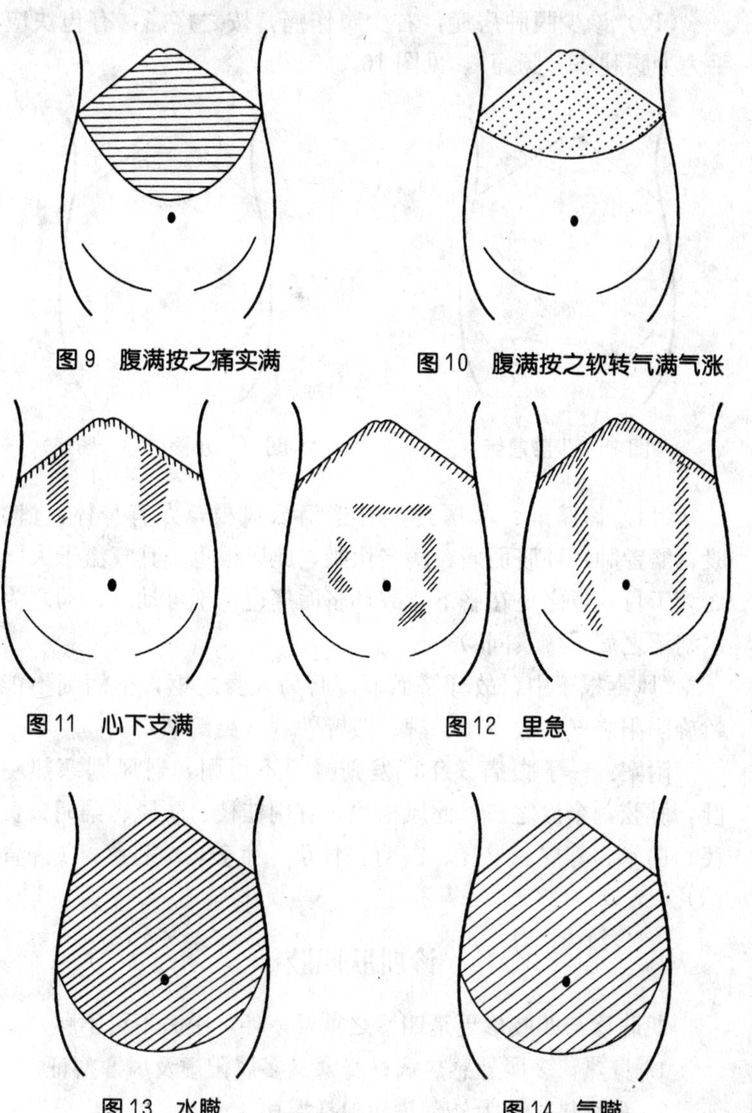

图 9　腹满按之痛实满

图 10　腹满按之软转气满气涨

图 11　心下支满

图 12　里急

图 13　水臌

图 14　气臌

(9) 诊少腹急结症：左侧近髂窝处，按之如索状，用力按之有急迫性疼痛，甚则痛剧为少腹急结。见图 15。

(10) 诊少腹肿痞症：右少腹作痛，按之疼痛，有包块应手为少腹肿痞（肠痈），见图 16。

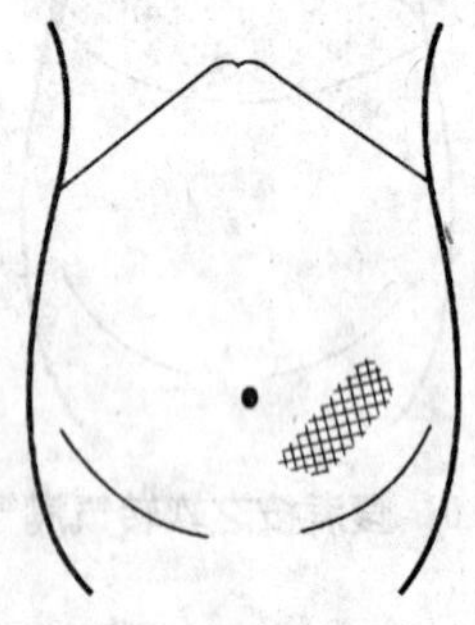

图 15 少腹急结

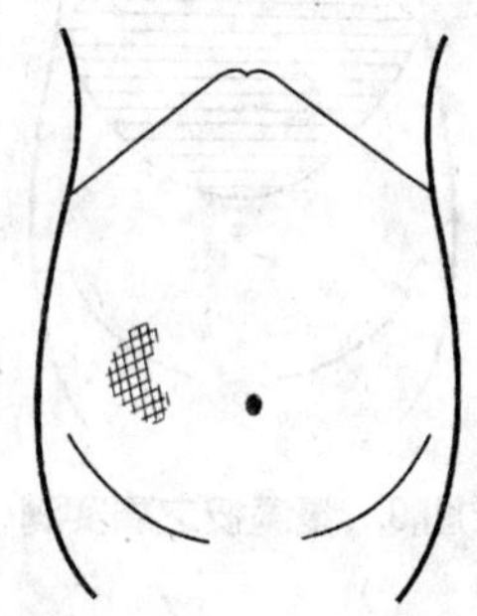

图 16 小腹肿痞（肠痈）

(11) 诊脐痛：《医述》补遗篇云风根，人有身体，髀、股、髂皆肿，环脐而痛，病名伏梁，此风根也。其气溢于大肠而著于肓。肓之更在脐下，故环脐而痛也，不可动之，动之为水溺涩之病。(《素问》)

"风毒根于中，故环脐而痛。脐为人身之枢，枢病则不能斡旋阴阳之气，故身体、髀、股皆肿。"（吴鹤皋）

附案：一子腹痛 3 年，发则喊叫不可耐，遇风则寒热呕吐，脉弦，余诊之曰：此风根也，方用桂枝、防风、柴胡、黄芪、白术、陈皮、半夏、白芍、甘草、生姜，4 剂愈。（许宣治）

诊肌肤四肢

肌肤诊与四肢诊更是四诊之重要一环，中医不可不顾及。

1. 身热，多属外感热病；身寒又多属阳虚及风寒痹证。

2. 头额热，多为外感热病包括温病。

3. 手心热，多属里之虚热证，或内伤。

4. 手背热，多属外感热证。

5. 足心热，多属里热证。

6. 足胫冷痛，多属寒证、寒湿证。

7. 四肢冷及四肢不温，多属阳虚、脾阳虚或阳气郁闭于内。

8. 肌肤光润，津气尚可。浮肿光润为皮水证。

9. 肌肤甲错，津气、气血均不足，或属蓄血证。

10. 肌肤色黄，黄如橘皮属阳黄，灰暗属阴黄。

11. 肌肤受风，斑疹成团瘙痒者为荨麻疹毒。

12. 四肢内如流火而热者，为经络血热有毒火。

13. 双下肢出现斑点，有瘙痒热者为丹毒。

14. 四肢及额脸鼻旁干涩而瘙痒者，为干燥症。

15. 四肢爪甲干瘪者，为肝脾血虚。

16. 手掌如皺子称胼胝，薄而起皮者为鹅掌风属血虚津亏。

17. 头发如干柴草，而不润泽者，为肾血虚。

18. 鼻四旁红而瘙痒者，为酒皶鼻，为肺津不足。

19. 背部如掌一块冰冷者，为痰饮证。

20. 口唇干燥或干裂者，为胃火，脾阴不足。疮疡、疔疽、瘿瘤、痘、瘊、痣、痔，应求助于外科，不赘。

诊小儿指纹

小儿由满月至3岁，不可独取寸口，因小儿每怯生人，初见时多啼叫恐惧，致使呼吸紊乱，则脉的迟、数、大、小也就失去了本来的现象。因此，应以观察指纹和切脉与面色、病候等相印证，这就是望切相兼的方法。

1. 指纹部位　以小儿食指之三节横纹为界，定为三关。近掌横纹为风关（轻证）。中节横纹为气关（重证）。指尖横纹为命关（危症）。

2. 取横纹法　医生以拇指侧面推着患儿的食指三关。但必须从命关推上风关，不可从风关推向命关，更不要反复推寻，否则纹愈推愈出，而失去了诊断的准确性。

3. 指纹主病　红黄相兼，隐隐不见为正常。

艳红，多属寒证。紫红多属热证，红淡多属虚寒，纹青多为惊风现象，或伤食停痰。

黄白多属伤脾、疳积。

青黑：三关俱见射甲者，多属危症（风热邪气深重，闭郁血络）。

4. 纹形主病　纹向内弯（中指侧）主外感风寒。

纹向外弯（大指侧）主内伤痰食。

纹入掌中，多主腹痛。纹如水形，多属脾肺阴伤。

纹浮，为外感之象。纹沉，为里证。

纹淡，淡淡无所见，多为禀赋不足，脾胃本虚之象。

纹滞，涩滞不伸，多为邪遏于里，食郁中焦之象。

三、经络与针灸

脾之大络——大包

《灵枢·经脉第十》曰："脾之大络名曰大包。出渊腋下三寸，布胸胁。实则身尽痛，虚则百节尽皆纵，此脉若罗络之血者，皆取之脾之大络脉也。凡此十五络者，实则必见，虚则必下，视之不见，求之上下，人经不同，络脉异所别也。"

陆瘦燕指出："由于本络包罗全身诸络的血液，所以邪气有余，发生实证时，则全身诸络之气壅塞不通，就会一身都疼痛；正气不足而成虚证时，则全身诸络之气皆陷下不举，常可发生四肢百节纵缓不收。此脉好像网络般绕络全身，统诸络脉，故如瘀血凝滞，皆当取脾之大络施治。"

十五络：

手太阴经之络穴是列缺。手少阴经之络穴是通里。

手厥阴经之络穴是内关。手太阳经之络穴是支正。

手阳明经之络穴是偏历。手少阳经之络穴是外关。

足太阳经之络穴是飞扬。足少阳经之络穴是光明。

足阳明经之络穴是丰隆。足太阴经之络穴是公孙。

足少阴经之络穴是大钟。足厥阴经之络穴是蠡沟。

任脉经之络穴是鸠尾。督脉经之络穴是长强。

加脾之大络大包，共称十五络。十四络统属大包。

大包穴为脾经之穴，在腋下三寸处，接绪它的经脉穴位是手少阴心经的极泉穴。再者，脾主统血，心主血脉，经主气，络主血。“此脉若罗络之血者”说明脾与统血（心）的关系是密切的，所以说血络之病“皆取之脾之大络脉也”。

胃之大络——虚里

《素问·平人气象论》曰：“胃之大络，名曰虚里，贯膈络肺，出于左乳下，其动应手，脉宗气也，盛喘数绝者，则病在中，结而横有积矣；绝不至曰死，乳之下，其动应衣宗气泄也。”

脾之大络在大包，胃之大络虚里“在左乳下乳根穴处，为心尖搏动之处”，脾之大络大包统身之诸络，主统血；胃之大络虚里在乳根处，胃经之穴，胃经为多气多血之腑，与脾为一主血一主气，一阴一阳，与少阴心互为感召，推动着气血的运行，贯膈络肺，这种气血的运行与肺气相并后又称之为宗气。

杨上善曰：“虚里，城邑居处也，此胃大络乃是五脏、六腑所禀居处，故称虚里。”

关于宗气，是指水谷精微之气与天之大气合而积于胸中，为脉之所宗，故称之为宗气。王冰曰：“宗，尊也、主也，胃十二经络之尊主也。”

余以为虚里，心也，空也，不空则无用。五脏皆有所藏，肝藏血，肺藏气，脾统血，肾藏精，惟心主血脉无所藏，空也，虚，亦空。里，处也。为空虚之处，所以名之为虚里。今称之为心室、心房、房室空间之谓，所以物之流动，出入都在这一空虚之中，但入不出，实也，但出不入，空也，这实实空空，空空实实，便体现了空虚的作用。我想以此再去理解：“盛喘数绝者，则病在中，结而横有积矣。绝不至曰死，乳之下，其动应衣，宗气泄也。”也就弄懂了这虚里的道理了。欲加深究之，请参阅《医林改错》“心无血说”自明。

谈十五络脉穴

1. 列缺（手太阴肺经）

手太阴肺经的主要别络，从手腕上侧分肉之间发起，直入掌中，脉气传注手阳明经。本络气有余，在掌后高骨和掌部发生热感；不足则虚冷。《灵枢》云：“其病实则手掌热、虚则欠㰦，小便遗数。”

高式国先生云：“古称雷电之神为列缺，雷气在大气中有通上彻下之能，人或巅顶有阴沉郁痛之疾，则头重目眩，刺本穴可使清爽，犹霹雳行空阴霾消散而天朗气清矣……”

2. 通里（手少阴心经）

在手腕后一寸半别出上行入于心中，上连舌本，目系，本经通胸膈，胸膈郁滞不畅，言语不利，可刺本穴以行阴气上而济之。《灵枢·经脉》云：“其实则支膈，虚则不能言，取之掌后一寸。”

高式国云：本穴为手少阴之络，可由本穴横通手太阳经，其所治症为目痛、汗闭、喉痹、心热、悸动、胀满、崩漏等，凡此诸症，其由涩滞抑郁所生者，本穴通能治之。综而观之，是本穴以通为治也，故名“通里”。即通而理之也，又功通于理也。

3. 内关（手厥阴心包经）

手厥阴经的主要别络，穴位在腕上二寸处，上行出两筋之间，刺本穴可使气行于心之包络。可治胸宇属于心系实邪之症如心痛、胸痛、烦躁不安等。

《灵枢·经脉》云：“心系实则心痛，虚则为烦，取之两筋间也。”本穴为内关，犹通内脏腑之关隘，亦犹关于内脏之事，如胸中郁闷，痹塞不通，可以刺本穴以泻其内之疾病。

4. 支正（手太阳小肠经）

本穴在腕上五寸处，为手太阳经之别络，注入手少阴心经，另一支络，上肘部，络于肩前。如本经邪气实，关节弛缓，转动不利或痹痛、麻木；气血不足则易发生疣疾痂疥。《灵枢·经脉》云："实则节弛肘废，虚则生肬，小者如指痂疥，取之所别也。"

高式国指出："手太阳经气行至前膊，偏走外侧，本穴无明显标示。取穴以手托颐，指尖于本侧向上旁竖，本经转成当前直线，穴适当腕肘折中处，因名'支正'。盖以取穴姿势而得名也。得穴之后，仍须垂臂，小指向后，乃刺之，治手挛、颈痛、癫狂、目眩、循经取治也。"

5. 偏历（手阳明大肠经）

本穴在腕后三寸处，别行于手太阴经，为手阳明经之络，另一支上行至肩髃，曲颊，系于齿龈。又一支入耳中，会合耳部诸经，本络邪气盛，常见耳鸣、耳聋、齿痛。正气不足，牙齿冷痛。由于本经络于肺，下入大肠，大便不畅等症均可刺之。《灵枢·经脉》云："实则龋聋，虚则齿寒痹膈，取之所别也。"

本穴偏历乃偏传之意，经气由此通传，其络与手太阴经相通，本经气实则手心灼热，不足则指端清冷，另外由于支络关系，又可治口齿、耳目多种疾病。

6. 外关（手少阳三焦经）

本穴部位在腕后二寸，与内关相对，循行于臂部，后注入于胸中，与手厥阴心包经相连接。本经邪气偏盛，常见肘关节挛痛；正气不足时，可见臂肘缓纵无力，或酸麻不仁。《灵枢·经脉》云："病实则肘挛，虚则不收，取之所别也。"络邪气郁则肘关节挛痹作痛；虚则肘臂弛缓无力。

高式国《针灸穴名解》指出："本穴与内关相对，因名'外关'。又本穴为手少阳之络，得手厥阴过经来会之气，盎益于无名指之端，是为‘关冲’。关冲治症，名与本穴略同，治肘臂不得屈伸，五指不能握及耳聋等症，以经络之所过也。”

7. 飞扬（足太阳膀胱经）

本穴在外踝上七寸，别循于足少阴肾经，为足太阳经之主络。本络邪气盛则易病，鼻流清涕，或鼻塞不通，因本经循行背部、头部，头痛、背痛、鼻衄均可刺之。《灵枢·经脉》云："实则鼽窒，头背痛，虚则鼽衄，取之所别也。"

《针灸穴名解》指出："扬，举也。飞，超翔也。本经之气，由承山横过腿外侧，亦由阴分转阳分也。按本经之气，由委阳而下，所过委中穴位，深至渊涧，合阳、承筋，如由巅至麓，承山则山下之夹谷也。委中、承山俱为阴象，迨至本穴则犹出潜飞跃之势，故名‘飞扬’。"又人当提步急行时，或跳跃蹲踞时，则此穴处绷起肉棱，以备发动弹力，亦飞扬之意也。

本穴为足太阳之络，与足少阴经沟通，其所治症除腿之疾患外，又治目疾、气逆，以及神不守舍，亦神志之飞扬也。目肿气逆，亦阳气之上越也，均有意于飞扬。

8. 光明（足少阳胆经）

本穴在外踝上五寸处，又别循足厥阴肝经，下行散在于足背部。如果邪气盛实，厥气不已，就会出现足脚冷痛；如果少阳之气不足，足软不劲，而重则发生痿躄，不能站立与行走，更会引起肝主筋的功能失调，使病情更加危重。《灵枢·经脉》云："实则厥，虚则痿躄，取之所别也。"

高式国《针灸穴名解》指出："本穴功在于目，能治目痛、夜盲、故名‘光明’，目者人神之汇也。《道藏》：‘左目神，字英明，右目神字玄光。’合二目之神，则名之为‘光明’。光明为本经之络穴，与厥阴之蠡沟相应。光明喻珠光之放，蠡沟犹蚌壳之收，两穴相契，母子攸关，故肝胆二经，俱关于目也。肝开窍于目，本经起于瞳子髎，又接近足之阳明，阳明为两阳合明之经，故本穴治目赤，目痒。又以其位置在腿，故兼治胫胻足膝之疾，兼能通郁解热，综此诸意，穴称光明，有余义矣。”

9. 丰隆（足阳明胃经）

丰隆穴，在足外踝上八寸处，循太阴脾经，另一支络循胫骨外侧上达于头项，在缺盆穴会合其他经的经脉之气，而至咽喉部。本经脉气厥逆，实则咽喉不利，瘁瘖。脉气实易发癫症、狂证，虚则足弛无力，肌肉萎缩。《灵枢·经脉》云：“其病气逆则喉痹、瘁瘖。实则狂癫、虚则不收，胫枯，取之所别也。”

高式国《针灸穴名解》指出：“丰隆，雷神名也，屈原诗：‘召丰隆使先导兮’，‘吾令丰隆乘云兮’。《淮南子》：‘季春三月丰隆乃出。’……《广雅》释天：云师为之丰隆。”又说：“观本穴所治，为胸膈痰滞，沉昏头痛，一切头脑不清，有如云雾蒙蔽之状，均属天阳失律，阴气弥漫之症，藉此下阳上达，而消在高在上之阴翳也……”

10. 公孙（足太阴脾经）

本穴在足大趾内侧后一寸处，是足太阴经的别络，别行于足阳明胃经，另一支又入络于胃中。其发病，络气厥逆则为上吐下泄或霍乱，或气滞不畅而胃肠作痛，或气不足，中气不运，而发生臌胀等。《灵枢·经脉》云：“厥气上逆则霍乱，实则肠中切痛，虚则臌胀，取之所别也。”

《针灸大成》云：“公孙，足大趾本节后一寸，内踝前，足太阴络脉，别走阳明胃经。主寒疟，不嗜食、痫气、好太息，多寒热汗出，病至则喜呕吐已乃衰。头面肿起，烦心狂言、多饮、胆虚、厥气上逆则霍乱，实则肠中切痛泻之，虚则臌胀补之。”

11. 大钟（足少阴肾经）

本穴在太溪穴下 1.5 寸稍后，跟腱内缘处，别走足太阳膀胱经，又有一支和本经正脉相并上行，走至心包络，再向外贯穿腰脊中。其络病，络脉之气上冲至心包，可引发心中烦乱，胸宇苦闷，若邪气盛则扰于膀胱常见小便不利，或发癃闭，正气不足亦可引起腰痛，辗转不利等。

《针灸大成》云：“呕吐，腹胀喘息，腹满便难，腰脊痛，少气，淋沥洒淅，腰脊强，嗜卧，口中热，多寒，欲闭户而处，少气不足，舌干咽中，食噎不得下，善惊恐不乐，喉中鸣，咳唾气逆，烦闷，实则闭癃泄之，虚则腰痛补之。”

高式国《针灸穴名解》指出：“天之所赋曰钟。肾主先天，即人之全体精英之聚也，故名大钟……本穴为足少阴之络，与足太阳沟通，得阴阳之合，乃动养人身全体也，其所治症，于诸虚不足为特效，善悲不乐，腰脊如解，喘息等症，盖有兴阳振奋之力也。”

12. 蠡沟（足厥阴肝经）

本穴在足内踝上五寸，一名“交仪”，足厥阴肝经之络穴。别走足少阳胆经，又一支经胫骨上至睾丸，结于阴茎。本经发病，络脉之气上逆，多见睾丸肿胀作痛，或疝气作痛，邪气有余则阴茎挺长，勃起不倒。虚则阴部作痒难忍。《灵枢·经脉》云：“其病气逆则睾肿卒疝，实则挺长，虚则暴痒，取之所别也。”《针灸大成》：“主疝气，小腹胀痛，暴痛如癃闭，……恐悸，少气不足，郁郁不乐，咽中闷，如有息肉，背拘急不可俯仰，小便不利，脐下积气如石，足胫寒酸，屈伸难，女子赤白带下，月水不调，气逆则睾丸卒痛，实则挺长，泻之；虚则暴痒，补之。”

高式国指出：“蠡，水族之阴类也。沟凹渠之阴象也。本穴在胫骨与腨肠肌之间，为足厥阴经之络，与足少阳之络光明相应，喻光明犹明珠，腨肠肌覆伏如蠡（蚌壳）故名为蠡沟，光蠡二穴，谊犹母子，用于治疗，取宜和协。”

13. 鸠尾（任脉之别）

本穴在胸骨剑突下，任脉之络穴。其络散于腹中。其病则腹部皮肤作痛，或腹皮瘙痒。《灵枢·经脉》云："实则腹皮痛，虚则痒搔，取之所别也。"《针灸大成》一名尾翳穴，主息贲，热病，偏头痛引目外眦，喉鸣，胸满咳呕，喉痹咽肿，水浆不下，癫痫狂走，不择言语，心中气闷，不喜闻人语，咳唾血，心惊悸，精神耗散，少年房劳，短气少气。又《灵枢》云："膏之原，出于鸠尾。"

14. 长强（督脉之络穴）

本穴在脊骶骨端计三分，伏地取之，足少阴，少阳之会，督脉之络穴，别走任脉。又挟脊膂上行到项部，散于头部，下行到肩胛左右，别走足太阳经，入内贯穿脊柱两旁肌内间，《灵枢·经脉》云："实则脊强，虚则头重，高摇之，挟脊之，有过者，取之所别也。"其发病"如脊柱强直，俯仰不利，虚则头沉痛，难以支持或动而摇之。"《针灸大成》主："肠风下血，久痔瘘，腰脊痛狂病，大小便难，头重，洞泻，五淋，疳蚀下部，小儿囟陷，惊闲瘈疭，吐血，惊恐失精，瞻视不正，慎冷食房劳。"

15. 大包（参脾之大络——大包篇）。

谈《难经》所谓荣与卫

《难经·三十难》所谓："其清者为荣，浊者为卫，荣行脉中，卫行脉外……。"

《难经译释》认为："其清者为荣，浊者为卫"，这清浊二字，并不是指荣卫的质而言，主要是讲的功能，以清浊二字来区别其在功能上的不同，所以浊者为卫，是意味着卫气的作用是比较雄厚，而荣气的作用是比较柔和，故称之谓清。

陈璧琉指出："所谓清者为营，浊者为卫，清浊二字就是指柔和刚的性能，并不是指质的澄清或混浊来说的，清是含有柔和的意思，浊里含有刚悍的意思，也就是营气和卫气具有阴柔和阳刚的不同特性，分别担负起营养人体和卫御疾病的作用，为维持正常生命活动的重要物质。而营卫之气的分布，所谓：营行脉中，卫行脉外同样可以从阴主内，阳主外的属性去区别。”

张景岳指出：“卫主气而在外，然亦何尝无血，荣主血而在内，然亦何尝无气，故荣中未必无卫，卫中未必无荣，但行于内者，便谓之荣，行于外者，便谓之卫，此人身阴阳交感之道，分之则二，合之则一而已。”

气街——胃脉四道

气街所谓“胃脉四道”即该穴处有四条经脉在此集合通过，即足阳明胃经、足少阳胆经、足太阴脾经、足厥阴肝经。

《灵枢·海论》曰：“胃者水谷之海，其输上在气街，下至三里。”

《灵枢·经脉》曰：“足阳明之脉，起于鼻之交頞中……其直者，从缺盆下乳内廉，下挟脐，入气街中，其支者，起于胃口，下循腹里，下至气街中而合。”

《针灸大成》曰：“气冲（一名气街）归来下一寸，去中行各二寸，动脉应手宛宛中，冲脉所起……主腹满不得正卧，癞疝、大肠中热、身热腹痛、大气石水、阴痿茎痛、两丸骞痛、小腹奔豚、腹有逆气上攻心、腹胀满、上抢心、痛不得息、腰痛不得俯仰、淫泺、伤寒胃中热、妇人无子、小肠痛、月水不利、妊娠子上冲心，生难、胞衣不出。”

东垣曰：“脾胃虚弱，感湿成痿，汗大泄、妨食、三里、气街以三棱针出血。”又曰：“吐血多不愈，以三棱针于气街出血立愈。”《针灸聚英》与此说基本相同。

承谈安指出：取穴，仰卧从耻骨缝际上边缘外开二寸取之。主男女生殖器疾患与腰痛。

高式国先生指出：“人当呼气时，腹气由归来下降，吸气时腹气由本穴内部上冲，与归来成橐龠作用。归来居本穴之上，其作用镇坠下降。本穴居归来之下，其作用为擎举上冲，故名为‘气冲’……”

刺风池、风府，却与桂枝汤

《伤寒论》第24条云：“太阳病，初服桂枝汤，反烦不解者，先刺风池、风府，却与桂枝汤则愈。”

陈修园指出：“宜先刺风池、风府，以泻经中之热，却与留而未服之桂枝汤二升，照法服之则愈。”

徐灵胎指出：因风邪凝结于太阳之要路，则药力不能流通，故刺之以解其结，盖风邪太甚，不仅在卫而在经，刺之以泄经气。

魏念庭指出：但添一烦，知其非传里之烦，而仍为表未解之烦也。

按以上陈、徐、魏三家无可非议乃伤寒大家之论，从字面上看来，无论病因、病机都能说得通，然而却在方法上，未能一语点破。我认为仲景这一条文乃针药并行之法，关键在“却与”二字，“却与”二字，应该是“即与”二字，即“立即”也。针刺风池、风府以解其经腧凝结之气，应立即再服桂枝汤则可愈也。若刺之再隔一二时，经气因风邪又复结闭，再与桂枝汤，仍无效也。反烦不解，已是明征。

关于这一条的反烦不解：其主要原因，则外有烦闷之形气，而内无烦躁之根蒂也。魏氏所谓：“表未解之烦也。”

关于这一条的先刺风池、风府：因为风池一穴为手足三阳、阳跷、阳维之会穴，位于项侧发际之陷中，针之有祛邪散风之功，可以疗风寒，汗不得出，偏正头痛，颈项强直之证。风府穴，为督脉经穴，位于枕骨之下缘。督脉又为手足三阳经经气所会，主统摄诸阳经之经气，也是通达脏腑功能的枢纽，该穴主治风寒头痛，颈项强直之症，这是因为风府一穴能通其督脉以行太阳之气的缘故。

记得1965年春，朋友孟某患感冒伤寒，余与桂枝汤服药一剂，第二天来复诊，其病如故，病不减，反而更加反烦不解，头昏沉，颈项紧缩感益甚。复与桂枝汤方二剂。当日黄昏之际，余在庭院中复习伤寒论，几乎看不清字迹了，忽然把“却与桂枝汤”看成了“即与桂枝汤”打开灯再看，仍然是“却与桂枝汤”，这时我反复地想，到底是“却与”还是“即与”，这个“却与”与“即与”，“即与”与“却与”在我脑海里翻来覆去，最后我决意把“却与”当作“即与”，拿了针包跑到孟处，说明来意，先刺风池、风府、丝竹空、百会，行针半小时，这时药已煮好，半小时的针术后头项痛苦暂时已基本解除，即令服汤药休息。第二天孟君赶来一说，这次针法真好，服了药头身均得小汗出，今天，这不是好好的吗。

从那以后，我就把这“却与”当成了“即与”了，以后的年代，不论是课堂授课，与语弟子，就把这一病历介绍给他们。

四总穴说

四总穴歌：头项寻列缺，面口合谷收，肚腹三里留，腰背委中求。

1. 说列缺。

列缺，肺经穴。手太阴肺经的经筋循行部位，起于大指之上，沿指上行，结聚于鱼际之后的列缺。络于手阳明经的阳溪穴。列缺为手太阴肺经的络穴，还别走于阳明经偏历。手太阴与阳明互为表里，经络连属，阳明之经筋其另一支，经过肩胛，到脊项两侧。其直行上项，结聚于烦；又一直行出于太阳经筋前到左额角，络于头部。所以说头项部之病，当寻求列缺。

主治：除头项疾病外，又治偏风口面㖞斜，半身不遂，口噤不开，面目及四肢臃肿，肩痹，项背寒栗，胸背热痛等。

《素问》曰：“实则手锐掌热，泻之。虚则欠㰦，则便遗数，补之，直行者为之经，旁出者谓之络，自列缺至阳溪脉见者，俗为之反关脉，此经脉虚而络脉满。”

2. 说合谷。

合谷穴，手阳明大肠经穴，穴在手大指次指岐骨间陷中，手阳明经所过，上至阳溪、偏历，为手阳明之络穴部，而走于太阴经。手阳明之经筋又从肩髃上颈分二支，一支上颊部循之于烦；直行上行出太阳经筋之前，至额角，络于头部，交贯至对侧，下行到颌部。

主治：下齿作痛，偏正头风、偏风、风疹、口噤不开，瘖不能言，鼻衄，目视不明，面肿，喉痹，唇吻不收，耳聋，耳鸣，睑目晾晾，咽干。

按：合谷穴，以治疗面口部疾病为主，此穴刺之上接阳溪、偏历，功效益大，阳明经经由此盛大矣，偏历亦云为手阳明之络，与手太阴络沟通。若阳气不足则指端清冷，若阴经之气衰，而阳经气胜，则手心灼热，主治口齿目耳之病，所谓“面口合谷收”也。

3. 说足三里。

足三里穴，足阳明经穴，穴在膝下三寸，胻骨外廉大筋内宛宛中，两筋肉分间，足阳明胃脉所入为合土。足阳明之经筋，起于足次趾，结聚于膝外侧，直行上伏兔结于髀关穴，会合足三阴之筋，聚于阴器，上行而散布在腹部。

主治：胃中寒，心腹胀满，肠鸣，真气不足，腹痛，食不下，大便不通，心中痞闷，腹有逆气上攻。

按：泰承祖云：“诸病皆治。”《千金翼方》云：“主腹中寒胀满，肠中雷鸣，胸腹中瘀血，小腹坚满，久利，足萎，霍乱”。东垣云：“饮食失节。谷气、荣气、清气、胃气、元气不得上升，当于三里穴，推而扬之，以伸元气。”此穴大都主治肚腹之病，故言“肚腹三里留”也。

4. 说委中穴。

委中穴，足太阳膀胱经穴，穴在腘横纹中央，足太阳之经筋起小趾外侧，上行足外踝，上沿足跟，结于膝腘是为委中穴。太阳经所入为合穴。

主治：膝痛，腰肌沉痛，腰重不举，风痹，脊背挛痛。伤寒四肢热，热病汗不出，刺出血立解，此穴为血郄，眉落可刺出血，所谓腰背委中求也。

谈募穴与俞穴的关系

《难经·六十七难》云："五脏募皆在阴，而俞在阳者。"

募穴：均分布在胸腹部，是五脏经气聚集的穴位。如肝募在期门穴；心募在巨阙穴；脾募在章门穴，肺募在中府穴；肾募在京门穴，再加心包络的募穴在膻中穴。

俞穴：均分布在背部，是脏腑经气转枢的穴位，也可以称之为枢纽。如肝脏其俞在肝俞穴，心脏其俞在心俞穴，脾脏其俞在脾俞穴，肺脏其俞在肺俞穴，肾脏其俞在肾俞穴。还有心包其俞在厥阴俞。

陈璧琉先生指出："俞穴和募穴的所在，即是脏腑经络之气转输或聚会的枢纽，也是内脏和体表的病气出入之处。据此，阴经和阳经的病症，可分别针刺阳分的俞穴或阴分的募穴，以调整经气而引邪外出。五脏阴经的病，如肺经的病变，出现咳嗽、吐痰、胸闷等症状时，可以针刺背部的肺俞穴；六腑阳经的病如胃经的病，可以针刺胃经募穴中脘穴，这种取穴法，不仅适用于脏腑本身的病症，还适用于与脏腑有关的器官，如肝开窍于目，刺肝俞可以治目疾。肾开窍于耳，刺肾俞可治耳聋等等。"

近几年以来，我市的一些医院针灸科均开设了一些特殊门诊，如治咳喘病，医生采用白芥子或黄芥子，打成细末，用麻油和清水调成糊状，贴在背部的肺俞穴上，因为糊中有油，药物可以长期在穴部发挥作用，取得的效果是肯定的。还有胃病，如慢性胃炎、胃溃疡、十二指肠炎症等，医生在胃俞穴处，予以羊肠线埋藏，也可取得良好效果。

六腑也同样有募穴和俞穴存在，如胃的俞穴在背部的胃俞穴。膀胱的俞穴在背部的膀胱俞。胆的俞穴在脊背的胆俞穴。三焦的俞穴在背部的三焦俞穴。小肠的俞穴在背部的小肠俞穴。大肠的俞穴在背部的大肠俞穴。而胃经的募穴在腹部的中脘穴。膀胱的募穴在腹部的中极穴。胆经的募穴在腹部的日月穴。三焦经的募穴在腹部的石门穴。小肠经的募穴在腹部的关元穴。大肠经的募穴在腹部的天枢穴。

附：俞穴募穴对照表。

俞穴募穴对照表

脏腑	肝	心	脾	肺	肾	心包	小肠	大肠	三焦	胆	胃	膀胱
俞穴	肝俞	心俞	脾俞	肺俞	肾俞	厥阴俞	小肠俞	大肠俞	三焦俞	胆俞	胃俞	膀胱俞
募穴	期门	巨阙	章门	中府	京门	膻中	关元	天枢	石门	日月	中脘	中极

徐灵胎云：“六腑募亦在阴，俞亦在阳，不特五脏为然。”

滑伯仁云：“募与俞，五脏空穴之总名也，在腹为阴，则为之募，在背为阳，则为之俞。募，犹募结之募，言经气之聚于此也。俞，犹委输之输，然经气由此而输于彼也。”

谈针刺期门穴

期门穴，为肝经末了的一个穴位。《伤寒论》及《金匮要略》指伤寒过程中，所出现的三种症状，一是肝气乘脾的“纵”；一是肝气乘肺的“横”；一是血证中的热入血室。

纵：肝气胜又乘其所胜，顺次相克，克其脾胃，症见腹满，谵语，脉浮而紧者。

横：肝气胜，乘其所不胜为横，逆次反克，肺经受戕。症见大热、大渴或寒热往来，胸腹满而恶寒。

纵与横，是五行生克乘侮规律的解释机转过程。二者虽然所表现的症状有别，但他们的病理变化都是由于肝气盛实，在治疗过程中，都必须对肝进行清泄。

热入血室：指冲脉、任脉及胞宫。妇人病伤寒，经水适来，邪气乘其血室空虚而伏入之，血脉受其瘀滞而又壅之于肝，出现一些肝气盛实的胸胁支满，状如结胸症，而发热恶寒，神志昏迷。还有一些阳明病，与冲脉、任脉关系密切，热不去，影响了血室而下血，寒热往来，亦为热入血室，所以不同的是不见腹满便硬，不是承气汤症，所以又忌用下法。可以利用针刺期门穴予以缓解。

期门穴的位置，在乳头直下二寸，其主要功能是疏泄肝气，调理脾胃，理气活血，主治热入血室，呕吐，胸胁胀满或胁痛不支。

期门为肝经募穴，募与膜相通达，是肝经经气在胸腹部聚集之处。

以上所说的“纵”、“横”、“热入血室”，《伤寒杂病论》都是采用针刺肝经的期门穴，以泻其肝经的盛实实热。肝经的这种实热，得以清除后，则肺气自然得以肃降，脾气自然得以安舒，血室也必然得以自和而无虞也。

针刺期门穴的操作方法，要严格细致，针入采用斜刺，缓缓进针，得气便施以泄法而使患者“周身濈然汗出”而起针。汗出后若有胸闷气短时，应立即针刺足三里穴以缓解之。

余在师侧，亲见其操作，而效果井然矣。我师（苏兆仪）为鲁北针灸大师，每天车辆迎门，熙熙攘攘而求诊者众也。

谈热病在内，针泻其会

《难经·四十五难》云："经言八会者何也？然腑会太仓，脏会季胁，筋会阳陵泉，髓会绝骨，血会膈俞，骨会大杼，脉会太渊，气会三焦外一筋直两乳内也，热病在内者，取其会之气穴也。"

此说明人身脏、腑、筋、骨、血、脉、气、髓及八穴的特殊关系以及在治疗上的特殊效果，今分析如下。

1. 腑会太仓——中脘穴。

太仓指胃，太仓穴即中脘穴，此穴居心蔽骨与脐之正中，胃之募穴，腑病治此，《铜人》针八分留七呼，泻五吸疾出针，灸二七壮……《素问》针一寸二分，灸七壮。

主治膈气，喘息不止，腹暴胀，中恶，脾疼，饮食不进，翻胃，赤白痢，寒癖，气心疼，伏梁，心下如复杯，心膨胀，面色萎黄，天行伤寒热不已，温疟先腹痛，先泻，霍乱，泻出不知，饮食不化，心痛，身寒，不可俯仰，气发噎。

李东垣曰："气在于肠胃者，取之足太阴阳明，下取三里、章门、中脘。又曰，胃虚而致太阴无所禀者，于足阳明募穴中引导之。"

此穴会手太阳、少阳、足阳明经，热病在内，取泻法。

2. 脏会季胁——章门穴。

章门穴，一名胁髎，一名长平，是五脏之气聚会的穴位，此穴在季胁肋端，当脐上二寸，旁开六寸，侧卧，屈上足，伸下足，举臂取之。脾之募穴，足少阳，厥阴之会。《素问》针八分灸三壮，留三呼。

主治：肠鸣，饮食不化，胁痛难忍，热病口干，胸胁支满疼痛，喘息不利，或心痛呕哕，腰痛不得转侧及腰脊冷热作痛，白浊，胁下积聚，腹胀大，伤食，四肢疲倦等。

3. 筋会阳陵泉。

阳陵泉，为足少阳胆经之穴，膝下一寸，胻外廉陷中。《铜人》针六分留十呼，得气即泻。又宜灸，留针，日灸七壮……。

主治：足膝屈伸不利，髀枢冷痹作痛，或麻木不仁或中风半身不遂，风寒湿痹，热痹，或足膝挛急。

4. 髓会绝骨。

绝骨穴，又名悬钟穴，是少阳胆经穴，穴在足外踝上三寸动脉中，寻摸骨尖尽头是穴，是三阳之大络，《难经》髓病治此，斜入针二寸许，灸七壮，足之能以健步，以髓会于绝骨穴也。

主治：心腹胀满，胃热不欲食，膝胻酸痛及筋骨挛急不得屈伸，中风手足不遂，喉痹，颈项强直，二便秘涩等。

5. 血会膈俞。

膈俞，膀胱经之腧穴，其穴在第七椎下两旁相去脊一寸五分，正坐取之，《难经》云血会膈俞，言血病治此，盖上则心俞，心生血，下则为肝俞，肝脏为藏血之器，二者之间为膈俞，故为血之会穴，又谓，足太阳多血，血乃水之象也，针三分灸三壮。

主治心中痛，反胃吐食，周痹四肢疲倦，咳逆，吐呕，食后心中痛，胁腹满，热病汗不得出，或自汗盗汗等。

高式国先生云："本穴内应横膈膜而为之俞，故名膈俞，凡膈肌有病……均可取之。"

6. 骨会大杼。

大杼穴，足太阳膀胱经穴，穴在项后第一椎下，两旁相去脊各一寸五分，正坐取之，此穴为督脉别络，手足太阳、少阳之会。《难经》云骨会大杼，而骨病治此，言肩能负重，恃骨会大杼穴也，针五分，灸七壮，留七呼。

主治：两膝作痛不可屈伸，伤寒汗不得出，胸中郁郁不乐，热甚不已，头风头痛，项强不可俯仰，晕眩，筋挛，癫疾，烦满里急。

7. 脉会太渊。

太渊穴，手太阴肺经穴，一名太泉，避唐祖讳，穴在掌后内侧横纹头，动脉中。难经之脉会太渊，言脉病治此，故曰，寸口者，脉之大要会矣，手太阴经之动脉处。

主治：胸痹，呕哕饮食，咳嗽气喘，肺气膨胀，臂内作痛，缺盆中引痛，掌中热，咳血呕血，咽干。

高式国先生云："本穴为脉之大会，通达十二经络，犹水流之交汇也，故名太渊。"《道经》云："太渊玉浆，甘如饴"、"太清之渊"，简称太渊。

8. 气会膻中。

膻中，任脉穴，一名元见，又称上气海。两乳间陷中，仰而取之，足太阴、少阴、手太阳、少阳、任脉之会。灸五至七壮。

主治：气短，咳逆，喉鸣喘咳，心胸痛，胸如堵塞食不下，肺痈咳脓痰，呕吐涎沫，妇人乳汁少，噎膈等。禁针。

谈先师苏兆仪公针灸方法特色

我师兆仪公，鲁之名医也，鲁北人们称之为鲁北第一针灸大师，医德高尚，针技精良，每天求诊者均在百余人。受到人们的爱戴及政府领导的好评与爱护。其针灸特色略述之后。

1. 速刺法。老师左手拇指及食指指甲尤长，为的取穴准确，什么骨里骨外，筋左筋右，全凭指定，取穴既准，稍加压之，病人只感到指的压力这时随指甲间刺入穴位，针扎下去了患者尚不知道。

2. 艾炷灸。由远及近，每灸一壮，用指按一下，给病人以温暖舒适之感，乐意接受。

3. 补泻法。针刺时便采用了迎随补泻法，一般多配合呼吸补泻法。留针 30～60 分钟不等。

4. 太乙神灸。对寒痹着于筋骨内者多采用之，如坐骨神经痛，肩凝症（肩周炎）等，一般只灸2～3次即愈。

5. 对于比较顽固的疾病，配合子午流注法及灵龟八法等。

6. 对于中风瘫痪的患者，也经常采用缪刺法从阴引阳，从阳引阴。上有病下取之，下有病上取之，方法十分机动灵活。

历史上的医家大都是针灸家

历史上的医学家，大都娴熟于针灸，今简述于下。

1. 张仲景

(1)《伤寒论》指出："太阳病，初服桂枝汤，反烦不解者，先刺风池、风府，却与桂枝汤则愈。"

(2)《伤寒论》111条指出："伤寒腹满谵语，寸口脉浮而紧，此肝乘脾也，名曰纵，刺期门。"112条"……肝乘肺，名曰横，刺期门。"

(3)《伤寒论》176条指出："太阳少阳并病，心下鞕，颈项强而目眩者，当刺大椎、肺俞、肝俞，慎勿下之。"（147条略）

(4)《伤寒论》指出："太阳病，头痛至七日以上自愈者，以行其经尽故也。若欲再作经者，针足阳明，使经不传则愈。"

(5)《伤寒论》指出："少阴病，吐利，手足不逆冷，反发热者不死，脉不至者，灸少阴七壮。"（304条略308条略）

(6)《伤寒论》指出："伤寒六七日，脉微，手足厥冷，烦躁，灸厥阴，厥不还者死。""伤寒脉促，手足厥逆，可灸之。""下利手足厥冷，无脉者，灸之。"

(7)《金匮要略》指出："病趺蹶，其人但能前不能却，刺腨入二寸，此太阳经伤也。"

2. 华佗

魏武帝患头风，发即心乱目眩，华佗针脑空立愈。

又：昔魏武帝患伤风项急，华佗治此穴得效（风府）。

3. 淳于意

汉济北王阿母病患热厥，足热，淳于意刺足心，立愈（涌泉）。

4. 李东垣

（1）五脏气乱，在于头，取之天柱、大杼。

（2）刺太阳、阳明出血，则目愈明（睛明、攒竹）。

（3）女子漏下，恶血，月经不调……灸太阴脾经七壮。

（4）气在于臂、足取之，先去血脉，后深取足阳明荥俞，内庭、陷谷。

（5）脾胃虚弱，湿痿……三里，气街出血。不愈，上廉出血。

5. 甄权

唐刺史成君绰，忽颔肿，大如升，喉中闭塞，水粒不下三日，甄权以三梭针刺之，微血出，立愈。泻脏热也。

6. 徐文伯

宋太子出苑，逢妊妇，诊曰："女。"徐文伯曰："一男一女。"太子性急欲视，文伯泻三阴交，补合谷，胎应针而下，果如文伯所诊。

按：中国历史上还有一些伟大的针灸家，如扁鹊、孙思邈、长桑君、马丹阳、医缓、皇甫谧、秦鸣鹤、高武、徐风、杨继洲等。由于篇幅所阻，上文除仲景外其他大部分选自《针灸大成》中，略而述之。

四、奇经八脉

谈奇经八脉起止穴处

督脉——肾下胞中——会阴（任、冲）——龈交。

任脉——中极之下——会阴（督、冲）——承浆。

冲脉——肾下胞中——气街——幽门散于胸中。

带脉——章门（肝经）——五枢、维道。

阴维——筑宾——廉泉（起于诸阴之交）。

阳维——金门——本神（起于诸阳之会）。

阴跷——然谷（照海）——睛明。

阳跷——申脉——风池。

注：

1. 督脉（会阴～龈交）

会阴：一名屏翳，任、督、冲三脉所起，《针灸大成》谓其主治："阴汗、阴头痛、阴中诸病、前后相引痛，不得大小便、男子阴中寒冲心、窍中热……谷道瘙痒、久痔相通，女子经水不通、阴门肿痛、卒死者，针一寸补之。溺死者，令人倒托出水，针补，尿屎出则活，余不可针。"

龈交：上唇内齿缝中。《针灸大成》谓："主鼻中息肉，蚀疮、鼻寒不利、额颁中痛、颈项强、目泪眵汁、牙疳肿痛、内眦赤痒痛、生白翳、面赤心烦”。

2. 任脉（会阴～承浆）

会阴略。

承浆：又名天池、上池、悬浆、口中浆液，道家为琼浆玉液，主治牙痛、口噤、口歪、口蚀疳疮、暴瘖不能言。

3. 冲脉（气街～幽门）

气街：主起于胞中，其穴发起于气街，《针灸大成》主治：“腹满不得正卧、癞疝、大肠中热、身热腹痛……妇人无子、小肠痛、月水不利……胞衣不出。”

幽门——散于胸中。高式国先生云：“幽，阴而隐也，地下厚土之所治也，前穴为通谷，本穴曰幽门，即如肾经之气临于幽谷之门也，足少阴之气，行至本穴以后，即出腹部之阴，而达于胸廓之阳也。此后诸穴均在膈上……为走出幽隐之初步，故云幽门”。

4. 带脉（章门～维道）

章门：一名长平，脾之募穴，足少阳厥阴之会，《难经》曰：“脏会章门”。高式国先生云：“章，障也。《礼记》‘四面有章’。犹云四章之门，以通痞塞之气也，故名章门。”

维道：高式国先生云：“本穴为足少阳与带脉之会，带脉在人身有束缚之用。维者、系也、束也。诗云：“絷之维之”道。通达之意，故名维道。“本穴治症为水肿、三焦不调，不嗜食、呕逆等症。

按：带脉、五枢、维道三穴，俱为足少阳与带脉之会穴，带脉在人体如约束诸经之带。五枢穴在约束之下，具灵动之力，本穴则参与维系且具输达之力。三穴虽各分工，而有互助之用。”

5. 阴维（筑宾～廉泉）

筑宾穴：内踝上五寸、腨分中，阴维之郄，当人跻起用力时，本穴处喷起如筑，宾与膑通，故名筑宾。

高式国先生云："又本穴接近漏谷，'漏谷'与胫骨之漏血孔有关，因借髓传脑，故治癫痫、呕逆"。

《针灸大成》主治"癫疝、小儿胎疝，痛不得乳、癫疾狂易、妄言怒骂、吐舌、呕吐涎沫、足腨痛。"

廉泉：一名舌本，阴维、任脉之会穴。高式国先生云："舌下孔窍名海泉，人之口津出处，本穴在结喉上缘，凹陷处，内通舌之下海泉，刺本穴、口可生津，故喻之以濂。濂为湖水最胜之词……先哲有言'气道滋之以津，食道济之以泽。'源源为津，沛然曰泽，养生家以口喻海，舌下有泉曰海泉。下颚舌前凹处，喻为天池，又名华池，喻舌为赤龙，以舌搅口中，可以生津液，俗名赤龙搅海……本穴为阴维与任脉之会穴，故其功用偏于阴也……天池之水源源若泉，经过咽喉、降沥胸腹，内调脏腑、外泽肌腠、犹地泉之水，渗透上滋也。《针灸大成》谓本穴治咳嗽、上气、吐沫、难言、舌下肿、舌根缩急，舌涎出、口疮、不食诸症……"。

6. 阳维（金门～本神）

金门：高式国先生之《针灸穴名解》指出："金，禁也，又兵象也，本穴在申脉前方，太阳经至此，临于垂末，将与少阴之气交接，犹时屈九秋，金风肃起，遏化阳和之气也，一变而为萧瑟之阴，故曰"金门"。其所治症，为霍乱转筋、癫痫、尸厥、膝胻酸，兼取申脉可治头风、头痛，均取金之肃令之力也，所治与太白略同，太白亦金气也。"

本神：《针灸大成》指出："直耳上，入发际四分，足少阳、阳维之会，主惊痫吐涎沫、颈项强急痛、目眩、胸相引不得转侧、癫疾、呕吐痰涎，偏风。"高式国先生指出："本穴在前额发际，内应于脑，与神庭，临泣相平，故善治有关神识诸病……"。

7. 阴跷（然谷～睛明）

然谷：一名新渊。足内踝前起大骨下陷中……足少阴肾脉所流为荥水。《针灸大成》又曰："主咽内肿、不能内唾、时不能出唾、心恐惧如人将捕、足跗肿不得履地、寒疝、小腹胀、喉痹、淋沥白浊，足一寒一热、舌纵、烦满……自汗、盗汗、痿厥、洞泄、心痛如锥刺、男子精泄、妇人无子、阴挺出、月事不调、阴痒、初生小儿口风。"

高式国指出："《灵枢·本输》曰：然谷、然骨之下者也。谷而得然，犹新雷之火出于渊也，养生家谓水中有真火，今学者谓地心有真热，观本穴所治，凡肾火衰微所生种种弱症，刺此穴俾以发动内热也，故名然谷。"

睛明：一名泪孔，穴在目内眦，手太阳，足太阳，足阳明、阴跷、阳跷、五脉之会。可针不可灸。《针灸大成》指出："主目远视不能、恶风泪出、憎寒头痛、目眩、内眦赤痛、眦痒、淫肤白翳、大睛攀睛胬肉、侵经雀目、瞳子生瘴、小儿疳眼、大人气眼冷泪。"对于热证治之最宜，如暴发火眼等。

8. 阳跷（申脉～风池）

申脉：外踝下五分凹中，爪甲白肉。

高式国先生云："穴在外踝之下，展足则开，为足关节屈伸着力之处，故名申脉。为阳跷脉之起始，为跷提屈伸之主力。""申"与"伸"通，为整束自持之貌，《论语》："申申如也"。即舒展自如之意也。

《甲乙经》谓："申脉为阳跷所生，按跷字之义，即跷健也。申脉之意，即上下开展，无所不申也，故能治头目颈转筋及痫病等症。"

风池：穴在耳后颞后，脑空下，发际陷中，按之引于耳中。手足少阳、阳维之会。

《针灸大成》曰："主洒淅寒热，伤寒温病汗不出，目眩苦，偏正头痛，项颈如拔，痛不得回顾，目泪出，欠气多，鼻鼽衄，目内眦赤痛，气发耳塞，目不明，腰背俱痛，腰伛偻引颈筋无力不收，大风中风，气塞涎上不语，昏危，瘿气。”

高式国先生云：“穴在脑后，与风府穴平，为风邪入脑之冲，池、喻水汇贮也。此为风之所会，故曰风池。……多用泻法……凡属外风内火头项诸痛，俱可取之。”

谈维筋相交与中风偏瘫

《灵枢·经筋》指出：“足少阳之筋，起小趾次趾……其病小趾次趾支转筋，引膝外转筋，膝不可屈伸，腘筋急，前引髀，后引尻，即上乘眇季胁痛，上引缺盆，膺乳，颈维筋急。从左之右，右目不开，上过右角，并跷脉而行，左络于右，故伤左角，右足不用，命曰维筋相交……”

按：这一篇的重点是说明左侧向右侧维络的筋拘急之时，则右目不得开张，这是因为本经的经筋在额角与阴阳二跷并行，跷脉起于跟中，上交于眼目，阴跷、阳跷，阴阳相交，阳入阴，阴出阳，从左络右，交于目锐眦的缘故。若因左侧向右侧维络的筋拘急时，右眼不开，正因本筋上过右额角，与阴阳二跷并行，左侧的筋维络右侧，正因为伤及左侧的经，就会影响到右足不能举动，这种现象称为“维筋相交”。这维筋相交，又充分说明跷脉与少阳经筋并而行之，在颈部左右交叉，所以左额角及脑府受伤会引起右侧下肢瘫痹。这种病机变化证明，跷脉与经筋的关系是十分密切的，古人认为其病在跷脉，重点在脑府，表现于头目和四肢，而主要又在下肢。其阳缓而阴急，阴缓而阳急的挛急现象以及口眼㖞斜，臑筋挛急，屈伸不利，步履维艰，都关系到跷脉的病变。现今人们遇到偏枯一证，单从脑部分析及治疗是有一定局限性的，一旦脑部的症状得到缓解，而遗留了一系列的手足不遂，步履趑趄等等，久久不得其瘳，而祖国医学提倡的是综合治疗方法，这种综合的治疗方法是把脑与跷脉、经筋以及与脏腑相关的方方面面综合分析，针对疾病发展变化的各个时期各有侧重，通权达变，辨证论治，准确合理地使用熄风镇惊、滋阴潜阳、活血化瘀、疏通经络、调和脏腑、调补跷维、强壮筋骨等具体治法方药，故而大都取得满意效果。

督脉循行说

《素问·骨空论》曰：督脉者，起于少腹之下，骨中央，女子入系庭孔，其孔，溺孔之端也。其络循阴器，合篡间，绕篡后，别绕臀，至少阴与巨阳中络者，合少阴，上股内后廉，贯脊属肾。与太阳起于目眦，上额交巅上，入络脑，还出别下项，循肩膊内，夹脊，抵腰中，下循膂，络肾。其男子循茎，下至篡，与女子等。其少腹直上者，贯齐中央，上贯心，入喉、上颐、环唇、上系两目之下中央。

按：督脉起于少腹之内，会于宗筋之尽处，如江河起源于昆仑之麓，汇流于下而成之江河，猷宗筋之处。此脉循阴器，贯脊至十四椎为巨阳，即命门穴，络于右肾，其脉上行会于巅上，入络脑与目。又按《灵枢·根结》“太阳（巨阳）根于至阴，结于命门”。这个命门，是指目，既上命门，在两目之间。《灵枢》谓“突于畜门”。按畜字，上从玄，下从田，去田为玄，乃“玄牝之门”。养生家的“玄关”。老子曰：“玄之又玄，众妙之门”，从这又入脑，还出别下项，循肩膊内，夹脊，抵腰中而络于左肾。上行从巨阳而升为阳。起于右肾，阳升也。从上下行络于左肾，以阳络阴，此阴阳交会之妙。其循腹之脉男子从茎篡，从少腹直上，贯脐中央，上贯心，入喉，上颐环唇，上系两目之下中央。是一从后循脊络肾，一从前贯脐、贯心直上两目之下，而交于太阳命门（玄门），是督脉也，环绕前后上下一周。张志聪指出此“犹天道之包乎地外也。”

奇经八脉之“奇”字

奇经八脉之奇字，究之竟发何音为正确，众说不一。

杨玄操说："奇，异也，比之八脉，与十二经不相拘制，别道而行，与正经有异，故曰奇经也。"虞庶说："奇，音基也；奇，斜也；奇，零也；不偶之義。"张山雷说："奇经在十二经之外，有奇零之义（音读如羁）。"众说纷纭，这个奇、基、羁，究竟当读为何音为正确，即云零，零即奇数，一、三、五、七、九，为单数，奇数。二、四、六、八、十，为偶数，奇经八脉，各以其经立名，无有配偶关系，故当读为奇（音齐）。读基，读羁，何其用意，把嘴一歪，也只可以解释一大篇，何为也，不如直读为奇（齐），其音也正。

桂枝亦阳维脉之药

《本经逢原》指出：桂枝本手少阴血分药，从其兼走阳维。凡伤寒之邪，无不由阳维传次，故此方（桂枝汤）为太阳首剂，昔人以桂枝汤为太阳经风伤卫之专药，他经皆非所宜，而仲景三阴例中，阴尽复阳，靡不用之，即厥阴当归四逆，未尝不本桂枝汤也。

张洁古曰："卫为阳，主表，阳维受邪，为病在表，故苦寒热。"又曰："服桂枝汤，反烦不解，先刺风池、风府，却与桂枝汤。"此二穴，乃阳维之会也，谓桂枝后，尚自汗，发热恶寒，其脉寸浮尺弱而反烦，为病在阳维，故先针此二穴。仲景又云：脏无他病，时发热自汗出而不愈，此卫气不和也，桂枝汤主之。

按：阳维脉起于诸阳之会，其病为苦其寒热。这诸阳之会，并不是指金门穴处，而是指阳维脉所交会的穴位，主要是在头部和肩胛处，病则以寒热头痛为主。滑伯仁云："阳维所发别于金门，以阳交为都，与手足太阳及跷脉会于臑俞穴，与手足少阳会于天窌及会肩井，与足少阳会于阳白，上本神，临泣，正营，脑空，下至风池，与督脉会于风府、哑门——此阳维起于诸阳之会也。"上云：脏无他病，时发热自汗出而不愈者，指汗乃贼风虚邪之汗，这种风邪的自汗出是漫无止境的，发而又发的。仲景所谓："此卫气不和也，先其时发汗则愈。"由此可见，张洁古将桂枝汤作为调和阳维的主方，将桂枝列为阳维之药是有其一定道理的。仲景谓："先刺风池、风府，却与桂枝汤。"此二穴乃阳维与太阳、少阳、督脉之会穴，刺之以泄经俞之风邪，却与桂枝汤调和营卫而始除。

督脉生病治督脉治在骨上，甚者在脐下营

《奇经八脉考》云："督脉生病……治在骨上……甚者在脐下营。"

王启玄曰："此乃任冲二脉之病，不知何以属之督脉。"

李濒湖曰："督脉虽行于背，而别络自长强走任脉者，则由少腹直上，贯脐中、贯心、入喉、上颐、环唇，而入于目之内眦，故显此诸证，启玄盖未深考尔。"

《素问》曰："督脉……实则脊强反折，虚则头重高摇之，挟脊之有过者，取之所别也。"

按：时诊所集《素问·骨空论》皆属节选，既云督脉为病，下又引"从少腹上冲心而痛"，"女子为不孕……"乃冲任之病，又何接引"治在骨上"。把曲骨穴列为骨上，接着又把阴交穴作为脐下营，至此历代医家亦随文附义，引用了这曲骨穴及阴交穴。

下引《灵枢·经脉》之文，又冠以《素问》曰："实则脊强反折，虚则头重高摇……。"

引证之错不说，但言二穴：曲骨、阴交。

1. 首言督脉生病，脊强反折——纯是督脉脑病，为什么要取曲骨穴及阴交穴。

2. 既言"由少腹直上，贯脐中、贯心、入喉、上颐、环唇，而入于目之内眦"，由此引起的诸多症状，均冲任二脉之

病，且云："督脉行于背"，而不取背上之穴，而取所别，又是怎样解释。督脉为病，"脊强反折"又怎样取穴呢。此皆引文有所错误。

考曲骨穴：主失精，淋浊，尿闭，痛经，转胞，下腹痛。阴交穴：主小腹痛，小便不利，月经不调，崩漏，带下，奔豚。

从穴位的主治看：与督脉、脊强反折无涉。它本来就是任脉在脐下之穴，主治脐下之病。在局部发挥作用，与不孕、癃、痔、遗溺攸关。

如"贯心"则应取穴膻中、玉堂、紫宫等穴治之。

如"贯喉"则应取穴华盖、璇玑、天突、廉泉等穴治之。

如上颐、唇应取穴承浆等穴治之。

那贯心、贯喉、上颐、环唇之疾，若取曲骨、阴交二穴以治之，似不尽人意了吧。

督脉生病、脊强反折……治在骨上，首当其冲的一个穴位就是大椎，其次是风府。

《奇经八脉考》校注于"督脉病的辨证与施治"把这一问题阐述的尤为详细。

我们在做《奇经八脉证治方论》一书时，即把督脉为病，脊强反折定为大椎穴；其在脐下营，定为阴交穴或关元穴，似乎若合符节。

大椎穴：穴在第七颈椎下，为颈背骨上之最高者，医生指此穴为诸骨之长。岐伯谓："背中大腧，在杼骨之端。"本穴在此骨之下。高式国先生指出："本为位于背部极上，背为阳，本穴为阳中之阳，为督脉诸穴之在横膈以上者，调益阳气之总纲。又为督脉与手太阳、手阳明、手少阳四经之会，故凡阴阳交争，一方偏胜不得其平者，多取本穴以调之。"

《针灸大成》主治："颈项强不得回顾，风劳、骨热、五劳、七伤、气注背膊拘急。"

阴交穴：脐下一寸是穴，三焦之募穴，任脉、少阴、冲脉之会。主治：腹痛，下引阴中，不得小便，疝气，妇人月经不调，绕脐冷痛，奔豚。

关元穴：穴在脐下三寸，小肠募穴，足三阴任脉之会穴。主治：积冷，脐下痛引阴中，冷气结块作痛，寒气入腹痛，失精白浊，风眩头痛，转胞，小便不利，妇人经带胎产多种疾病。

附案：

郑某某，男，26岁，小学教师，1963年12月15日诊。

其妻从老家来，午后，夫妇合欢后，即发抽搐，不省人事，四肢厥冷，牙关紧闭，目合唇青，背冷，下肢僵硬，上肢及头震颤不止，急送医院，内科注射氯丙嗪（冬眠灵）无效，急转针灸科治疗。余急刺风府穴、大椎穴，行强刺手法，不及一分针，拘急即止，面青背冷，又添灸大椎穴三壮，身汗小出，被覆温之，二时许，神志清醒，走回校内宿舍。第二天，特询之，一切情况良好。

冲 脉 说

“轩岐不曰冲督任，而总其名曰太冲。”这是叶子雨先生在《难经正义》说的话。《难经·二十八难》云：“冲脉者，起于气冲，并足阳明之经，夹脐而上，至胸中而散也。”叶申之云：“人身阴阳元气，皆起于下，故《内经》以广明之后，即为太冲，太冲之地，属之少阴，少阴之前，乃为厥阴，其部为血海，常与太冲腾精气而上，灌溉阴阳，斯则人之元气、精气，皆起于下也。由下则起，则分三道而上……。而中央一道，则脉起血海，腾精气而上，积于胸中为宗气……三脉同起于下极，一源而三岐，故轩岐不曰冲任督，而总其名曰太冲。是太冲者，以一身之精气升降言之，不独为血海言之也。故内经云“女子二七而天癸至，太冲脉盛，月事以时下也，是胞中为先天肾气，后天胃血交会之所，冲脉起于胞中，导先天肾气上行，以交于胃，导后天阴血下行，以交于肾，导气而上，导血而下，通于肾，隶于阳明，此冲脉之所司也。”

《难经·二十九难》曰：“冲之为病，气逆而里急。”

按：本文所言太冲，包乎任、督、冲。行于身后脊中者为督，行于身前腹里者为任，行于中者为冲脉。冲脉在人身之中央，主乎先后二天之原气，故曰：“冲为十二经之海”。

冲脉之所病，气逆而里急，所谓里急则甚也。临床所见：腹痛里急，症为腹痛起于小腹，夹脐至上脘部，这一道如臂，拘急作痛，四肢逆冷，周身恶寒，面目苍青，甚则囊缩。北方百姓呼之为翻气腹痛，当此之际，急灸关元穴、气海穴、中脘穴，甚则加灸会阴穴，被覆使温，饮以热粥一杯，周身渐渐温暖，或微微汗出而缓解。此病有不断发作者，予四逆汤则愈。若轻者，只少腹急痛，周身畏冷，四肢厥逆，先师只在男子龟头（尿道口上）点刺出血，以行阳气，被覆使温，不足时许而愈。

又按《伤寒论》少阴病篇云：“少阴病，脉沉者，急温之。”又云：“其背恶寒者，当灸之，附子汤主之。”

由此可知，此病之作，乃肾阳式微，寒邪袭之，犯之于少阴及冲脉之经，而发如此腹痛里急之重证。针之、灸之以行阳气，复以四逆、附子汤而复其阳则愈也。

李濒湖曰：“此乃脐之左右上下，有气筑筑牢而痛，正冲、任、足少阴、足太阴四经病也。”此论扩之，甚有卓见。至于对冲脉的治疗，历代名医也各抒己见、《灵枢》云：“气逆者，刺膺中陷下者与下胸动脉；腹痛，刺脐左右动脉。……按之立已，不已刺气街……按之立已。”李东垣、孙真人等都有所论述，可参《奇经八脉考·冲脉为病》。

关于八脉的划线只在浅表，如冲脉，深部路线的走向，很难划出，只得在体表显示划出。针师行针时，只能在“得气”

之深处体会出来。如刺关元穴时，下针一寸、一寸半，方可“得气”，可以证明经络的循行，不但在休表，更重要的是在深部。

调阴维以疗心痛

阴维的循行路线，《难经》仅说明起于诸阴之交，并没有明确阐述它的起止部位及循行的情况。迨至明代的李时珍才在《奇经八脉考》中把它的起止部位、循行路线、与各经穴位的交会，做了明确的说明。

《奇经八脉考》云：“阴维起于诸阴之交，其脉起于足少阴筑宾穴，为阴维之郄，在内踝上五寸，腨内分肉中，上循股内廉，上行入小腹，会足太阴、厥阴、少阴、阳明于府舍，上会足太阴于大横、腹哀，循胁会足厥阴于期门，上胸膈挟咽，与任脉会于天突、廉泉，上至顶前而终。”

所谓“阴维起于诸阴之交”，并非交于足少阴之筑宾穴，而是上循胸腹与府舍穴、大横穴、腹哀穴、期门穴、天突、廉泉穴所交会之处。

府舍穴：为足太阴之穴，为厥阴、阴维脉之会穴。功能通腑气，散结满，主治便秘、疝气、霍乱、结聚、阑尾肿痛。

大横穴：本穴平脐，名大横，道家有脐下有横津者。有祛风通络、调理腑气之功。

腹哀穴。足太阴之穴，为阴维之会穴。功能调理中气，开胃宽肠，主治腹中急痛、寒冷、便脓血、痢疾等。

期门穴：为肝之募穴，十二经气始于太阴肺，如期达于肝之期门穴、中府、云门，承肝经之气周而复始。功能疏肝理气、活血通络。主治喘息、胆呕、胸胁支满、胸痹心痛、阴中痛、月经不调、热入血室等。

天突穴：肺主出气于喉，亦通天气，故穴名为天突，突则冲也。功能清肺利气。主治咳喘、喉痹、咳血、胸闷。

廉泉穴：主清咽利膈。舌下津津为之海泉，一名华池，一名天池，一名上池，《扁鹊列传》之饮上池水，即指此，即道家吞津液于华池也。

《难经》云："阴维为病苦心痛。"从阴维脉之循行及发病，可以看出它与诸阴经之交的关系，阴维维于阴而主血，血属于心，发病则主心痛。《灵枢·厥论》所论厥心痛、肾心痛、脾心痛、胃心痛、肝心痛、肺心痛，均属于脏腑气厥而心痛。张隐庵所谓："夫四脏厥逆而心痛者，从经脉而薄于心之分也。"阴维之脉维系诸阴而贯通于心脏，形成"阴维为病苦心痛"的主症，其治法便采取调阴维以疗心痛。

阴维之脉循腹上会于期门，此穴乃肝经募穴，又为足太阴、厥阴、阴维之会，所发之病，多偏于阴维与肝脾二经。治当疏肝理脾，透解郁热。

阴维之脉，上至天突、廉泉，会于任脉，亦阴维、任脉之会，位当结喉上方，舌根之部，若少阴客热咽痛、咽肿，仲景只用甘草一味治之。徐忠可指出："甘草一味单行，最能和阴而清冲任之热，……骤煎四两，顿服立愈，则能清少阴客热可知，所以为咽喉专方也。"

若肝肾阴虚，热久伤阴，热深厥深，心痛大动不安，肝肾、阴维、任脉皆隶于少阴，调其阴维与肾，滋阴潜阳，亦是治疗心中憺憺大动之法。

然而在临床治疗中，最为常见的心痛证，约有三：一者心脉瘀阻，血府逐瘀汤为首选之方；二者，胆（肝）气郁滞，即所谓心胆（肝）病，正胆汤为首选之方，调其枢机以疗心痛；三者为肾心痛，灵枢饮为首选之方，启动阴维，调其心肾以疗心痛。血府逐瘀汤、正胆汤，人皆知之，惟灵枢饮一方，乃余之经验之方，今简介于下，供诸参考。

灵枢饮方：生地黄 30g，熟地黄 30g，当归 20g，川芎 10g，白芍 20g，生龟甲 20g，川牛膝 20g，生龙骨 20g，生牡蛎 20g，淫羊藿 10g。上 10 味，以水 4 杯，煮取 1 杯，药渣再煮，取汁1杯，每日分2次，温服。

方义：此方乃滋补肾阴，安神定志，并调阴维、冲任之方。阴维为病苦心痛，若胸痹心痛，头目眩晕，精神萎顿，神魂无依等症者，若非调补心肾者不为功也。方中以龟甲、二地，填补真阴，以安足少阴肾，佐川芎、白芍以滋养少阴心血，更佐龙骨、牡蛎以收摄精气，牛膝以活血通痹，惟淫羊藿一点真火，斡旋于少阴心肾之间，并温暖冲任，增强心力，益其精气，为方中灵动枢运之品，以达交合心肾之效。又按少阴心肾，介乎厥、太二阴之间，为三阴经之枢纽，少阴肾以灵气为本，以神气为用，方中二地养其真阴，以龟甲灵动之品，安宅于肾中，以为固本之用。神灵者，虽曰灵为阴，神为阳，实则分之为二，合则为一也。阴维之脉起于诸阴之交，隶属于足少阴之肾，阴维之脉，能导引肾中精血上归于心。若肾之精血不足，阴维之脉又不能导引肾中精血以滋荣心脏，则又易病心中憺憺大动，以病心中疼痛，所以调补少阴心肾与阴维之脉，亦是治疗苦心痛的一大方法。

附案：

李某某，女，55岁，退休干部，2000年7月诊。

患冠状动脉粥样硬化性心脏病（简称冠心病）已3年，断续治疗，病未得瘥。目前胸宇苦闷，有时掣痛，平素心悸气短，头目眩晕，近来又甚，精神萎顿，神魂无依，周身不时汗出，汗出而心中更加烦闷，医与丹参片、柏子养心丸、朱砂安神丸均取小效而病不已，脉来左寸弦数，左尺似有似无，舌红，少苔，下肢酸楚乏力，小便偏黄，大便正常。

辨证治疗：左寸弦数，结合舌红少苔，神魂无依，心悸眩晕，证属心血亏虚，虚阳鸱张之形，以致汗出而心中更加烦闷。精神萎顿，下肢酸楚乏力，又属肾之精气不足之形。治当安神定志，调补心血，滋补少阴水火，兼调阴维以交合心肾，肾精心血得以调和则病已，方以灵枢饮方与之，冀望应手。

处方：熟地黄30g，生地黄20g，当归20g，川芎10g，白芍10g，龟甲20g（先煮），川牛膝20g，生龙骨20g，生牡蛎20g，淫羊藿15g，陈皮10g。

上药以水4杯，煮取1杯，药滓再煮，取汁1杯，每日分2次温服。

治疗经过：上药连服3剂，睡眠良好，心中烦闷已减大半，精神好转，继服3剂，身汗止，烦闷除，身感轻松。二诊时，脉转冲和，左尺之脉复出，继服上方加酸枣仁40g，连服6剂，心悸掣痛消失。心电图示：冠心病，供血不足。半年后其夫来报，一切情况良好。

奇经八脉病候撮要

1. 督脉

（1）实则脊强：热证，急病，经气阻塞，属于督脉太阳风热、督脉火毒、督脉痉证等。

（2）虚则头重：属于督脉阳虚，督脉寒凝者，督脉阳虚不振、或督脉清阳不升者。

（3）大人癫病：多由惊恐所发，情志不畅，气郁生痰，蒙蔽清灵之府，静而昏倦，如醉如痴者。

（4）小儿风痫：或由风热或由痰火，蒙蔽清灵之府，喉中发出马、羊、鸡、猪、牛五畜之声者，发则吐白沫，醒后一如平人。

（5）脑风：风邪外袭，头痛如劈，因督脉络于脑有关。

按：《素问·骨空论》云："督脉为病，脊强反折"。这是督脉的主症，若湿热之邪，滞于督脉也可发生痉证。若经气并冲任之脉也可引起心脏病、冲疝病、癃闭、痔疮、不孕、遗尿、咽痛等，督脉与冲任二脉皆发起胞中，病则互为影响。

2. 任脉

（1）疝七种（厥疝、癥疝、寒疝、气疝、盘疝、胕疝、狼疝）：内外寒邪结聚于任脉及肝脉、肾脉而发生不同的疝气腹痛之症，任脉为三阴之海，而三阴之脉、阴维脉、冲脉均会于任脉，阳气不得伸展而为之病症。

（2）带下瘕聚：女子带浊，或瘕之少腹满，聚瘕不坚，或上或下，时聚时散。

（3）癥坚：癥块坚牢，固定不移，并腹满胀。

（4）月经病：冲任不调，经期或早或迟，腹痛，或阴中切痛，环脐痛等。冲脉、少阴、厥阴、阴维均汇集于任而发病，则互为影响。

按：《素问·骨空论》云："任脉为病，男子内结七疝，女子带下瘕聚。"本脉发起于胞中，循前阴，汇诸阴经及冲脉、阴维等，上行毛际，所以经脉有病，男子而得七种疝症，女子而得带下瘕聚，由于经脉交会而发生之症也。

3. 冲脉

（1）月经不调：冲脉为十二经之海，又名血海，月经的正常与否，都与冲脉有着密切关系。

（2）崩中、胎漏：冲为血海，任主胞胎，冲任不调，易于发生此病。

（3）筋骨关节缓纵：冲脉与阳明经有约束全身的经脉与关节的作用，筋骨关节之病，可利用冲与阳明主宗筋、利关节之能以调之。

（4）少腹痛上抢心：冲脉亦从胞宫起，循阴器，会于气街而上行。寒气滞之则易病此。

（5）伏梁，环脐痛：岐伯曰："病名为伏梁，此风根也"，其气溢于大肠而滞于肓，肓之原在脐，故又环脐作痛。

（6）喘满：《素问·举痛论》曰："寒气客于冲脉，冲脉起于关元，随腹直上，寒气客则脉不通，脉不通则气因之，故喘动应手矣。"

（7）绝育：《素问·上古天真论》曰："七七任脉虚，太冲脉衰少，天癸竭，地道不通，故形坏而无子也。”

按：《素问·骨空论》云：“冲脉为病，逆气里急”，冲脉为十二经之海，又为血海，冲脉上行则“渗诸阳”，向下行则“渗诸阴”。它涵盖经脉脏腑之气血，与足阳明关系密切，足阳明又为多气多血之腑，合于宗筋，会于气街，又“注足少阴之大络”与原气所系，与督脉一源而三岐，可见冲脉在人体的重要性，由于冲脉为血海，故云“太冲脉盛，月事以时而下”。冲脉不调，不但是女子绝育，而更会出现经、带、胎、产方面诸多病症。

4. 带脉

（1）腹满，腰溶溶如坐水中：带脉发起于腰之十四椎，带脉寒束之，而腰溶溶如坐冷水之中，其脉循五枢、章门、维道之腹部，病则腹满不畅矣。

（2）赤白带下：带脉环身一周，约束诸经，尤其与冲脉、任脉关系甚为密切，如受寒邪侵扰则为白带；如内热郁之，易患赤带。白带、赤带、黄带、黑带、五色带等无不与带脉有关。又如恶露、白物满溢，随带而下者，亦名之为带下病。

（3）痿证：《黄帝内经》谓：阳明与冲脉皆属于带脉，故“阳明虚则宗筋纵，带脉不引，故足痿不用”矣。

（4）左右绕脐腹腰脊痛冲阴股：带脉循行于腰腹，与冲、任、少阴之脉均有联属关系，病则互为之影响，在腰部上涉脊背，在腹部下及阴股，病则互涉，治疗可求之于带脉。

按：《难经·二十九难》云：“带脉为病腹满，腰溶溶如坐水中。”带脉病则会发生腹胀满闷，腰肌及小腹下坠，寒则如坐冷水之中。与阳明经关系甚切，若阳明脉虚，带脉不束，宗筋缓纵，不得收引，就会发生足痿，或下肢不能走动的一些证候。如其他经脉上下往来诸经遗寒于本经，就会出现白带如注，如遗热于本经，就会出现赤带病。

5. 阳跷脉

（1）瞋目：跷阳之脉盛，或由风热外袭，或由内热炽盛。

（2）内眦目痛：邪气客于本脉的支络。

（3）足外翻：阴缓而阳急，此病多发病于风痫。

（4）痉证：背反张，独头动摇，目赤面赤，目不合等。

（5）痹证：腰胯趺臁外则痹痛，筋脉挛急，脚屈难伸，或麻木不仁，步履困难。

（6）口目㖞斜：风邪干于其络，并阳明之经，筋肉失养，故而病此。

按：阳跷之脉从足外踝上行，至风池而止，主一身左右的阳气，阳气偏盛而阴气不足，就会出现瞋目、痉狂、痹着之症。

6. 阴跷脉

（1）腹满而吐，食不下：其脉起于内踝然谷、照海、交信，上行胸腹，与太阴脾关系甚洽，发病常伴有脾虚之症。

（2）失精：阴跷与少阴肾相关联，跷肾虚则失精。

（3）癫痫夜发：阴跷之脉乃少阴肾之分支，阳气弛缓，阴气拘急，这种缓急之象又多见于瘫痪，更多见于癫痫，足内翻。

（4）咽干、喉肿：少阴虚火，心中烦热，借阴跷之脉上达咽喉，火气并盛，故病咽干、喉痛、喉肿等。

（5）寒疝：《诸病源候论》云："疝者，痛也，此由阴气积于内，寒气搏结而不散，府气虚弱，故风邪冷气，与正气相击，则腹痛里急，故寒疝腹痛也。"

（6）崩漏症：阴跷之脉循阴股入阴，交贯冲脉，冲脉为血海，二脉气不摄血而崩漏，或寒或热。

按：阴跷之脉，发起于足内踝，上循交贯冲脉，其络与肾经、肝经、脾经的关系亦甚密切，所以发病则阴气偏盛，阳气不足，所发病多属阴厥类，或目闭不张。阴急而阳缓，足内翻。由于与肾经为别络，还会引起咽喉作痛。其他如腹胀满、不欲食、失精、癫痫夜发、寒疝、妇女崩漏，都是与三阴经合而为病的。

7. 阴维病

(1) 阴维三阴寒证

阴维并太阴：腹满，吐利益甚，不欲食，畏寒肢厥，舌淡苔白，脉细微。

阴维并少阴：心腹冷痛，四肢厥逆，恶寒蜷卧，下利清谷，神倦欲寐，脉沉细。

阴维并厥阴：心胸痹痛，手足厥冷，舌淡苔白，脉细欲绝。

(2) 阴维三阴热证

阴维并太阴：潮热，口干，胸腹胀满，大便燥结，按之痛甚，舌苔黄燥，脉滑数。

阴维并少阴：心腹热痛，心中烦热，不得卧，舌红少津，脉细数。

亦有兼脘腹疼痛，泄利后重，手足逆冷，心悸不寐，舌质偏红，苔薄白，脉弦者。

亦有兼咽喉肿疼，音哑，或不得言语，舌红少苔，脉象细数者。

亦有胸痹，苦心痛，心悸气短，头目眩晕，精神萎顿，甚则神魂无依，舌红少苔，脉弦数者。

亦有热深厥深，心痛大动，烦躁不安，舌红少津，脉来细数者。

亦有妇人阴中痛，如有疮状，小便涩痛难忍，脉象细数者。

(3) 阴维并厥阴：湿热痢，里急后重，大便脓血，小便短赤，脘腹作痛，心中烦热，渴欲饮水，舌红，苔黄腻，脉弦数者。

按：本脉寄附于胸腹，经过任脉、足少阴、足太阴、足厥阴与手三阴，阴维脉，维络了六阴经与任脉，有维络诸阴经，主一身在里的阴气。因为本脉主里，邪在里，所以就会发生六阴经的疼痛症。《难经·二十九难》云："阴维为病，苦心痛。"

8. 阳维病

(1) 阳维太阳证

阳维表虚：病人脏无他病，时发热自汗出而不愈者，此卫气不和也，先其时发汗则愈，宜桂枝汤。

若初服桂枝汤，反烦不解者，先刺风池、风府，却与桂枝汤则愈。

若头痛，发热，身痛，腰痛，骨节疼痛，恶风，无汗而喘，脉浮紧，舌苔白薄，麻黄汤主之。

(2) 阳维少阳证

阳维半表证：口苦，咽干，目眩，往来寒热，胸胁苦满，默默不欲饮食，心烦喜呕，脉弦数，舌淡，苔白。

阳维热证：耳聋面赤，胸满烦惊，小便不利，神昏谵语，一身尽痛，不可转动，舌红，苔黄腻，脉弦滑。

阳维疟证：憎寒壮热，发无定时，或二日一发或一日一发，胸闷呕恶，头痛烦躁，舌边红赤，舌苔腻垢如积粉，脉弦数或弦滑。

阳维痫证：猝然跌仆，不省人事，目上视，喉中发出羊、马之声，手足抽搐，舌红，苔黄腻垢，脉弦数而滑。

(3) 阳维血痹、虚劳证

阳维血痹：血痹，阴阳俱微，寒热不适，外症身体不仁，如风痹证，脉象细涩者。

阳维虚劳：虚劳里急，诸不足，如腹中拘急，悸惕不安，四肢酸痛，手足烦热，口燥咽干，汗出身冷，头目眩晕，面色苍白，脉象细涩。

阴阳二维虚证：营卫惵卑，精神疲惫，倦怠无力，或胸闷心痛，惊悸不安，或寒热不适，心中恶寒不足，脉象细微。

按：陆瘦燕《经络学图说》指出："维是维系的意思，包括阴维脉与阳维脉，在生理上有维系联络全身阴阳诸经的作用，所以统称二维脉。"

阳维循行在全身的阳部，所经过的腧穴，包括督脉、手足太阳、手足少阳、手足阳明诸经，其经虽然没有足阳明经的穴位，但是足阳明的脉气却行过肩井、阳白二穴，实际上仍旧维系联络了手足六阳经和督脉，因此有维络诸阳经脉的作用。六阳属表，故也主一身在表的阳气。由于本脉主一身之表，所以邪在本经时病人发冷发热，临床上凡一切表证发热，皆可取本脉的腧穴施治。《难经·二十九难》曰："阳维为病，苦寒热也"。

五、经方应用

桂枝汤乃源于烹饪之汤饮

相传商代的宰相伊尹是发明烹调、调治汤液的一位能手。《汤液经》是他的杰作。他姓伊，名伊挚，号阿衡，今山东曹县北莘塚集人。相传他就是烹饪的祖师。考《易牙遗意》之诸汤类，载有“青脆梅汤”，料用青消梅、甘草、炒盐、生姜、青椒、红椒。“黄梅汤”料用肥大黄、梅炒盐、干姜、水姜末、甘草末、花椒、茴香末。“桔汤”料用桔、甘草、生姜。“杏汤”料用杏仁（煮、去皮尖）、姜汁、酥、蜜；又杏仁、生姜、盐、甘草末。“木樨汤”料用木樨花、甘草、檀香炒面。考察木樨花乃菌桂之花。“枣汤”料用干枣（去核）、生姜、甘草、陈皮。“桂仙汤”料用木樨花、炒盐、甘草末（滚汤一茶盅泡）。“紫云汤”料用甘草、良姜、桂皮、砂仁、干姜、甘松、檀香（以水浓煎，去渣，和盐，调和其味得所）。他如汤饼类、诸茶类、蔬菜类、脯鲊类等等，其用料则更加广泛，如花椒、姜末、杏仁、砂仁、桂、笋、酱、醋、糖、葱白、人参、白术、茴香、薄荷、绿豆粉勾芡等。这些汤的形成，经过悠久的历史，人们便发现哪些汤饮之优美，哪些汤饮之可以发汗，哪些汤饮之可以清热，哪些汤饮之可以止痛，哪些汤饮之可以排泄，日久天长了，自然的便扩充到治疗疾病上来，形成治疗方法。桂枝汤就是一剂发散风寒调和营卫的汤，由此可以断定桂枝汤乃源于烹饪之汤饮。

太阳病说略

《伤寒论》第1条云："太阳之为病，脉浮，头项强痛而恶寒。"

按：对于这一条的认识，历代各家多有专论，有主张风邪之说，有主张经络之说，有主张营卫之说，请看以下诸论。

《医宗金鉴》曰："太阳主表，表通营卫，风邪中卫，寒邪伤营，均为表病也。脉浮，表病脉也，头项强病，恶寒，表病证也，太阳经脉上额交巅，入络脑，还出别下项，连风府，故邪客其经，又令头项强痛也，恶寒者，因风寒故恶之也，首揭此条，为太阳之提纲，凡称太阳病者，皆指此脉证而言也。"

程郊倩曰："不问何气之交，而但见此脉此证，均可作太阳病处理，亦必兼此脉此证，方可作太阳病处治，虽病已多日，不问其过经已未，而尚见此脉此证，仍可作太阳病处治。"

柯韵伯曰："仲景作论大法，各立病机一条，提揭一经纲领，必择本经至当之脉证，而表彰之……六经虽各恶寒，而太阳应寒水之化，故恶寒特甚。"

除灵胎曰："脉浮、头项强痛、恶寒八字，为太阳一经受病之纲领，无论风寒湿热，疫疠杂病，皆当仿此，以分经定证也。"

吴人驹曰："头为三阳之通位，项为太阳之专位，有所障碍，不得如常之柔和，是为强痛。"

按：《医宗金鉴》主寒伤营卫。程徐主以寒伤脉证立论。吴人驹主以经腧立论。柯氏综合立论，惟"太阳应寒水之化"为著。诸多之论几十种，余认为惟包识生先生为最，其云：

"此太阳寒水之经为病……有气、有经、有质三者之别，脉浮即气病也，头项强痛即经病也，恶寒即质病也。"这气、经、质三字，便把太阳病说得何等准确，即所谓一石击破水中天矣，读者以为奚若。

小柴胡汤用参草姜枣之寓意

少阳病，是指少阳居太阳、阳明之间，为经气内外透达上下通调之枢纽，仲景据此道理，立枢转和解之法，小柴胡汤即是启动这枢机以达邪外出的一首主方，邪气偏于太阳与少阳之间，启动此方借太阳之经以祛邪外出，若邪气偏于里者，又必借道以阳明而下之。小柴胡汤，方以柴胡、黄芩和解少阳，半夏以降逆止呕。而人参、甘草、生姜、大枣助正气以通达营卫，使邪气不得深入于内，而必驱邪于外散，实乃安内攘外之势。

根据前贤的论述及个人临床经验，它是一首组方精当，不偏不倚的方剂。若配以解表之药则和解祛邪以达表外出；若配伍清里之药，仍不失和解而又可兼以下泻；若配伍补益之药而又可和解而补其虚；若配以理气之药，又可以理气以调和肝脾之气机；若配以理血之药，又可调和气血以调经；若配伍滋阴之药，又可退其骨蒸劳热之病等。

该方与大柴胡汤之别，只是人参、甘草，换上枳实、白芍、大黄。一变而为和解少阳，清泻阳明之法。

小柴胡汤证，是表重而里轻，故以安内攘外。

大柴胡汤证，是表轻而里重，故以扶外而清内。

《伤寒论》诸多方剂，惟柴胡汤类方，采用去滓再煎，一言一蔽之曰：融洽药液而已。

谈理中丸（汤）的十三个加减法

理中汤，为温中祛寒，健脾益气之方剂，主治脾阳虚寒，呕吐腹痛，自利不渴，四肢不温，或霍乱，或胸痹心下痞满，或阳虚失血，或小儿慢惊病后流涎沫，由中焦虚寒不温者。

理中丸（汤）方：人参、干姜、甘草、白术各三两。

1. 蜜和为丸，如鸡子黄许大。

相当于今之三钱（9g）。

2. 日三四、夜二服，腹中未热，益之三四丸。

日三四服，夜继服二次，若腹中仍然未有温热的感觉，则证明药轻病重，再加三四丸服之，以腹中温暖为度。

3. 丸不及汤。

汤者荡也，它的作用比丸剂的效果大，其效果也比丸剂为速，这个病吐利腹作痛，病势也比较严重，故用汤剂急温其中，散其寒气，故云“丸不及汤”也。

4. 若脐上筑者，肾气动也，去术加桂四两。

脐上筑筑而动冲者，是指肾气有虚寒之气及水气上凌之征象，所以去掉白术之壅，而加桂枝以温通阳气，降逆安冲，并使水气下趋而散。

5. 吐多者，去术加生姜三两。

白术有补脾升阳的作用，升之太过而呕吐不已，故去之。加生姜者，生姜味辛微温，功能散寒发表，止吐祛痰，适用于伤寒头痛呕吐，胃寒腹痛，形寒咳嗽诸证，用量四五片为宜。

6. 下多者，还用术。

其证若过于下利，则为脾气之卑下之征，因而还须要用白术，以升发脾之阳气，脾阳振作，卑监升平，故下多者必愈也。

7. 悸者加茯苓二两。

这种心中悸动，是为水气凌心的证候。茯苓味甘而淡，甘则能补，淡则能渗，既能益脾养心，又可利水渗湿，故为补益渗利之品。

8. 渴欲得水者，加术足前成四两半。

此处之渴候，是水气停蓄的缘故，这个证候与津伤的渴是决然不同的，故加重白术，温运脾阳，运化水湿，脾阳振而散津，津散而渴必止矣。

9. 腹中痛者，加人参，足前成四两半。

虚寒之腹中作痛，其气必虚，又必喜温喜按，所以加人参乃温补中焦之气血也，若加芍药则悖也。

10. 寒者加干姜，足前成四两半。

中气虚寒太甚，故加温中散寒的干姜，干姜味辛温，温中散寒尤佳，可疗厥阴亡阳，便溏泄泻，腰肾间寒痛。张元素云："其用有四，通心助阳一也，去脏腑沉寒痼冷二也，发诸经之寒气三也，治感寒腹痛四也。"

11. 腹满者去术加附子一枚。

中焦阳气不振，腹满则寒气壅滞，故去白术之壅，而加附子助阳气以祛寒。

12. 服汤后如食顷，食热粥一升许。

饮热粥助药力，以温运中气，作用于内。而桂枝汤之热粥以行营卫，作用于外也。

13. 微自温，勿揭发衣被。

服药以后，患者感到周身温暖，说明寒邪得以温散，阳气得以来复，勿揭发衣被者，乃固护未复之阳气，阳气振作，病必愈也。

谈千金三黄汤的六个加减法

千金三黄汤一方，功能补虚熄风，清热化湿，主治中风，手足拘急，百节疼痛，烦热心乱，恶寒，经日不欲饮者。

《三因极一病证方论》云："三黄汤兼治贼风、偏风、猥退风、半身不遂、失音不语。"

千金三黄汤方：麻黄五分，独活四分，细辛二分，黄芪二分，黄芩三分。

1. 心热加大黄二分。

此处之心热，指热结小肠、大肠，必借大黄以泻热通便。

2. 腹满加枳实一枚。

以三黄汤的组方来看，该方重点在祛外风，略加黄芩以清内热，如此之方下咽，热气必壅滞于胃肠，故加枳实酸苦之品以破坚利膈，开胃宽肠。

3. 气逆加人参三分。

此病若无烦热，确系内虚空乏，尚可加人参以补虚塞空，否则人参断不可用，用之则悖也。

4. 悸者加牡蛎三分。

牡蛎味咸性寒，咸能软坚，寒能清热，具镇惊固涩之力为益阴潜阳之品，亦为敛汗之品。若“胁下坚满”而致心悸，方可用之，否则慎之。

5. 渴加瓜蒌根三分。

此证“烦热、心乱”为津液不足之征，可加瓜蒌根（天花粉）以生津止渴。

6. 先有寒加附子一枚。

此病者若素有寒，必无烦热心乱之征。附子一派火神，未尝不可应用。魏念庭指出：“先有寒即素有寒也，素有寒则无热可知，纵有热亦内真寒外假热而已。云加附子，则方中之黄芩，亦应斟酌也，此仅为虚而有寒者言治也。”读者于此当三致意焉。

谈真武汤的四个加减法

真武汤一方，其主要功能为温阳、化气利水，主治肾阳式微，水气泛溢，症见心下悸动不安，周身肌肉瞤动，头晕，肢体浮肿，下肢萎软，振振欲擗地者，四肢沉重，酸楚，腹痛下利，或脐下悸，欲作奔豚，脉象沉细，舌苔白滑者。

真武汤方：茯苓三两，白芍三两，白术二两，生姜二两

（切），附子一枚（炮、去皮、破八片）。

1. 咳者，加五味子、细辛、干姜。

咳者，为水寒射肺，肺气不得下降，加入五味子，收敛肺气之上逆，细辛、干姜以辛温见长，用之以散寒水。又五味子降肺气而下归于肾，细辛启肾气上达于肺，为开合之枢纽，干姜温寒水而醒脾，肺、脾、肾一气贯之，共同发挥止咳之功用。

2. 小便利者，去茯苓。

小便利者，说明水停不在下焦，茯苓一药性甘平、主入心、肺、脾、肾、胃，其主要功能为益脾养心，利水渗湿，小便利，因而不用茯苓之渗淡也。

3. 下利者，去芍药加干姜。

患者下利者，为脾气之虚或寒饮之作祟，故去掉芍药之苦寒下夺之品，而加干姜温煦脾阳而止利。

4. 呕者，去附子加生姜足前成半斤。

呕者为水饮停蓄于胃脘，郁滞不化，而不得和降，气不降而上逆为呕，水结于中焦，故不须附子温其肾气。水气既停于胃脘，只须加大生姜之用量，以降逆止呕。

谈防己黄芪汤的四个加减法

防己黄芪汤一方，功能益气除湿，健脾利水。主治风湿病表虚，四肢疼痛，身重麻木，汗出恶风。或风水四肢浮肿，或腰以下肿甚，小便不利，苔白腻，脉浮虚者。

防己黄芪汤方：防己一两，甘草半两，白术七钱半，黄芪一两（去芦），生姜四片，大枣一枚。

1. 喘者加麻黄半两。

风湿之病，首先伤及皮肤卫分，肺主皮毛，肺气不得宣发而作喘，所以加麻黄，以麻黄辛温，宣肺而平喘。

2. 胃中不和者加芍药三分。

芍药味苦酸微寒，入脾、肝、肺，其主要作用为敛阴平肝，通脾络以和血止痛，历代医家对此药，注者颇多，云："治邪气腹痛"，"能行血中之气"，"通顺血脉、缓中、散恶血"，"阳维病苦寒热，带脉病苦腹痛"等。

3. 气上冲者加桂枝三分。

风湿之病，所伤多在卫阳，卫阳不足，而阴寒之气又上冲，有欲作奔豚之征者，一以桂枝固护卫阳，二以桂枝降逆而平冲。

4. 下有陈寒者加细辛三分。

下焦有沉寒冷积者，可加细辛以温煦之。《本经逢原》主"风湿痹痛"。《名医别录》主"温中下气，破痰、安五脏、益肝胆、通精气"。黄元御认为："细辛味辛气温，入手太阴肺、足少阴肾，降冲逆而止咳，驱寒湿而荡浊"。

附：服后当如虫行皮中，该方行气通络，服后皮肤有虫行走蚁之感，乃药至病所，乃病有向愈的预兆。

从腰以下如冰，后坐被上，又有以一被绕腰以下，温令微汗，瘥，此指风湿在下焦，故云腰下如冰，绕坐被中，温令微汗，使药效至下焦病处以发挥作用。

谈白术散的五个加减法

白术散方是一首健脾除湿，温中安胎的方剂。主治妊娠，寒湿中阻，心腹时痛，胎动不安，呕恶吐涎，不欲饮食，四肢倦怠，脉虚弱无力，舌淡苔白者。

白术散方：白术、川芎、蜀椒（去汗）、牡蛎三分。

1. 但苦痛加芍药。

但苦痛，又作"苦腹痛"实属肝气横逆，气机不畅之征。加芍药以疏肝活络，理气止痛。

2. 心下毒痛倍川芎。

肝之气血瘀结而痛甚，所谓毒痛，似虎蛇咬之之甚也，当倍加川芎以止疼痛。

3. 心烦吐痛，不能饮食，加细辛一两，半夏大者二十枚，服之后更以醋浆水服之。

包识生指出："心烦吐痛，是水凌中焦也，故加细辛、半夏以泄水降逆，观所加减，是太阴、少阴、厥阴三经之证也，后人以半夏碍胎忌之，吾人亦当慎之。"醋浆水，其味酸收，仲景采用以平肝气而止呕逆，故又复云其但呕者"以醋浆水服之"。

4. 复不解者，小麦汁服之。

小麦属火而皮寒，主入少阴心经，苏恭曰："小麦作汤不许皮坼……消热止心烦也，故仲景不云小麦粥汁而云小麦汁也。"

5. 已后渴者，大麦粥汁服之。

《黄帝内经》指出："麦属火，心之谷也。"大麦性略咸，微寒无毒，粘而滑，益气调中，兼除热下气，大麦粥以生津液而止渴，服大麦粥病已，服之无置，以调中而补脾也，所以然者，大麦粥汁另有养胎气之功，又服之无置，嘱患者可以连续服之数日。

谈四逆散的五个加减法

四逆散乃透解郁热，疏肝理脾之剂。主治热厥证手足逆冷，胸胁胀痛，或腹中作痛，泄利下重，脉弦细，舌苔黄腻者。

四逆散方：甘草、枳实（破、水渍、炙干）、柴胡、白芍。

1. 咳者加五味子、干姜，并主下利。

肺与大肠为表里，肺气虚寒，五味子、干姜相合，煦肺气而收逆气，温煦脾气而止下利，故云"并主下利"。

2. 悸者加桂枝五分。

心悸者，为饮邪上凌侮心，加桂枝一药，一为温通心之阳气，以安心神，一为温通饮邪，不使侮心。

3. 小便不利者，加茯苓五分。

小便不利，为水气不化，加茯苓以甘淡渗湿。

4. 腹中痛者，加附子一枚，炮令坼。

里虚腹痛，湿邪滞而不作，里络不通，加附子以温里补虚。

5. 泄利下重者……煮薤白三升。

该证之下利，为气滞不畅，加薤白以利气化滞，滞除则下重除。

附："白饮和服方寸匕"——白饮，即白米汤，或糯米汤，味甘，或甘平，有助胃气之功用，《伤寒论浅注》指出"白饮和服，亦即桂枝汤啜粥之义也。"四逆散"白饮和服方寸匕，日三服"，用之以宣郁外达，通经散结。《伤寒来苏集》指出："用白饮和服，中气和而四肢阴阳自接，三焦之热自平矣。"

谈通脉四逆汤的五个加减法

通脉四逆汤是一首回阳通脉的方剂。主治少阴病，阴寒内盛，格阳于上，也称阳浮外越。腹内作痛，下利完谷，四肢厥冷，脉细如绝，身微发热，面色赤红，不恶寒或兼呕吐，咽喉作痛。或利止脉不出，舌淡苔薄白者。

通脉四逆汤：甘草二两，附子大者一枚（生用去皮、破八片），干姜三两（强人可四两）。

1. 面赤色者，加葱九茎。

面赤色娇嫩，游移不定，这是阴寒特甚，逼迫虚阳向上浮越的征象。本方加葱白，借其辛温通阳使阳气弥漫周身，四肢厥回，腹痛止，脉复，阴寒之气自散而愈。

2. 腹中痛者，去葱加芍药二两。

脾主大腹，腹中痛者，为血气凝滞不散，加芍药于其方中以通脾络，脾络疏通而痛必止。

3. 呕者加生姜二两。

呕者为胃气失和浊气上逆，加生姜以和胃，降逆止呕。

4. 咽痛者，去芍药加桔梗一两。

咽痛为虚阳上浮，结而为痛，加桔梗以升达肺之气阴，结散而痛止。

5. 利止脉不出者，去桔梗加人参二两。

服通脉四逆汤以后，下利已止，而脉仍不出者，为气血内虚之象，加人参，以大补元气，形成参附汤之势，元气振作，气血得以伸展，其脉自出而无虞也。

附：病皆与方相应者，乃服之，医者应用通脉四逆汤时，方药与病证相符者，方可用之，此处为仲景提示后人，在应用此方时应加以注意，慎重，当须识此。关于去葱、去芍药、去桔梗八字，为玉函经所注，正确，可从之。

谈小青龙汤的五个加减法

小青龙汤是治疗外感风寒，内停水饮的良好方剂。主治太阳病、外有风寒表证，内有寒饮，发热无汗，恶寒咳喘，不得卧，舌苔白腻，脉象浮紧。《金匮要略》主治溢饮，偏于寒性者。

小青龙汤：麻黄、芍药、细辛、干姜、甘草、桂枝各三两，五味子半斤，半夏半斤（洗）。

半夏洗——半夏有毒，采收以后，药家多用白矾浸泡二三十天，去其毒性，再用姜汁浸制，这样就会除掉半夏刺激咽喉的副作用。

1. 若渴去半夏加瓜蒌根三两。

渴，乃肺之津不足的一种证候，瓜蒌根即天花粉，有生津止渴的功能，但不可多加，因为内有寒饮。渴是全症的一个标症。半夏辛燥，所以去之。

2. 若微利去麻黄加荛花如一鸡子，熬令赤色。

大便见利虽微，说明里寒甚，去麻黄“远表而就里也”。荛花利尿有毒气，《医宗金鉴》主张用“云苓”。

3. 若噎者，去麻黄加附子一枚（炮）。

噎乃呃逆，内寒甚，加附子以温散寒水为重，去麻黄亦远表就里之谓也。

4. 若小便不利，小腹满者，去麻黄加茯苓四两。

小便不利少腹满，水积在里，加茯苓以通州都，行决渎，增强淡渗行水；去麻黄又恐汗多以虚其卫阳之气。此亦远表就里之谓也。

5. 若喘去麻黄加杏仁半升，去皮尖。

杏仁一药，主降肃肺气，所以患者喘，乃是内之寒饮尤胜，上迫肺气而不得肃降的缘故，降其肺气，则喘自平。麻黄一药，发汗解表为胜，因里饮较之为重，故以采用远表就里的方法，张隐庵指出：“此皆水饮内迫，故并去麻黄”。

谈小柴胡汤的七个加减法

《伤寒论》小柴胡汤，由柴胡、黄芩、人参、半夏、甘草、生姜、大枣组成。上七味以水四杯，煮取一杯，药再煮，取汁一杯，二杯合，再煎，日分三次温服。

1. 加减法

（1）若胸中烦而不呕者，去半夏、人参加瓜蒌实一枚。

热邪聚集于胸膈，并没有见上逆之征，故去人参之甘补、半夏之辛降，而加瓜蒌实以清热，荡涤实热，并宽胸膈以除其烦。

（2）若渴去半夏加人参，和前成四两半，瓜蒌根四两。

热邪之气波及阳明之经，气燥伤津而渴，故去半夏之辛燥而倍人参，加瓜蒌根（天花粉）以滋阴益液，生津止渴。

（3）若腹中痛者，去黄芩加芍药二两。

腹中痛乃肝气太盛，克伐脾气（木克土），故去黄芩苦燥之品以防伤及脾阳，加芍药以止腹痛，所以加芍药者，以“芍药以通脾络也。”

(4) 若胁下痞硬去大枣加牡蛎四两。

热邪波及肝木，肝木之邪气，郁而不得伸，滞于本经则胁痛，故去大枣之甘满，而加牡蛎之“咸平软坚”。

(5) 若心下悸，小便不利者，去黄芩加茯苓四两。

肾气凌心，三焦气化不行，行而不畅，而决渎失司，故去黄芩之苦寒而加茯苓以淡渗利水，以扶心阳。

(6) 若不渴外有微热去人参加桂枝三两，温覆取微似汗。

口不渴外有微热，说明太阳之邪气未予尽解，故去人参之甘温补益之品，加桂枝以辛温解表。

(7) 若咳者，去人参、大枣、生姜，加五味子半升、干姜二两。

肺受邪气之壅滞，咳嗽而不爽，故去人参、大枣、生姜之甘壅腻膈之品，加五味子以收敛肺气，干姜以温肺寒，所以用干姜而不用生姜者，乃“恶生姜之走表，不如用干姜纯于温也”。

2. 小柴胡汤的功效与主治

和解少阳，扶正祛邪，主疗口苦，咽干，目眩，往来寒热，胸胁苦满，嘿嘿不欲饮食，心中烦热呕吐，舌苔薄白，脉弦数；亦可治疗妇人伤寒之往来寒热，热入血室；疟疾、黄疸、妇人产后郁冒等杂症而见有少阳之症者。

3. 小柴胡汤方义

小柴胡汤是拨动枢机以达邪外出的一首主方，邪气偏于表者，必借太阳之经以外达；若邪气偏于里者，又必加减借阳明之里以达邪下夺，方以柴胡、黄芩以和解少阳之邪热，佐以半夏以止呕，参草姜枣助正气调营卫，使邪气不得深入而向外发散。《黄帝内经》云：“太阳主开，阳明主阖，少阳主枢。”所谓少阳主枢，是说少阳居太阳经、阳明经之间，为经气内外透达，上下通调的一个枢纽，张仲景先师就是根据《黄帝内经》的论断，而立了这一枢转和解之法的。《金匮要略》黄疸病之腹满而吐、呕吐哕病之呕而发热、产后病之郁冒等，都主以小柴胡汤，组方精当，不偏不倚，若配伍解表药则和解之邪以从表而解；若配伍清里之药，仍不失和解而又兼以泻下，若配伍补益药则和解以补虚，若配伍滋阴药可退其骨蒸劳热。学习了仲景这一方法，可在临床上活学活用。但牢记这七个加减法又尤为重要。

谈栀子豉汤不是吐剂

《伤寒论》栀子豉汤方，由栀子 14 个（擘），香豉 4 合（绵裹）。上二味，以水三杯，煮取汁一杯半，后下豆豉，煮取一杯，去滓，日分二次温服（原方脚注云：得吐者止后服）。

此方之功效，以宣透解郁，清热除烦见长，主治：伤寒吐下后，身热，烦闷，懊侬，起卧不安，胸脘痞满窒塞，按之濡，不痛，似饥不饥，舌质红，舌苔薄黄，脉虚数等症。

栀子一药，性味苦寒，主入心、肺、三焦。主治：热病烦渴，胸心大小肠大热，心中烦闷。其气轻清上浮，泻肺中之火，解心经客热，疗心烦懊侬不得眠。豆豉一药，性味苦寒，归经肺、胃，以解肌发表，退热除烦见长，主治感冒发热，头痛烦闷，胸脘不舒，斑疹麻疹，懊侬不眠，发汗而不伤阴。《本经逢原》指出："主伤寒头痛，寒热烦闷，瘟毒发瘢、瘴气恶毒，并治虚劳喘息，大病后胸中虚烦之圣药，合栀子治心下懊侬。"

《伤寒论》栀子豉汤的主要指征为：发汗吐下后，心烦不得眠，若剧者必反复颠倒，心中懊侬。烦热胸中窒者，身热心中结痛，饮不能食，按之心下濡等。

按：栀子豉汤主治余热留连胸膈，所谓余热，实乃虚热弥漫胸膈的一种无形之邪气，用栀豉汤宣透解郁，化浊为清，胸膈得以清旷而心烦懊侬之邪热自除。

原方脚注云："得吐者，止后服。"对此，历代注家，莫衷一是，众说纷纭，认为栀子豉汤是吐剂的理由是：方后脚注有"得吐者，止后服。"并引瓜蒂散香豉为据。认为不是吐剂的理由为：经多次临证实验，病人每每不吐，历代本草亦无栀子能吐，豆豉致吐的记载。有人把栀子豉汤与陷胸汤及瓜蒂散做鉴别：

栀子豉汤——治余热留扰而无形，虚烦不眠。——清气热而止烦。

陷胸汤——心下硬满，有形质，实烦。——荡实逐水而止烦。

瓜蒂散——痰食结于胸中，心下满而烦。——吐胸中痰食之结聚而止烦。

通过以上诸条，可以看出，有形质之物者可以用下法治疗，或可用吐法进行治疗。栀子豉汤症是无形质的一种弥漫性热气，所以用清宣散热的方法进行治疗。

总之，从栀子豉汤的病因病机，以及处方立法来看，主证突出了一个"烦"字，用法上突出了一个"吐"字，方机上又突出了一个"除"字，所谓除，就是清除，只有通过清除这一方法，才能摒去主证所突出的"烦"字，这虚烦得以清除则心中才可了了，心中了了，岂有心中懊侬不得眠之理哉。所谓："得吐者"又从何谈起，若云其："烦除者，止后服"，则方与法则若和附节也。

大柴胡汤是否加大黄

关于大柴胡汤中加大黄一事，历代医家，各抒已见，认识未能统一。例如，包识生先生云："柴胡之有大小，因表里汗下治法之不同者也，按少阳属阳枢，外转出太阳之表，邪从皮肤汗出而解，内转入阳明之里，邪从肠胃便通而解也……小柴胡表重里轻，服之可使半表里之邪从外而解，大柴胡汤里重表轻，服之可使半表里之邪从内而解……一说大柴胡当用大黄，无黄不成大柴，愚谓柴主汗下，每方七味，只参草枳芍之互更，若大柴胡当用大黄，则小柴胡当用麻矣，亦将谓不用麻不成小柴乎？……且大柴胡万不可加大黄，以失其和解之意……”

周禹载曰：“大柴胡总以少阳为治，而复有里者也，外邪未解，即不可治内，而里证已俱，复不可专外，故于和之之中，加下药微利之，用枳实大黄苦寒以泻阳明之热也……。”

《医宗金鉴》曰：“柴胡证在，又复有里，故立少阳两解之法也，以小柴胡汤加枳实、芍药者，乃解其外以和其里也。去参草者以里不虚也。少加大黄以泻结热也，倍生姜者，因呕不止也。斯方也，柴胡汤生姜之倍，解半表之功捷，枳芍得大黄之少，攻半里之效徐，虽方下之，亦下中之和也。”

徐叔微曰：“大柴胡汤一方无大黄，一方有大黄，此方用大黄者，以大黄有荡涤蕴热之功，为伤寒中要药。”

按：大柴胡汤一方，是治少阳阳明合并证之方。太阳为皮肤卫外之表，而阳明为内腑运化之里表，少阳为二阳开合之中枢，若病居少阳阳明之区域，方用柴胡、黄芩以和解少阳，大黄、枳实以泻下热结，半夏、生姜以和胃降逆，芍药、大枣以调和营气，缓急止痛，诸药和合，共奏和解少阳兼泻阳明里表之效。关于大柴胡汤有无大黄，历代医家见仁见智，而仲景原文明言“与大柴胡汤下之则愈”。少阳阳明之病，偏于里急外轻，又必借阳明里表之路而下之。若不云“下之则愈”其热邪如又何得以排下，虽说是排泄下之，而又与承气汤有别，承气汤乃追逐荡下之剂，此乃和中寓下之法，承气汤用大黄竟至四两，佐以枳朴芒硝推波助澜，急下以存阴。此方用大黄二两，况且又是在柴胡汤内，又复以去滓再煎，其泻下之力缓而且微。《伤寒论释义》云：“至于本证下利而仍用大柴胡汤，其临床辨证的根据有以下几点：①腹部硬满、拒按、脐下有热者。

②屎积急焦黄而热臭，或稀薄水中杂有小结块，或下利清水色纯青。③小便赤涩不利，而结合脉搏、舌苔及其他症状，诊断其肠中已有燥屎，才能应用本方。”此言颇有见地。再者可见此证先与柴胡汤不加大黄，病若愈则不加，而确有热结者，或病不愈者，亦可少加大黄，试而用之为宜。

谈枳术汤与枳术汤辈

《金匮要略·水气病》曰：“心下坚，大如盘，边如旋盘，水饮所作，枳术汤主之。”李文指出：“枳实消胀，苦以泄之也，白术去湿，苦以燥之也。”古愚指出：“言水饮所以别于气也，气无形以辛甘散之，水有形以苦泄之，方中取白术之温以健运，枳实之寒以消导意深哉。”黄宫绣指出：“白术缘何专补脾气，盖以脾苦湿，急食苦以燥之，脾须缓，急食甘以缓之，白术味苦而甘，既能燥湿实脾，复能缓脾生津，且其性最温，服之能以健脾消谷，为脾脏补气第一要药也。”

按：枳术汤一方，乃补脾消痞之良方，水饮结聚于心下，脾胃当之，以致脘腹发生坚块，高大如碗，边如圆盘，兼以疼痛之症。方以枳实、白术药简气锐之剂以消补之，此方与桂甘姜枣麻辛附子汤相比，彼则属寒凝表里，故用辛甘药繁而兼散之之法治之，以散无形之寒邪。此为水饮有形之邪，故以苦温运之泄之，用此方时，当以枳实为主，用量要大于白术，余临床治之多例患者，而多获良效。再观张元素易此汤为丸而治脾胃虚弱，白术用量又倍于枳实以治饮食停滞，食阻气机，不思饮食，脘腹胀闷。李东垣又把他老师的这一方法，转载于他的《脾胃论》一书中，极力崇而推之，并根据这一方法的配伍机制，化裁出了枳术类方。如枳术丸：枳实一两，白术二两，以“治痞，消食强胃”。橘皮枳术丸：橘皮、枳实各一两，白术二两，以治“老幼元气虚弱，饮食不消，脏腑不调，心下痞闷”。半夏枳术丸：半夏、枳实、白术各二两，以治“因冷食内伤”。

木香干姜枳术丸：木香三钱，干姜五钱，枳实一两，白术一两五钱，以“破除寒滞气、消寒饮食”。木香人参生姜枳术丸：生姜二钱五分，木香三钱，人参三钱五分，陈皮四钱，枳实一两，白术一两五钱，以“开胃健食”。和中丸：木香二钱五分，枳实、炙甘草各三钱半，槟榔四钱五分，陈皮八钱，半夏、厚朴各一两，白术一两二钱，以治“病久虚弱，厌厌不能食，而大便或秘或溏，此胃气虚弱也。常服则和中理气，消痰去湿，厚肠胃进饮食。”

后世以枳术名方者日多，如枳桔柴胡汤、枳连导滞汤、枳术散、枳壳汤、枳壳疏肝散、枳术丸、枳实平胃散、枳实理中丸等辈。

《吕山堂类辨》对于枳术汤有一篇论述，今附之：“枳术汤治水饮所作，心下坚如盘，盖胃为阳，脾为阴，阳常有余而阴常不足。胃强脾弱，则阳与阴绝也。脾不能为胃行其津液，则水饮作也。故用术以补脾，用枳以抑胃，后人不知胃强脾弱，用合理之法，成为一补一消之方……能明乎。先圣古方大义，后人之方不足法也。”关于枳实一药的考据，《吕山堂类辨》亦有详细的记载云：“橘逾淮而北为枳，盖橘得江南温热之气，故气味辛温，能达中上之气，通灌于四旁，枳乘江北寒凉之气，性味苦寒，能去寒热之邪下泄，是一物而性不同，因天地之气也。《本经》主大风在皮肤中，如麻痘苦痒者，能启寒水之发，以对待其阳邪（枳叶经冬不凋，得寒水之气），夫橘至成熟而后采摘，天气充满，故能横遍于四体，枳乃初生之小者，其气收敛，故专主下泄，若夫枳壳之苦咸，其性又能横充，所以《本经》止云实而无壳，至宋时，始有壳实之分，如病胸腹实而当下者，应用实，而以壳代之，乃识浅而无力量处。”

黄龙及黄龙汤考

《聿修堂医书》云：“黄龙汤。仲景之方，配四兽，曰白虎、曰青龙、曰玄武、曰朱雀（十枣汤一名朱雀汤）。先友山田宗俊正诊著伤寒考，详论之，而丹铅总录云，余尝疑天有五行，星有五纬，地有五岳，人有五事，而二十八宿，何独无中央之宿乎，后观石氏星经云，中宫黄帝，其精黄龙，为轩辕，又按张衡灵宪，轩辕黄龙于中，则是轩辕一是，与苍龙、白虎、朱雀、玄武四兽为五矣。余于是谓方已取名于四兽则必有配中宫一星者，后读《千金方·劳复篇》小柴胡汤名黄龙汤乃并四方，以应五兽欤，此当补伤寒考。”

按：丹波氏仅此一说，并引小柴胡汤为黄龙汤。然后考经书，方书及历代医家史说，均还没有一个可靠的说法，只是明白地说出五脏，但只有四脏之配，东方甲乙青龙配肝、南方丙丁配心、西方庚辛配肺、北方壬癸配肾。只留了一个脾未有匹配的。近考《元极功法》便把中央的这一匹配为金凤加以说明，我们认为这一说法是正确的。中国历史上，凡言中央皆主中土，中土为黄色，历代的帝王都喻为真龙天子，穿着都是正黄色，惟皇（黄）后的衣着，除了用黄色之外，她那头上戴的惟一醒目的便是凤冠，除了她以外，谁也不能戴之，皇后主内正像五脏主内一样，真龙天子主外，为龙。皇后为凤，这也可以说是龙凤呈祥了。

中医与道家本属一根，后来这一根便发生了两枝，一枝是中医，一枝是道家，追至老祖宗处还是一家呢。

说小柴胡汤是黄龙汤，证据十分不足，小柴胡汤是少阴经之主方，主转枢机，与中央黄龙似乎无涉。少阴出于肾，与少阴心，主生生之气，与中央黄龙似乎也无涉。所以说小柴胡汤为黄龙汤不被历史证明。

然而明朝陶华（字尚文，号节庵），在他的《伤寒六书》中却写出了黄龙汤（讳其皇字），皇帝在中国历史上是神圣不可侵犯的，谁还敢写皇帝汤，就是那个真武汤，在历史上为了避讳帝王的名号，也曾改动了好几次。皇后也是如此，也是神圣须避讳的。

陶华的黄龙汤，药用：大黄、芒硝、枳实、厚朴、甘草、当归、人参、桔梗、生姜、大枣。

功效：扶正攻下。

主治：里热实证而气血虚弱者，症见自利清水，色纯青，腹痛拒按，谵语，口舌干燥，口渴，身热，神倦少气，或便秘，腹胀满硬痛，甚则循衣撮空，神昏肢厥，舌苔燥黄或焦黑，脉虚。

有人说：方中以大承气汤泻热通便，荡涤肠胃积滞急下之，人参、当归双补气血，扶正以利于祛邪，使下不伤正为方中主要部分，辅以桔梗开肺气而通肠胃，生姜、大枣、甘草扶胃气并调和诸药，共成攻下扶正之剂。

这个说法，比较中肯，脾的主要功能除了统血之外就是运化，以降为主。这个方剂的功效与主治也足以说明一些问题了。是也，否也，明哲正之。

越婢汤还是越脾汤

越婢汤，见于《伤寒论》1条，见于《金匮要略》2条，历代医家各抒己见，议论纷纭，今采之于后，以备贤达鉴之。

“太阳病，发热恶寒，热多寒少，脉微弱者，此无阳也，不可复发其汗，宜桂枝二越婢一汤。”

“千金方越婢加术汤，治肉极热则身体津脱，腠理开，汗大泄厉风气，下焦脚弱。麻黄六两、石膏半斤、生姜三两、甘草二两、白术四两，大枣十五枚。”

“风水恶风，一身悉肿，脉浮不渴，续自汗出无大热，越婢汤主之（剂量同上去术）。”

1. 争论

张路玉曰：“无阳乃无津液之通称，盖津为阳，血为阴也，无阳为脾胃衰，故不可更汗，然非汗则风寒终不解，惟取桂枝之二以治风邪，越脾之一以治郁热，越脾者，石膏之辛凉以化胃之郁热，则热化津生，而脾气发越，得以行其胃液也，世本作“越婢”，言脾为小姑，比之女婢，若此则越字何所取义？二字便不贯矣，今从外台方正之。”

柯韵伯曰：“本论无越婢证，亦无越婢汤，后人取《金匮》方补之，窃为仲景言不可发汗，则必不用麻黄，言无阳是无胃脘之阳，亦不必用石膏……宜用柴胡、桂枝为恰当。”

喻嘉言曰：“越婢者，石膏之辛凉也，以此兼解其室，柔缓之性，比女婢为过之。夫辛凉之品，岂治寒之剂？而金石之坚重，岂能柔缓如女婢哉。”

《外台秘要》：“越婢汤易此一字，便合《内经》脾气不濡，不能为胃行其津液之义。此起太阴之津，以滋阳明之液而发汗，如成氏所云发越脾气者是也。然必兼见烦渴之证，脉不微弱者宜之。”

2. 各论

（1）桂二越婢一汤

徐灵胎曰：“此无阳与亡阳不同，并与他处之阳虚亦别。盖其人本非壮盛，而邪气亦轻，故身有寒热而脉微弱者，若发其汗，必至有叉手冒心，脐下悸等证，故以此汤，清疏营卫，令得似汗而解，况热多寒少，热在气分，尤与石膏为宜，古圣用药之审如此。”

（2）越婢加术汤

徐忠可曰：“此治风极变热之方也……《内经》云：厉者有荣气热胕，今风入荣为热，即是厉风气也……故以麻黄通痹气，石膏清气分之热，姜枣以和荣卫，甘草白术以理脾家之正气，汗多而用麻黄，赖白术之扶正，石膏之养阴以制之，故曰越婢加术汤。”

（3）越婢汤（治风水内挟热）

徐忠可曰：“上节身肿则湿多，此一身悉肿则风多，风多气多热亦多，且属急风，故欲以猛剂以铲之。”

《金匮要略译释》：本节是风水内挟热邪之证，故以麻黄通阳气而散表，石膏治被水所挟持的热，甘草姜枣以和营卫，如果恶风是阳弱卫虚，则应加附子。《古今录验》加术是加强其驱湿的作用。

谈应用经方之一

徐灵胎《慎疾刍言》指出：“古时权量甚轻，古一两，今二钱零，古一升，今二合，古一剂，今之三服。又古之医者，皆自采鲜药，如生地、半夏之类，其重比干者数倍。故古方虽重，其实无过今之一两左右者，惟《千金》、《外台》间有重剂，此乃治强实大证，亦不轻用也。若宋元以来，每总制一剂，方下必注云：每服或三钱，或五钱，亦无过一两外者，此煎剂之法也。”

按：以桂枝汤为例，三两合今之 9g，桂枝、白芍、甘草、生姜各三两，合今之 36g，加大枣，约合今之 9g，煮取三杯，日分三次服，已能达到调和营卫，或发汗解表之效。而宋元以后“每总制一剂，每服或三五钱”，想必剂量甚小了，药之效力也必微乎其微。仲景桂枝汤，煮取三升，日三服，也绝不是把一个桂枝汤的饮片，分作三份，一份一煮一服的。时至今日，人们又畏而不敢应用经方，其主要原因，是对剂量的折算不懂，而今人折算的剂量，甚有不协调者，如：桂枝用三钱、白芍三钱、甘草三钱、而大枣只用四个、五个、七个者，生姜竟列为三片为引者，药物的剂量可以用古今折算法，大枣为什么只用四五个，难道二千年前的大枣比今时的大枣小了吗，非也，生姜为馔用之品今人作为药引，只用到三五片，此与仲景法，又岂不大悖矣。所以今人所用仲景方而达不到仲景所指定的效果，是故也。现在人们提倡改革，古为今用，例：炒一盘菜，需要 3g 盐，你只用了 1g，这菜是平淡无味的很，倘若你用9g盐这盘菜岂不齁死人也。改革是改已经错了的，如果把正确的也改了样，也就谈不上什么改革了。古人有“大道简而不繁”，读者当三致意矣。

谈应用经方之二——炙甘草汤

应用经方，第一要注意经方的配伍机制，第二要注意他的煮药及服药的方法，第三要注意方剂的加减方法。例如炙甘草汤方，方药：甘草四两（炙），生姜三两（切），人参二两，生地黄一斤，桂枝三两（去皮），阿胶二两，麦门冬半斤（去心），麻仁半斤，大枣三十枚（擘）上九味，以清酒七升，水八升，先煮八味，取三升，去滓，内胶烊消尽，温服一升，日三服，一名复脉汤。

按：这一方剂，也是今人喜欢用的一个方剂，但运用的方式各有不同，所以取得的效果也就有了相当大的距离。怎样才算正确，还须要从以下几个方面进行研究。

第一，是炙甘草的“炙”字，这个问题，还得考证一下经方，发汗解表的有桂枝汤、麻黄汤、大青龙汤；发散风湿的有麻杏苡甘汤、防己黄芪汤，甘草皆炙用。清热泻火的有白虎汤、黄芩汤、栀子柏皮汤等。甘草亦用“炙”。温中散寒，降逆止痛的有附子粳米汤，甘润补中的甘麦大枣汤，调补冲任的温经汤等，甘草皆用炙。若据甘草生则泻火，热则温中去分析经方，生熟的功能则大相径庭了。解表用炙、清热用炙、温中用炙、祛风湿用炙，可见仲景用甘草时对生与炙似乎没有严格的区分了，古人用甘草统治百病的说法，又似乎不成定论。以余之见，甘草的主要产区是我国的北部，二八月霜雪未尽，挖出来的甘草，如不及早使其干燥，则易霉烂、虫蛀，古人便用火烘，或于炕上烘干。然后置于通风处，古人不言烘而言炙，不言烘甘草而言炙甘草，所谓炙，实际上是指经过烘烤使其干燥的生甘草，其性味甘平冲和，有通行十二经俞，缓急止痛，解诸药之毒之功，甘平之味为治也。故前人有“热药用之以缓其热，寒药用之以缓其寒”。所以说所谓的甘草（炙），实际上就是生甘草是无疑问的了。

第二，是桂枝“去皮”。桂枝去了皮，实际上是枯木了，还有什么疗效呢。《本草纲目》指出：“仲景发汗用桂枝，乃枝条，非身干也，取其轻薄，能发汗，又有一种柳桂，乃桂之嫩小枝条，尤宜入上焦药用。”李东垣指出：“桂辛热有毒，阳中之阳也，气之薄者桂枝也，气之厚者肉桂也，薄则发泄，桂枝上行而发表，气厚则发热，肉桂下行而补肾，此天地之亲上亲下之道也。”仲景又指出：“桂枝者，取桂上皮也。”所谓桂上之皮，实指桂梢而言，由此得之，仲景用桂枝并不去皮。对此《医宗金鉴》断言：“桂枝汤方，桂枝下有去皮二字，夫桂枝气味辛甘，全在于皮，若去皮是枯木也，如何有解肌发汗之功，宜删此二字后仿此。”又考《备急千金要方》、《外台秘要》用桂之方，皆书“桂心”二字，由此可以看出，桂枝去皮，误在于晋，晋之所以误，误在肉桂之去老皮，这是衍误的第一点。古之梓版极难，用字极简，书“桂”注去皮，由是又传抄桂枝去皮，此又误之第二点。以致千古疑窦，不得其解，余曾写“桂枝所谓去皮”于《经方方法论》中而申其说焉，读者可以参考。

第三，是指“清酒”。酒乃熟谷之液，性味多醇正，逊良。芳香适口，尤为舒筋通络，活血益气之佳品。关于清酒，仲景亦称“美清酒”。或“无灰酒”。考之即今之米酒，俗云黄酒。炙甘草汤，“以清酒七升，水八升，先煮八味，取三升，去滓，内胶烊消尽，温服一升，日三服，一名复脉汤”，以裨通阳复脉，滋阴补血。考经方中，引用酒的方剂甚多，如胶艾汤“以水五升，清酒三升合煮”。当归散“酒饮服方寸匕”。下瘀血汤“酒一升”。土瓜根散“酒服方寸匕”。麻黄醇酒汤“以美清酒五升”。当归四逆加吴茱萸生姜汤“以水六升，清酒六升合煮”等等。由此可以看出，古人以酒煮药的历史已很久远，除疏通经络，益气活血外，本品尚能升能发散，具有宣行药势，矫正臭味的功能。后人引而伸之，临床应用更加广泛，大凡养血活络，益气通经之方，每每效仿于此。

第四，是指剂量。炙甘草汤的生姜是三两，和桂枝相等，生地黄是一斤，相当于现在的200g，如果按上古称金帛之物的量来折算，也不小于100g，大枣是30枚，30枚大枣，也几乎相等于生地黄100g多了。然而现在的《方剂学》生地黄是30g，生姜10g，大枣10枚，其他药味剂量亦偏小，也有竟把生姜、大枣列入引药的位置，生姜3～7片，大枣5～7枚。一些报刊只用水煎服三字了之，舍弃了“清酒”。你说这还算是炙甘草汤吗？清酒与水同煮该药，使药气捷行于脉以畅其流，大补气血以资化源，源流滔滔，结代何存，是以悸可宁，脉可复也。今人简而用之，大悖经旨甚也。

谈应用经方之三——今将忘却的续命汤方

《金匮要略·中风历节病脉证并治第五》，在“附方”列有“古今录验续命汤，治中风痱，身体不能自收，口不能言，冒昧不知痛处，或拘急不得转侧。”

麻黄、桂枝、当归、人参、石膏、干姜、甘草各三两，川芎一两，杏仁四十枚。也有人说，此方出《外台秘要》第风痱门。而《范汪方》云：“是仲景方，本欠二味”。而《金匮要略》失载，故林亿等取附篇末。后人著于书中，均言《备急千金要方》，今阅《备急千金要方》有大小两个续命汤。今附之以供参考。

小续命汤（载诸风第二）治中风欲死，身体缓急，咀不正，舌强不能语，奄奄忽忽，神情闷乱，诸风服之皆验，不令人虚方。

麻黄、防己、人参、黄芩、桂心、甘草、芍药、川芎、杏仁各一两，附子一枚，防风一两半，生姜五两。

上十二味，㕮咀，以水一斗二升，先煮麻黄三沸去沫，纳诸药，煮取三升，分三服甚良。……恍惚者加茯神远志，如骨节烦痛热者，去附子倍芍药。

大续命汤：治肝厉风，卒然瘖哑，依古法用大小续命二汤，通治五脏偏枯贼风方。

麻黄八两，石膏四两，桂心、干姜、川芎各三两，当归、黄芩各一两，杏仁七十枚，荆沥一升。

上九味㕮咀，以水一升，先煮麻黄两沸，掠去沫，下诸药，煮取四升，去滓，又下荆沥煮数沸，分四服，能言未瘥，后服小续命汤，旧无荆沥，今增之效如神。更有西州续命汤，治中风痱，一作入脏，身体不知自收，口不能言语，冒昧不识人，拘急背痛，不得转侧方。

麻黄六两，石膏四两，桂心二两，甘草、川芎、干姜、黄芩、当归各一两，杏仁三十枚。

大小续命汤，又续出之，一方有白术二两，一方有独活、葛根、细辛不等。续命汤后，又载有续命散、排风汤、大八风汤、八风散，小八风散等，尽可参考。

按语：孙思邈是中医公认的大医学家，他所撰写的《备急千金要方》及《千金翼方》可以说是仲景以后一部承前启后的巨著。内容极为丰富，而近代以来，中医受西方医学的冲击，而现于一种流俗状况，国内真正研究孙思邈的人，亦屈指可数了，就连这大小续命汤，也随着这种流俗而埋没已久了，综观国家出版的《方剂学》及各家出版的方剂学中，都找不到这续命汤之名了。

中医学对于中风病，早已分出了真中风与类中风，真中风以受风寒而病瘫痪，是外因；类中风是内脏功能失调而病瘫痪，是内因。临床观察，真中风证比较少见，而类中风（内因）是比较多见的。西医把中风病，全归于脑，当然是正确的，而作为中医，亦大多倾向于西医的说法，不去研究中医的说法，有朝一日，万一碰到一个真中风的病人，你用治类中风的方剂去治，似乎合乎现代医学的逻辑，而实则悖也，尽管可以加些散风通络的中药，可就是追忆不到《备急千金要方》还曾有个续命汤呢。用一句委屈人的话说，你已经是个数典忘祖的人了，对于这种人，最好的办法，就是在他的背后猛击一掌，惊回首，问题就会解决。我国古人对于中风一病早已研究过了，可以参考的书有《中风斠诠》、《中风辑要》，这还不够全，另一侧面，就是奇经八脉，在跷脉病篇里，从经络的循行及所发之病，都有详细的理论基础，余著《奇经八脉证治方论》在阳跷少阳中风条下，有其一说，可以参考。关于真中风而用续命汤而痊者可举 1 例。1966 年，余师苏兆仪公，曾治一大兴王姓患者，因遭大风突袭，身不御寒，而患左半身瘫痪，不得动转，口目㖞斜，言语不利。西医按脑病治之，愈治病愈重，不远千里，驱车来德州求余师治疗，余师名为鲁北针灸大师，一面针灸治疗，一面每日必服小续命汤，连续服小续命汤五十余剂，加以针刺，三月能起、能立，半载康复。王某病愈后，常逛百货大楼，逮小偷，有时比小偷跑的还要快呢。朱丹溪云："西北气寒为风所中，诚有之矣。"刘宗厚在凉州亲见大风起自西北，路死者数人，可谓中风暴死之据。缪希雍云："中风有真假内外，西北地高风烈，虚人卒为所中，中脏死，中腑成废人，中经络可治，必先解散风邪，再次补养气血，此治真中法，以小续命汤……"。余今申而出之，以惊人们将已忘却了的这一小续命汤耳。

谈应用经方之四——猪肤汤

猪肤汤方乃一滋阴清热，清利咽喉而又止利之方，其方为：猪肤一斤，左一味以水一斗，煮取五升，去滓，加白蜜一升、白粉五合，熬香，和令相得，温分六服。

主治：少阴病，下利，咽痛，心烦，或咽喉不红不肿，但觉干痛，脉虚数，无寒热者。

方义：少阴病，邪从热化，邪热下趋而下利伤阴，虚火上炎，产生心中烦，胸中懊侬而满，咽喉干痛，少阴之经，上循咽喉，其支络胸而烦满，此乃属虚证，采用猪肤汤滋阴润燥，培土除烦。

关于猪肤的说法，历史上存有一些疑点，议论纷纷，见仁见智。如方有执、吴绶、汪机、主张用㷬（音欠、刮也）猪时刮下之黑肤。王海藏又主张用鲜肉皮。张路玉又主张用猪皮上之白膏，喻嘉言又主张用去内层肥白的外皮。唐容川又主张用猪项之皮。

分析：㷬猪时刮下之黑肤为污垢之物，熬之则臭味难闻，非仲景之意。后者主张用鲜肉皮、肥肉皮、项下肉皮，均非是。惟钱潢主张为是，其曰："以意度之，必是毛根深入之皮，尚可称肤。"余以为猪外皮下之毛根处之肌肤为是，以水煎之则易化为胶汁，自然会出现一种清香之味，再加入蜂蜜，蜂蜜酿百花之英，其味更加清香鲜美，再加白粉煎之，便成为膏糊之状，其味馨香适口，患者乐意服之。我认为这才是仲景的真正用意。

谈应用经方之五——猪膏发煎

《金匮要略》指出："诸黄，猪膏发煎主之"。其方法谓："猪膏半斤，乱发如鸡子大三枚。右二味和膏中煎之，发消药成，分温再服，病从小便出。"

方义：本方是一首偏方，或称验方，其主要作用为润燥消瘀，适用于大便干燥者，并没有治疗黄疸病的普遍意义。

分析：猪膏，即猪腹内之板油，其质细腻，可以滋补肾阴。发消药成是用猪膏之油煎头发至焦黑为炭，这即是血余炭，发亦肾之余气，入肾可以利小水，故曰："病从小便出"。《医宗金鉴》曰："诸黄谓一切黄也，皆主猪膏发煎，恐未必尽然，医者审之，此必有脱简也。”

按：《金匮要略》所谓“诸黄，猪膏发煎主之”。这很可能是经文有所脱简所造成的，综观仲景原文，如前条言之甚简，而后必有一条又详细言之，如果上条言之极为详细，而后则又简而出之，只是言其变化，如该篇之酒疸云：“夫病酒黄疸，必小便不利，其候心中热，足下热，是其证也。”后又云：“酒疸心中热，欲吐者，吐之愈。”惟有这“诸黄猪膏发煎主之”，以上没有详细的条文，以下又无有简单的续字，这必然是脱简了，后来的一些医家，众说纷纭。有人主张，这个方子只可以治疗气血不足有瘀血而大便干燥的萎黄证，我认为这是正确的，根本治不了现在的黄疸病。又云：“病从小便出，经云：肝热病者，小便先黄”，而肝与大肠相通，治肝病不疏通大肠，又非其治也。《外台秘要》、《太平圣惠方》云：“燥屎得下而病愈。”是指此黄必从二便出也。

谈应用经方之六——百合洗方

《金匮要略》指出：“右以百合一升，以水一斗，渍之一宿以洗身，洗已，食煮饼，勿以盐豉也。”

方义：这是一首内外兼治之法，主治百合病，经月不解，而口渴心烦者。百合一药，性味甘平，有养阴清热，润肺止嗽之功，《名医别录》主“除浮肿腹胀，痞满寒热，通身疼痛及乳胀、喉痹，止涕泪”。《本草备要》主“润肺止嗽、宁心清热。”方中云：“渍一宿，以洗身”句，似有脱简，以洗身句上，当有温字为妥。所谓“煮饼”即今之面条，古人称之为煮饼。“勿以盐豉”即豆制成食物，有咸、淡两种，淡豆豉可以入药，咸豆豉即今之小菜，制作方法：黑豆煮熟，发酵后装入瓮中，泥封暴晒，久而即成。勿以盐豉，是指不加盐的豆豉。

按：百合洗方，主治虚热弥漫周身，经月不解而口渴者。此方若以甘凉之百合，渍之一宿以洗身，病何以得解，恐非仲景原意。以甘凉之汁洗身而皮毛玄府得以开放而又透其邪热者，是不可能的。历代方书之注疏者，对于此均未点破，后人无论怎样也不敢用。余曾用过一次，李姓，春末劳动后大汗出，又以水冲之，从此后皮肤经常发热、发痒，试体温不高，患者恶服中药，余书方百合 1 000g 渍一宿，第二天，以水 10 斤煮之 30 分钟，取汁一大盆，温之以洗身，洗后身感舒适，洗了 3 天，洗后又饮暖水，周身微微汗出，从此皮肤燥热及发痒均以解除。从此认识到，若以凉汁洗之是不对的，必以温汁洗之也。

谈应用经方之七——侯氏黑散

《金匮要略·中风历节病脉证治第五》，载有侯氏黑散一方，治大风四肢烦重，心中恶寒不足者。

菊花四十分，白术十分，细辛三分，茯苓三分，牡蛎三分，桔梗八分，防风十分，人参三分，矾石三分，黄芩五分，当归三分，干姜三分，川芎三分，桂枝三分。

上十四味，杵为散，酒服方寸匕，日一服，初服二十日，温酒调服，禁一切鱼肉大蒜。常宜冷食，自能助药力在腹中不下也，热食即下矣，冷食自能助药力。

按：《金匮要略》所论的中风为杂病，与痹证、历节病并而论之，不同于伤寒论中营卫不和的中风病，本篇所论述的病因、脉象、证候，是由于人体正气不足而外风侵入，由表层的经络而逐渐侵犯了脏腑。简而言之，是痹证不已而传化为脏腑的中风。宋代以后的医学家，始分出了真中风与类中风，治疗也愈加明了。真中风是本篇所论述的重点。类中风显然次之，这侯氏黑散所治之证又显然属于前者真中风的先期阶段，或称之为小中风。

这种小中风即“或但臂不遂者，此为痹”。风中于肌肤经络，亦或半身麻木，腰腿痹痛不已者。亦或痹甚而兼内府湿热蕴结者，亦或热痹风热窜入经络者等，均可在这一时期，应用侯氏黑散予以治之。历史上对于这一病证论之不少，而对方剂的论述，惟曹颖甫先生之论最为中肯，附之于下。

曹颖甫曰：侯氏黑散，以桂枝为中风主药，防风以祛风，菊花能清血分之热，黄芩能清肺热，白术、茯苓以祛湿，湿胜必生痰，故用桔梗以开肺，细辛、干姜、牡蛎以运化湿痰，但湿痰之生，由于气血两虚，故用人参以补气，当归、川芎以和血，此药味之可知者也，惟矾石一味不甚了然，近人张锡纯始发明为皂矾，按皂矾色黑能染黑布，主通燥粪而清内脏蕴湿。张三丰伐木丸用之以治黄疸，俾内脏蕴湿以大便而解者正为此也；然则方之所以名黑者，实皂矾色黑名之，如黑虎丹、黑锡丹之例。要知病属气血两虚，风寒湿痹于表里，方知实主疏通而不主固涩，女劳痹腹胀治以硝石散亦此意也。

《经方研究》对于侯氏黑散方剂的解释，亦比较简明其说："方中当归、川芎养血活血，白术、茯苓、人参、干姜补脾益气，防风、菊花、细辛、桂枝祛风散寒，矾石、桔梗化痰降逆，黄芩、牡蛎清热敛阴，合之有扶正祛邪之效，适应于中风证属气血虚弱，风痰内伏者。"

附案：痿痹1例。

林某某，男55岁，铁路工人。

2年前，患脑血栓，连续服药3个月余，基本康复。近半年以来，自恃体壮，又饮酒吃肉不辍，身体肥胖比两年之前尤甚，初觉下肢酸软少力，左上肢酸楚作痛，不得高举，续则下肢弛缓，步履趑趄不可远行。血压140/105mmHg，面色灰暗，精神萎弱，舌苔黄腻，脉象缓细。

辨证治疗：中风病愈之后，将息失宜，忘却医嘱，酒肉充腹，放荡无所忌讳，以致身体丰腴。所谓痰湿阻络也。治当养血化痰，祛风除湿之法调之，方以侯氏黑散方化而裁之。

杭菊花 20g，牡蛎 30g，防风 10g，黄芩 10g，桔梗 10g，皂矾 6g，云苓 20g，葛根 30g，地龙 10g，苍术 10g，细辛 3g，桂枝 10g，桑枝 30g，天虫 15g，丝瓜络 10g，杏仁 10g，白芥子 6g，当归 6g，瓜蒌 30g。

上药以水 3 杯，煮取 1 杯半，加黄酒 10g，搅匀，日分 2 次温服。忌白酒、鱼肉、粘腻糖膏之类。

二诊：上药连服 18 剂，脉来不若前甚，舌苔黄腻减却大半，精神好转。上方既显效机，仍守上方续服。

菊花 15g，牡蛎 30g，防风 10g，黄芩 10g，桑枝 50g，天虫 20g，皂矾 6g，云苓 20g，葛根 30g，地龙 10g，苍术 15g，杏仁 10g，丝瓜络 20g，瓜蒌 25g，鸡血藤 30g，白芥子 6g，豨莶草 30g。

上药以水 4 杯，煮取 1 杯半，药滓再煮，取汁 1 杯半，日分 3 次服。

三诊：自初诊至今已 2 个月，诸症相继而愈，共计服药 40 剂，由于其妻严遵医嘱，患者体重减却 11kg，可骑自行车来诊，不复与药。

伤寒水气证类方应用

方证	病机		治法
小青龙汤证	外感风寒 内停水饮	治疗	解表散寒 温肺化饮
五苓散证	外有表证 水湿内停	治疗	温阳化气 利水渗湿
苓桂术甘汤证	中焦阳虚 气不化水	治疗	健脾祛湿 湿化痰饮
茯苓甘草汤证	水滞胃脘 留而不化	治疗	温胃化滞 益气行水
苓桂甘枣汤证	心阳不足 肾水上逆	治疗	温阳益气 培土制水

方证	病机		治法
桂去桂加苓术汤证	水停心下 通利失调	治疗	益气和中 温化留饮
真武汤证	肾阳衰微 水气内滞	治疗	温煦肾阳 通调利水
旋覆代赭汤证	胃虚痰阻 气逆不降	治疗	降逆化痰 益气和胃
文蛤散证	外寒遏表 水气不散	治疗	软坚利水 解表除烦
十枣汤证	外中风寒 内有悬饮	治疗	甘温益气 峻逐饮邪

按语：

1. 小青龙汤　《伤寒论》40条云："伤寒表不解，心下有水气，干呕发热而咳、或渴、或利、或噎、或小便不利、少腹满、或喘者，小青龙汤主之。"方药：麻黄、芍药、细辛、干姜、甘草、桂枝、半夏、五味子。小青龙汤证是外有表寒，里有水饮，发热、恶寒、无汗、头痛、项强、体痛，为伤寒表证；干呕、咳喘乃心下水气停滞，水寒射肺。其主证为发热、干呕、咳喘。或渴、利、噎、小便不利、少腹满为水气引起之兼证。方以麻黄、桂枝、芍药调和营卫而散表邪，半夏、干姜、细辛行水气而止咳止呕，五味子酸敛肺气之逆，甘草调和诸药。《内经》云："以辛散之，以甘缓之，以酸收之。"又：细辛启发肾气上达于肺，五味收敛肺气下入于肾，形成呼吸开合之机。

2. 五苓散 《伤寒论》云："太阳病……若脉浮，小便不利，微热消渴者，五苓散主之。"方药：猪苓、泽泻、白术、茯苓、桂枝。白饮和服，多饮暖水，汗出愈。如果发汗后，脉仍见浮，微热不已，表证不解，小便不利已成太阳蓄水证，膀胱气化不行，津液不能上承而消渴，水气不能通利下焦，决渎不成，小便不利，必用此方以解表，化气行水。本方二苓、泽泻引水下行以利小便，白术健脾渗湿，桂枝化气行水而解表。

3. 苓桂术甘汤 《伤寒论》云：“伤寒，若吐、若下后，心下逆满，气上冲胸，起则头眩，脉沉紧，发汗则动经，身为振振摇者，苓桂术甘汤主之。”方药茯苓、桂枝、白术、甘草。伤寒误吐误下之后，重伤其胃中元气，阳气伤则水气不化，而心下为之逆满，水气上逆，则气上冲胸，起则头眩，如果再发汗，阳气益虚而见身为振振摇。治当温其胃阳，蠲化饮邪，故用桂枝一药以辛温温其心阳、胃阳。加白术以健脾助运，云苓通其决渎而行其水。

4. 茯苓甘草汤 药以茯苓、桂枝、甘草、生姜组成。茯苓甘草汤与五苓散的应用，只是辨别有口渴、无口渴。五苓散的口渴，为水气互结为甚，茯苓甘草汤无口渴，为水气之结轻。水停胃脘，只须茯苓甘草汤以温化行水则已。方中以茯苓淡渗利水，以甘草调其中气以和其里，桂枝与生姜辛味以行阳气，温中化水的作用更加明显。历代医家认为本条，应有不渴不烦，小便不利或心悸之证者。询属有理。

5. 苓桂甘枣汤 《伤寒论》云：“发汗后，其人脐下悸者，欲作奔豚，茯苓桂枝甘草大枣汤主之。”本条指出了汗后脐下悸的治法。脐下悸，欲作奔豚病在脐下，是由于发汗后阳气虚而肾水上逆，这也可能是病人早有水寒素疾的缘故。再加汗后心阳虚，肾中水气偏盛，形成水气凌心之征。奔豚形成后有“气从少腹上冲至心”，此乃欲作未作之征，所以只须采用苓桂甘枣汤以温阳益气，培土制水之法。方以桂枝甘草汤，再加茯苓、大枣以培土制水也。

6. 桂去桂加苓术汤 芍药、甘草、生姜、白术、茯苓、大枣。《伤寒论》云：“服桂枝汤或下之仍头项强痛，翕翕发热，无汗，心下满，微痛小便不利者，桂枝去桂加茯苓白术汤主之。”本条既有表证，更有里证，是里证重，外证轻，治其里则外自和。苓芍生姜，既利水亦散寒，甘枣白术，既培土又制水。以利小便为主兼通阳达表。唐容川指出：“此方是太阳之水不下行，故去桂枝重加苓术，以行太阳之水，水下行则气自外达，而头痛发热等证，自然解散，无汗者必微汗而愈也。然则五苓散重桂枝以发汗即所以利水也。此方重在苓术以利水，利水即所以发汗也。”

7. 真武汤 《伤寒论》云：“太阳病发汗，汗出不解，其人仍发热，心下悸，头眩，身瞤动，振振欲擗地者，真武汤主之。”316条云：“少阴病，二三日不已至四五日，腹痛小便不利，四肢沉重疼痛，自下利者，此为有水气，其人或咳，或小便利，或不利，或呕者，真武汤主之。”以上2条，均指出了汗过亡阳，肾阳虚而水气上泛，或少阴虚寒，水气内停，治以真武汤温煦肾阳，通调水道。伤寒参考资料有详细解释，今录之于下。其病理机制：

（1）汗出不解——发汗汗出，病仍不解，非表不解。

（2）仍发热——过汗亡阳，虚阳外越。

（3）心下悸——胃阳虚而水饮停蓄。

（4）头眩——阳气不升。《灵枢·卫气》：“上虚则眩”。

（5）身瞤动，振振欲擗地者——卫外亡阳，因过汗而亡，致周身经脉无主。

方义：

真武汤｛苓术——甘淡培土制水；白芍、生姜——酸辛除湿利水；附子——辛温温经散寒｝温经散水

按：尤在泾先生对于本文解释甚详，其文曰“少阴中寒，二三日不已，至四五日，邪气递深，而脏受其病矣。脏寒则腹痛，寒胜而阳不行，故小便不利，于是寒水相搏浸淫

内外，为四肢沉重疼痛，为自下利，皆水气乘寒气而动之故也。其人或咳，或小便利，或下利，或呕者，水寒之气或聚或散。”

8. 旋覆代赭汤 《伤寒论》云：“伤寒发汗，若吐，若下，解后，心下痞硬，噫气不除者，旋覆代赭汤主之。”药用旋覆花、代赭石、半夏、生姜、人参、甘草、大枣组成。本方是治胃虚气逆，痰浊不化的心下痞证的良方。由于汗、吐、下，中气虚弱，所致痰浊不化形成之痞。痰浊郁滞于心下，中气虚无能所化，气逆而上，而为之噫气频作，治当和胃降逆，益气化浊。方中以旋覆花、代赭石降气镇逆，半夏、生姜和胃气而降浊气，人参、甘草、大枣补虚和中，以升清气，则痞噫可除也。

9. 文蛤散 《伤寒论》云：“病在阳，应以汗解之，反以冷水潠之，若灌之，其热被劫不得去，弥更益烦，肉上粟起，意欲饮水，反不渴者，服文蛤散。若不差者，与五苓散。”药用文蛤一味，文蛤即五倍子（川文蛤）。病在表阳，当以汗解之，反用冷水激之以退热，肌肤起粟粒，阳邪更不得去，水气结于皮肤，内热益甚，治用文蛤散利水、解表、除烦。柯韵伯、陆渊雷认为可用文蛤汤为宜。

10. 十枣汤 《伤寒论》云：“太阳中风，下利呕逆，表解者乃可攻之，其人漐漐汗出，发作有时，头痛，心下痞硬满，引胁下痛，干呕短气，汗出不恶寒者，此表解里未和也，十枣汤主之。”方药：芫花、甘遂、大戟、大枣。水渍胸膈，故心下痞硬，水气犯胃，胃气上逆故呕逆；水气迫肺而短气；水气外溢肌表而漐漐汗出，上干清阳而头痛；水走肠间而下利。总之，这是外感风邪，引动水饮的症状。治以甘温益气，峻逐饮邪。芫花、大戟、甘遂乃逐水猛药，故用大枣顾其胃气，缓解峻毒。此方甚毒，非诊断确切不可轻用。

结胸脏结类方应用

大结胸证
- 成因——病发于阳下之，热与水结，属阳属实证（重）。
- 症状——膈内拒痛，心下痛，心下至少腹硬满，脉沉紧。
- 治疗——荡实逐水，宜大陷胸汤。峻药缓下，宜大陷胸丸。

小结胸证
- 成因——误下传经之热与痰互结（轻）。
- 症状——正在心下，按之则痛，不按不痛。属实。脉浮滑。
- 治疗——清热消痰开结，宜小陷胸汤。

寒实结胸
- 成因——邪与痰水互结，属实，寒而无热。
- 症状——与结胸证略同。脉沉紧。
- 治疗——三物白散。化寒水、破结实。

脏结
- 成因——属寒属实，无阳证。实结深入，里阳不振。
- 症状——状如结胸，饮食如故，时下利，舌苔白滑。
- 治疗——难治，宜理中，四逆急救之。

按：结胸证：《伤寒论》131条云：“病发于阳而反下之，热入因作结胸，病发于阴，而反下之，因作痞也。所以成结胸者，以下之太早故也。”误下之邪，内陷胸中，与胸中之阳气结合则邪正交争结聚于胸中，而成结胸，这种病的形成与人体脏气的虚实寒热为首要因素，李彦师云：“结胸者，邪结胸中，心下满，硬而痛也……”。

脏结证：《伤寒论》129条云：“何谓脏结，答曰：如结胸状，饮食如故，时时下利，寸脉浮，关脉小细沉紧，名曰脏结，舌上白苔滑者，难治。”130条云：“脏结无阳证，不往来寒热，其人反静，舌上苔滑者，不可攻也。”167条云：“病胁下素有痞，连在脐旁，痛引少腹，入阴筋者，此名脏结死。”是说误下之后，邪气与人体的阴气凝结，邪正交争结于某脏之部位，则为脏结，邪结于五脏之外部，五脏外部，如脐上心之部，脐下肾之部，脐左肝之部，脐右肺之部，脐中脾之部，李彦师所说，脐之上下左右，甚至胸中心肺之处，无有不可为脏结之地。

结胸与脏结不同，邪与胸中阳气结为结胸。邪与胸中阴气结则为脏结。历代医家的论点："风伤卫而邪陷入为结胸"。"结胸以阳邪结于阳，脏结以阴邪结于阴"。"结胸者病发于阳而结于胸也，脏结者，病发阴而结于脏也"。"水邪热邪结而不散，故多曰结胸。结在无形之气分，五脏不通，故曰脏结。"这是历代一些医家的论点，可以参考。

然而现代的一些医家，大多倾向李彦师的看法较为正确。其言："结胸者，邪结胸中，心下满，硬而痛也。脏结者，邪结五脏之外部，而痞硬也。五脏外部，如脐上心之部，脐下肾之部，脐左肝之部，脐右肺之部，脐中脾之部，是也。"

治疗：

大陷胸汤：药用甘遂、大黄、芒硝。方中甘遂逐水去饮功著，诊疗时，若非确属大陷胸证，不可轻用。后世有用瓜蒌、枳实代之者，有用牵牛子、葶苈子代之者。大黄荡涤实邪，号为将军，芒硝软坚，三药合有清热荡实逐水之功。本方妙在大黄先煮，先煮后成熟大黄，泻下之力缓，使药留恋于上中二焦，即《黄帝内经》所谓"治上制以缓"的精神。大承气汤大黄宜后下，此乃先煮，行迟行速之别也。

小陷胸汤：药用黄连、半夏、瓜蒌实三味，方中黄连，苦寒以清热开结，半夏辛温，化痰开结，蠲饮下气，瓜蒌寒凉而滋润，大有降气涤痰之功。小结胸，其病重点在心下胃脘部，按之则痛，不按则不痛，只感痞塞不快，不同于大结胸，从心下至少腹硬满而手不可近也。余曾治一小结胸患者，20 余岁，因大汗出入池中洗澡，患上腹痞满，医与下之，不已，遂上腹痞塞胀痛，按之痛甚并感胸闷憋气，不时呃逆，面目浮肿，四肢酸楚乏力，脉弦滑，舌淡苔腻垢，证属小结胸证兼湿阻卫阳，治以开胸散结，佐以祛湿透表，方以小陷胸汤加味调之。方用黄连 9g，半夏 15g，瓜蒌 24g（捣如泥），淡豆豉 24g（包），枳实 12g，藿香 9g，生姜 10 片为引，晚服药后，约时许脘腹漉漉作响，夜半后身有小汗出，3 剂药后，其病渐次向愈。

三物白散：治寒实结胸无热证，性质本属寒实的阴证，故用温下以去寒实，原文冠以三物小陷胸汤，当去小陷胸三字为妥，方中以巴豆辛温可祛寒实而逐水饮，佐贝母开肺郁而消结满，桔梗为舟楫，载巴豆专搜胸中之邪气，巴豆等为散，取其散者散也，助其散邪为用，用热粥助巴豆以为利，进冷粥则止，因巴豆得热则利速，得寒则止也。

脏结一证，是阴浊凝结，阳气衰败之形状，故云难治，而难治之病，不等于不能治。本原文有云：病胁下素有痞，连在脐旁，痛引少腹，入阴筋（囊缩）说明其病已久结深结也，部位之广泛，邪气久羁，复感寒邪，阳气已极，故云难治。柯琴谓"然痛止便苏者，金匮所云入脏则死，入府则愈也，治之以茴香、吴萸等味而痊者，亦可名脏结之治法矣。"由此可知，如能于此脏结之证投以理中、附子理中、四逆等辈，或可谓挽救之法也。

四逆辈类方应用

四逆汤证｛寒中少阴；阳气式微｝治法——回阳救逆

四逆加人参汤证｛四逆恶寒；脉微下利｝治法——回阳复阴

通脉四逆汤证｛内寒外热；下利清谷｝治法——回阳通脉

当归四逆汤证｛厥阴伤寒；厥逆脉细｝治法｛温经散寒；养血通脉｝

真武汤证｛肾阳衰微；水气内停｝治法——温阳利水

白通加猪胆汁汤证{真阳衰微
阳欲上脱}治法{辛温通阳
引阳入阴

白通汤证{肾阳不足
水聚而寒}治法{回阳
止寒利

附子汤证{阳气虚弱
寒湿外盛}治法{温肾助阳
化湿祛寒

干姜附子汤证{无表证脉沉微
昼日躁，夜安静}治法——温阳逐寒

苓桂术甘汤证{中焦阳虚
气不化水}治法{健脾渗湿
温化水饮

麻黄附子甘草汤证{少阴脉沉
小便不利}治法——温阳行水

麻黄附子细辛汤证{阳气虚寒
反而发热}治法——助阳解表

按：

1. 四逆汤　《伤寒论》云：“少阴病，脉沉者，急温之，宜四逆汤。”方中姜附辛热助阳以胜寒，甘草甘温以温阳气，共奏逐寒回阳，温运脾肾。

2. 四逆加人参汤　《伤寒论》云：“恶寒脉微而复利，利止亡血也，四逆加人参汤主之。”所谓亡血，是利无可利而止，用四逆回阳固脱，加人参以养血生津。此乃既救阳亦救阴之法也。

3. 通脉四逆汤　主治少阴病阴盛格阳，内真寒，外假热，以四逆汤倍干姜加葱白以通内外之阳气。

4. 白通加猪胆汁汤　“少阴病，下利……厥逆无脉，干呕而烦者。”本文即白通汤加人尿、猪胆汁，引阳药达于至阴之地，调和二气之格拒，通达上下之阳气。白通汤以干姜附子回元阳，佐葱白以通阳祛寒，《伤寒论》云：“少阴病，下利，

白通汤主之。”此乃扶阳散寒止利之法。

5. 真武汤　主治肾阳衰微，水气停蓄下焦，附子温经散寒，白术健脾燥湿，茯苓淡渗利水，芍药益阴和血，生姜温胃散寒，共奏温阳利水之效。

6. 附子汤　主治少阴感寒，背恶寒者，方以附子温肾督之寒，人参大补元气，白术、茯苓健脾运湿，芍药和血气，共奏温肾助阳、化湿祛寒之效。

7. 干姜附子汤　主治汗下后，昼日烦躁不得眠，脉沉微，属阴寒偏盛，阳气大虚，方用干姜、附子，附子生用回阳力大，共奏回阳逐寒之效。

8. 苓桂术甘汤　主治伤寒证吐下后，致中阳虚，水气聚而上逆，心下逆满，蒙蔽清阳，以致起则头眩，身为振振摇者。本方用茯苓散水饮于中焦，渗淡水饮，桂枝助心之阳气，白术补脾除湿，甘草以和中，共奏温中阳以制水。《伤寒论释义》云：“邪在太阳当汗，若误施吐下，损伤脾胃之阳，致中虚水气上逆，而心下逆满，水气内停，蒙蔽清阳，故起则头眩。脉沉主里，紧主寒，此是寒在里，只宜苓桂术甘汤温化水气，若误用发汗，不但水饮不去，而且阳气益虚，使经脉失于濡养，则身体振摇不能自持。”

9. 麻黄附子细辛汤　主治少阴病，又感外寒，始得之，反发热，脉沉者。方以麻黄发汗解表，附子温经，细辛佐之以祛里寒，共奏助阳解表之功。

10. 麻黄附子甘草汤　主治少阴寒盛后的微微发汗的方法，此方乃麻黄附子细辛汤去细辛加甘草之甘缓。

11. 当归四逆汤　《伤寒论》云：“手足厥寒，脉细欲绝者，当归四逆汤主之。若其人内有久寒者，宜当归四逆汤加吴茱萸生姜汤。”厥阴血虚又受外寒，气血运行不畅，以当归四逆汤温经散寒，温通血脉。

若内有久寒，加吴茱萸、生姜，再加清酒煮服以降逆温中，散寒解饮，阴阳调和，阳气外达，手足自温。

在经方的指导下，后世效仿，亦有众多温阳祛寒的方子，可以互相参考补充。如《妇人大全良方》有参附汤，《魏氏家藏方》有芪附汤，《医宗金鉴》有术附汤，《伤寒六书》有回阳救逆汤。

少阴咽痛证类方应用

- 咽痛
  - 甘草汤、桔梗汤
    - 症因—咽痛红肿。乃少阴之客热。
    - 治疗—解毒开结。
  - 苦酒汤
    - 症因—咽喉生疮，声音嘶哑。乃水亏火旺，虚火上炎。
    - 治疗—清热散结，敛疮通声。
  - 半夏散及汤
    - 症因—咽中痛，服寒冷之药增剧者，乃阴寒外束，阳热壅集于咽。
    - 治疗—辛温从治。

咽痛之因甚多，伤寒少阴篇，只云三种。一者少阴客热咽痛，邪气客于少阴之标，与内脏关系不大，采用甘草汤或桔梗汤清火解毒。一种是咽中伤生疮，少阴虚火上炎，郁结于咽喉部。一种是少阴客寒咽痛，属风寒外束，邪结咽中，不属阴虚火炎证。宜辛甘散寒，所谓："服寒冷药增剧者"。

1. 甘草汤及桔梗汤　《伤寒论》云："少阴病，二三日，咽痛者，可与甘草汤，不差与桔梗汤。"本条指出了，少阴客热咽痛的证治。此处用之甘草（不言炙），生则泻火之意，乃治少阴客热于标。徐忠可指出："甘草一味单行，最能和阴而清冲任之热，每见生痈者，骤煎四两顿服则愈。则其能清少阴客热可知，所以为咽痛专方也"。不瘥与桔梗汤，桔梗汤方，桔梗一两、甘草二两，用甘草清火解毒，桔梗可疗咽喉肿痛，此二方为治咽痛之祖方，后人在本方的基础上根据不同的症状，变化出不少方剂，又桔梗还有排脓除痰之功。《金匮要略》治咳而胸满，振寒，脉数，咽干不渴，时出浊唾腥臭，久吐脓如米粥之肺痈，桔梗汤主之（即本方）。

2. 苦酒汤方 《伤寒论》云："少阴病，咽中伤，生疮，不能语言，声不出者，苦酒汤主之"。本条指出水亏火炎于上，咽中生疮的证治，咽中伤、生疮，乃邪客少阴，虚火上炎之征，如喉蛾、咽喉痈等。此条咽中伤生疮，较上条为甚，由水亏于下，虚火随少阴经络而郁结于咽喉，红肿腐溃。用苦酒汤清热利窍，苦酒即今之食醋，能消肿敛疮，半夏涤痰开结，蛋清清润利窍，即敛疮而无伤津之虞。"用法半夏 14 枚、鸡蛋清 1 枚，半夏内苦酒中，蛋壳置刀环中，安火上令三沸去滓，少少含咽之，不差更作 3 剂。"这一方法，值得怀疑，一个鸡子去了黄，装上几克苦酒，再放上 14 枚半夏，每个半夏如枣核大，这个鸡蛋能有多大？如果把蛋黄取出，再装上 14 枚半夏，还能容得下几滴苦酒？历代注释者泛泛引注，随文附义，请问实地用过没有，是怎么用的，回答实在是太窘困了。余曾治几个患者，用苦酒一杯煮半夏十数沸，去滓，取汁半杯，稍冷加蛋清一枚，搅匀少少含咽之，一般七日可愈。余可冒昧断言，伤寒这一段文字，必是后人羼入，非仲景之法也。

3. 半夏散及汤方 《伤寒论》云："少阴病，咽中痛，半夏散及汤主之"。此指少阴客寒咽痛之治法。方中半夏、桂枝、甘草三味，为散剂。不尔做汤服。

按：医治咽喉肿痛，多用寒凉解毒之药，少用燥药。如果咽喉之痛，确系风寒外袭者，非辛温药不效也。又：不论是内因，还是外因，凡见咽喉红肿者，又必佐以活血通络之药，方为妥切，如赤芍、红花等。

承气汤类方应用

承气汤类方
- 大承气汤：治腑实重证，腹满作痛，大便秘结，潮热谵语，昏懵直视，目中不了了，属于大热大实，痞满燥实坚证。
- 小承气汤：治腑实轻证，腹大满，潮热谵语，便秘结，腹以痞满为甚。
- 调胃承气汤：治腑实轻证，腹略满，心烦谵语，便秘燥热。
- 桃核承气汤：热结下焦，其人如狂，但少腹急结者。

按：《伤寒论》202条云："太阳病，本自汗出，医更重发汗，病已差，尚微烦不了了者，此必大便硬故也。以亡津液，胃中干燥，故令大便硬。当问其小便日几行，若本小便日三四行，今日再行，故知大便不久出。今为小便数少，以津液当还入胃中，故知不久必大便也。"

便硬的原因：

本自汗出——阳明蒸热，本自汗出
医更重发汗——一再耗伤津液
（以上）伤津所致燥结。

小便利否与燥结
- 小便利大便硬——阳明燥实内结。
- 小便不利、燥实内结——阳明热炽津竭。

1. 大承气汤方　大黄、芒硝、枳实、厚朴。功用：开塞通闭，攻坚泻实。本方乃小承气与调胃承气之合方，是三承气汤最为峻下的一方，适用于阳明病之痞、满、燥、实、坚诸证俱备者，乃可应用，厚朴消痞满而降逆，枳实破坚利膈，开胃宽肠，中焦之滞气可下，芒硝味咸，软坚润燥，大黄又主入血分，气味苦寒，力猛性速，攻其滞而顺其气，则热可去，邪可下，实可通也。其方势猛力峻，效力宏伟，用之得当，每有立竿见影之效，非俱有痞、满、燥、实、坚者，不可应用，当慎之慎之。

2. 小承气汤方　大黄、厚朴、枳实组成。《伤寒论》250

条云："太阳病，若吐、若下、若发汗后，微烦，小便数，大便因硬者，小承气汤和之则愈。"其主证为：微有潮热，汗多，微烦，或见烦躁，腹胀满，大便硬，小便数，脉沉而滑疾。大黄倍厚朴，是气药为臣，味少气缓欲微和胃气，故名为小承气，大黄通其地道，枳实厚朴除其痞满。徐忠可云："此大承气单去芒硝耳，和而缓也无硝则势缓矣，谓稍有未硬，且微通其气，略解其热，缓以待之也，故亦曰微和胃气，非调胃之义也。"

3. 调胃承气汤方 《伤寒论》248条云："太阳病三日，发汗不解，蒸蒸发热者，属胃也，调胃承气汤主之。"主证为：脉不浮而实大，蒸蒸发热，心烦，谵语，腹微胀满，小便赤数，大便秘结或溏。

方义：
- 大黄：苦寒泻下，荡涤实热。
- 芒硝：咸寒润燥，通便软坚。
- 甘草：味甘缓中，协和黄硝。

4. 桃核承气汤方 《伤寒论》106条云："太阳病不解，热结膀胱，其人如狂血自下，下者愈……外已解，但少腹急结者……宜桃核承气汤。"主证为：其人如狂，少腹急结。可分三种情况予以处理：

太阳病，其人如狂，少腹急结：
- 血自下：下者愈。
- 表证未解：先解表。
- 表已解：桃核承气汤。

泻心汤类方应用

大黄黄连泻心汤——热邪壅滞，心下虚痞——清热泄痞。

附子泻心汤——心下痞满，恶寒汗出——扶阳泄痞。

半夏泻心汤——邪热郁结，痞满呕逆——开结泄痞。

生姜泻心汤——胃虚食滞，水气不化——和胃化痞。

甘草泻心汤——胃气重虚，干呕心烦——补胃泄痞。

旋覆代赭汤——汗吐下后，胃虚气逆——和胃降逆。

按：造成痞证的主要成因，一是多因误下而成，形成了无形的邪热内陷；一是由于胃气的素虚，邪热乘虚而入。所表现出来的证候为心下痞塞，或痞满不畅，但按之而濡，很少有疼痛的表现，在治疗方面，表证解除，乃可攻下，这是基本的治疗原则。

1. 大黄黄连泻心汤 《伤寒论》151 条云："脉浮而紧，而复下之，紧反入里，则作痞，按之自濡，但气痞耳。" 154 条云："心下痞，按之濡，其脉关上浮者，大黄黄连泻心汤主之。" 以上是邪热入胃壅滞成痞的证治。用大黄黄连泻心汤以泻热开结消痞。本方以大黄、黄连二味药物组成，《备急千金要方》主张加黄芩，也有一定的道理，与大黄黄连合用，消除痞热的效果，肯定要大的多，大黄泄热下气开结，黄连、黄芩共奏清热除痞。此方之妙，不用煮剂，而用麻沸汤渍之，以取其轻扬清淡，取其气味之薄，所谓"薄则通"。以清泄心下之邪热，非取其攻下荡实也。

2. 附子泻心汤 155 条云："心下痞，而后恶寒汗出者，附子泻心汤主之。" 此乃指痞热不除而又兼有表阳虚的治法。该方有温经回阳（回卫阳）、泄热除痞的功效。本方以大黄、黄连、黄芩、附子组成，是一首寒热互用，邪正兼治之法，若单治痞不治正，则阳气更加虚弱，恶寒汗出的症状会更加严重，若单补阳气而不祛邪热，而痞满会更严重，用三黄清热消痞，又用附子温经回阳。妙在三黄以麻沸汤渍浸取汁，另煮附子取汁，二汁合和服之，而各奏其功。尤在泾指出："寒热异其气，生熟异其性，药虽同行而功则各奏。" 这是仲景寒热互用，而不相悖的妙用之处。

3. 半夏泻心汤 149 条云："……若心下满硬痛者，此为结胸大陷胸汤主之。但满而不痛者，此为痞，柴胡不中与之也，宜半夏泻心汤。”本方：半夏、黄芩、干姜、人参、甘草、黄连、大枣。小煮取汁3杯，再煎取汁一杯半，日三服。半夏泻心汤即小柴胡汤去柴胡加黄连、干姜而成。邪气内陷，痞满不实，既不可汗泄而解，亦不可下夺而解，本证无寒热往来之形证，故不可用柴胡，寒热之结，必借干姜、半夏之辛开以散其结，黄芩、黄连之苦以泄其满，满结去而中气必虚，故又佐参、草、大枣以补之。

《金匮要略》呕而肠鸣心下痞，亦用半夏泻心汤主之。《备急千金要方》以本方治老小下利，水谷不消，肠中雷鸣，心下痞满，干呕不安。

4. 生姜泻心汤　157条云：“伤寒汗出解之后，胃中不和，心下痞硬，干噫食臭，胁下有水气，腹中雷鸣下利者，生姜泻心汤主之。”指出胃虚，饮食淤滞而痞满并挟有水气的治疗方法。表邪已解，但胃气不振，余热乘之，水气停滞。所以饮食不易运化，积聚发酵，心下痞满，干噫食臭，腐气上逆。水停胁下，腹中雷鸣，胃气不复而下利，治之方法以和胃散水消痞。本方以生姜、甘草、人参、干姜、半夏、大枣、黄芩、黄连。以生姜为君合半夏以和胃散水，芩连涤热泄痞，人参、甘草、大枣以补脾胃之虚，干姜温中化水以治利，共奏和胃散水泻痞之功。

5. 甘草泻心汤　158条云：“伤寒中风，医反下之，其人下利日数十行，谷不化，腹中雷鸣，心下痞硬而满，干呕，心烦不得安，医见心下痞谓病不尽，复下之，其痞益甚，此为结热，但以胃中虚，客气上逆，故使硬也，甘草泻心汤主之。”本条为胃气虚而又虚的痞证。误下后的病情：①下利日数十行，水谷不化，乃中气下陷，脾阳不振，不能腐熟与运化。②腹中雷鸣，水谷不化，滞留腹中，冲荡为之作响。③心下痞满而硬，干呕，心烦不安，为脾胃虚弱，运化无权，清气不升，浊气不降，阻于中焦，气逆而上，再用攻下，胃气重虚，邪气益窒，运化更加不畅，病情更加严重。所以采用甘草泻心汤以补胃泄痞。甘草泻心汤为生姜泻心汤去生姜、人参，增甘草、干姜分量，与大枣补中和胃，干姜助胃阳以止利，半夏、黄芩、黄连降逆清热泄痞。

6. 旋覆代赭汤　161条云：“伤寒发汗，若吐，若下，解后，心下痞硬，噫气不除者，旋覆代赭汤主之。”本条是指胃虚气逆痰浊不化的痞证及治疗。汗、吐、下后，中气不足，痰浊壅滞于心下，噫气不除以旋覆代赭汤，和胃降逆，益气化浊。

旋覆花、代赭石——降气镇逆 }
半夏、生姜——和胃化浊 } 降浊气 }
人参、甘草、大枣——补虚和中 } 升清气 } 痞噫自除。

楼全善指出：“病解后，心下痞硬，噫气，若不下利者，此条旋覆代赭汤也，若下利者，前条生姜泻心汤也。”

汪苓友指出：“此噫气，比前生姜泻心汤之干噫不同，虽是噫而不至食臭，故知其为中气虚也。”

栀豉汤类方应用

栀子豉汤——热扰胸膈，虚烦不寐——宣郁化浊，清热除烦。

栀子甘草豉汤——热伤中气，气息不足——补益中气。

栀子生姜豉汤——热与水结，气逆而呕——化水降逆。

栀子厚朴汤——邪热郁结，卧起不安——行气除满。

栀子干姜汤——上焦热浮，中焦虚寒（上热下寒）——上清热，中以温中。

栀子柏皮汤——阳明发黄，湿热郁蒸——清泄湿热。

栀子大黄汤——酒疸郁热，心中懊侬——清热于上，除实于中。

按：

1. 栀子豉汤　此方主治汗吐下后，余热未能清除而留扰胸膈，症见虚烦不得眠，严重者就会翻来覆去，心中闷乱不宁，难以形容，即所谓“必反复颠倒”。这种余热，实际是一种虚热，弥漫胸膈的无形质之邪。巢元方指出：“脏腑俱虚而热气不散。”已经把这个病因阐述得一清二楚了，此方用栀子，苦寒泄热，热得泄而胸膈自宽，豆豉轻浮上行，宣透解郁，化浊为清，胸膈自得清旷，而心烦懊憹自除而无虞也。

2. 栀子甘草豉汤　是栀子豉汤加甘草一味，虚热弥漫既久，中气不支，加甘草以补益中气，因为甘草一药，其性味甘平冲和，有通行十二经脉，缓急止痛之功，而又善于调和诸药，故有“热药用之以缓其热，寒药用之以缓其寒，寒热相杂，入甘草一药而得其平”之说，总之甘草一药以调中益气为之本也。

3. 栀子生姜豉汤　栀豉汤证之余热扰动胸膈，又与水气互为郁滞，胃气不得安和而上逆为呕，所以加生姜化水气而降逆止呕。生姜一药，味辛微温，功能散寒发表，止呕祛痰，和胃气。水气与热气搏击者，借生姜之辛以开之也。

4. 栀子厚朴汤　《伤寒论译释》对此方解释甚为中肯，今录之：“本方栀子除心烦，厚朴枳实泄腹满，热得清则烦自除，气得行则满自解，栀子厚朴汤可以说是栀子豉汤与小承气汤两方加减的合方，因为较栀子豉汤仅少豆豉一味，较小承汤仅少大黄一味，如果没有烦而单纯腹满，即为小承气汤证。单心烦而无腹满，则为栀子豉汤证。本证虽然腹满，但尚未至阳明腑实的阶段，故不用大黄泻下，然邪热毕竟已经入里及腹，故不用豆豉的宣透，而取厚朴枳实之利气除满。”张隐庵曰：“栀子之苦寒，能泄心下之烦热，厚朴之苦温，能消脾家之腹满，枳实之苦寒，能解胃中之结热。”

5. 栀子干姜汤　伤寒医以丸药大下之，身热不去，微烦者，栀子干姜汤主之。本条是指大下之后，损及脾胃，促使成了中焦虚寒，上焦浮热的上热下寒之形状，从病理上测知，本条还可能有腹胀满或腹中作痛的症状，既然出现了这种上热下寒的病象，故用栀子以清上焦之虚热，用干姜以温中止痛。

陈蔚曰："栀子性寒，干姜性热，二者相反，何以同用之？而不知心病而烦，非栀子不能清心，脾病生寒，非干姜不能温之，有是病则用是药，有何不可，且豆豉合栀子，坎离交媾之义也，干姜合栀子火土相生之义也。"

6. 栀子柏皮汤 《伤寒论》指出："伤寒身黄发热，栀子柏皮汤主之。"261条之条文，言之甚简，以方测证，乃属湿热郁蒸所引发，既没有腹满之症，又无有恶寒的表证，所以采用了栀子柏皮汤予以清泄湿热之郁。然而该病还应当注意有汗没汗、有没有小便两个特征，既没有汗出，又没有小便，湿热之邪也就没有了出路，所以采用了栀子之苦寒以泄三焦之火，通利小便，黄柏苦寒，善于清热除湿，甘草调和胃气以益脾，而又缓和二药之苦寒之性，三药合和，迫使湿热之邪，从小便而去，湿去热净，其黄必也退去而愈。

7. 栀子大黄汤 《金匮要略》指出："酒黄疸，心中懊憹，或热痛，栀子大黄汤主之。"本条云酒黄疸乃指酒客之黄疸病，这种黄疸病，是酒客积郁成热，不得发泄而形成。他所表现的症状是身黄、心中烦热不安、热痛、腹中满、重在心下等。栀子大黄汤是栀子、大黄、枳实、豆豉四味，其主要作用是解除实热，茵陈蒿汤腹满显著，病的重点在腹部，栀子大黄汤是心中懊憹较明显，病的重点在心下。栀子豆豉撤热于上焦，枳实大黄除实于中焦，方机乃上下分消。

《备急千金要方》：枳实大黄汤（即本方）治伤寒饮酒，食少饮多痰结发黄，酒疸心中懊憹，而不甚热或干呕。

《肘后方》：酒疸者，心中懊憹，足胫满，小便黄，饮酒发赤斑黄黑，由大醉当风入水所致，治之方即本方。

《医醇賸义》：栀子大黄汤治黄疸。热甚脉实者。

谈柴胡加龙骨牡蛎汤的应用

柴胡加龙牡汤方：柴胡、龙骨、牡蛎、黄芩、生姜、铅丹、人参、桂枝、茯苓、半夏、大黄、大枣。

该方以小柴胡汤一半剂量，去甘草加龙骨、牡蛎、桂枝、大黄、铅丹组成，以和解少阳，镇惊止烦。

盖少阳之邪，因误下而传府，相火弥漫，枢折而不能转侧，诸证之作，如此条所云也。方以柴胡、桂枝和解出表，以缓身痛，伍大黄和解泻里以止谵语，配铅丹龙牡镇魂魄而平烦惊，茯苓渗利而通决渎，姜、枣、人参扶正祛邪以益气津，胆复中正，枢转有权，则“表里虚实，泛应曲当，而错杂之邪，庶几尽解也。”大黄后下，法尤允当，此乃煎煮方法之着眼点，至于铅丹内服，尤当慎重，余常用代赭石、姜半夏以代之。

铅丹，即黄丹，为黑铅制作而成的铅化合物，用铅与硝、硫黄制成为黄赤色的粉末，故又名黄丹，其味辛，性寒有毒，入心脾肝三经。外用拔毒生肌，内服坠痰截疟，内服一次量不超过5分，以防中毒，仲景在此用之“取其入胆以祛痰积也”。

1. 心悸失眠

夏某，女，40岁。心中怵惕不安，胆怯易惊，寐劣多梦，夜间心中烦热汗出，胸胁苦闷，中脘痞滞不宽，周身乏力，口苦咽干，头目昏沉，舌质偏红，舌苔黄腻。病来7个月。

辨证治疗：心胆气滞，枢转失调，痰湿泛溢，胃失和降。治以柴胡加龙牡汤化裁。

柴胡12g，黄芩12g，茯苓20g，半夏20g，牡蛎20g，龙骨20g，远志10g，水菖蒲10g，炒枳壳20g，陈皮20g，青黛10g。

上药以水3杯，煮取1杯，药滓再煮，取汁1杯，日分2次温服。

二诊：上药连服6剂，心中烦热减轻，中脘显宽，精神渐振，脉来不若前甚，上方续进。

柴胡12g，黄芩15g，茯苓25g，半夏20g，枳壳20g，水菖蒲12g，远志10g，酸枣仁30g，青黛10g，龙牡各20g，瓜蒌30g。

上药水煮2遍，取汁2杯，日分2次温服。

三诊：枢转有权，痰湿渐化，三进上药，大腑宣通，夜得安寐6h，心中烦热、汗出已少，口苦咽干，头目昏沉渐渐好转，食欲已有馨味，仍守上方续服。

柴胡10g，黄芩10g，茯苓20g，枳壳20g，半夏20g，远志10g，水菖蒲10g，酸枣仁30g，龙牡各20g。

上药水煮2遍，取汁2杯，日分2次温服。

2. 头昏头痛

赵某，女，50岁。患头昏头痛，数年不愈，西药维持治疗，时好时歹，医院神经科诊断为神经性头痛。服西药已无效。目前：头昏头痛加重，甚则泛恶，呕吐苦水，绿如菜汁，心烦易怒，夜寐不安，饮食渐减，精神萎顿，周身疲倦，脉来弦细数，舌红苔薄黄。证属肝胆气滞，枢转不利，胃失和降，痰湿泛溢，治以疏肝理气，调其枢机，清宣上窍，和胃化滞。处方：柴胡10g，黄芩20g，半夏20g，茯苓20g，枳壳20g，瓜蒌30g，青黛10g，龙骨15g，牡蛎15g，钩藤40g，天虫10g，桑叶30g，酸枣仁30g。上药水煮2遍，取汁2杯，日分2次温服。

上药加减连服21剂病瘳。

3. 惊厥

马某某，男，50岁，农民。夜行落于坑中，之后经常头痛，头晕，心悸，甚则惊厥，口吐白沫，家人掐人中以缓解，迄今1年半，其病不断发作，多方治疗，未能根除。脉弦滑，舌质偏红，苔黄腻。拟镇惊豁痰法。

柴胡10g，黄芩15g，半夏20g，胆南星10g，龙骨20g，牡蛎20g，天虫12g，瓜蒌30g，生代赭石20g，双钩藤30g，珍珠母30g。上药以水3杯，煮取1杯，药滓再煮，取汁1杯，日分2次温服。

二诊：上药连服6剂，头痛、头晕减轻，心悸不若前甚，仍守原方续服。

三诊：连服上药31剂，其间只发作1次，但神志尚清，脉来不若前甚，变通上方继服。隔日服药1剂。

柴胡10g，黄芩10g，半夏20g，胆南星10g，龙牡各20g，双钩藤30g，珍珠母20g，生代赭石20g，酸枣仁30g，柏子仁10g，生姜3g。白金丸2袋。

上药水煮2遍，取汁2杯，日分2次温服。每服兑冲白金丸1袋（每袋6g）。

四诊：继服上方，2个月来惊厥未发，脉来细弱，舌质舌苔正常，有时身感疲倦。与柏子养心丸，日2次，每次1丸，白水冲服。

按：柴胡加龙牡汤是一首和解清热、豁痰镇惊、扶正祛邪的名方，余经常喜用此方治疗惊悸、癫痫、郁证、精神分裂症、神经官能症及更年期综合征等，临床加减每取良效。

4. 阴维热证

王某某，女，70岁，2004年1月3日初诊。

恼怒后，遂发心悸，头晕，两胁下阵阵烘热汗出，一日10余次，昼夜不得安寐，中脘嘈杂不适，神魂无依，两腿畏冷，脉弦细而数，舌红，苔薄黄。

辨证治疗：阴维之脉起于诸阴之交，其脉发起于少阴经之筑宾穴，为阴维之郄，上循股内廉，上行入小腹会足太阴、厥阴、少阴、阳明于府舍穴、大横穴、腹哀穴、期门穴、天突穴、廉泉穴。至于为病，而“三阴热厥作痛，似未备矣”。凡属于热痛者，有“兼少阴及任脉者……兼厥阴者……兼太阴者……兼任冲手厥阴者。”少阴为阴经之枢，少阳为阳经之枢，所谓“阳枢动，阴枢随”，这动与随，一旦失去平衡，便形成了枢折不能转侧的证候，启动这二枢转动以疗诸证则十分重要。方以柴胡加龙牡汤。

柴胡10g，条芩10g，台参10g，桂枝10g，茯苓15g，半夏15g，大黄10g，生姜6g，大枣6枚，代赭石20g，龙骨20g，牡蛎20g，上药水煮2遍，日分2次温服。

治疗经过：上药服1剂，两胁下烘热，减去一半，继服3剂后，烘热消失，其他诸症亦随之减却大半。惟患者素有冠心病史，后予上方加减，继服6剂，心悸、汗出均愈。1个月后追询，一切正常。

谈黄连阿胶汤的应用

黄连阿胶汤方：黄连10g，黄芩10g，白芍10g，阿胶10g（烊化），鸡子黄2枚（搅冲）。

上药先煮3味，取汁2杯，再烊化阿胶，药适温加鸡子黄1枚搅匀服之，日2服。

此方是治少阴病热化证之良方，邪热深入少阴，肾之阴津不足，不能上济于心火，以致心火亢盛，而现心中烦不得卧之病，此方苦咸互用，苦寒以疗心火之炎。咸寒以滋肾水之阴，俾心肾相交，水火互济，亦泻南补北之法。黄连、黄芩清心火以除烦，阿胶、鸡子黄、白芍调补肾阴以补血。黄连伍阿胶，滋而补之。芩连伍阿胶、鸡子黄清热而滋润。后世《备急千金要方》之驻车丸，王海藏之阿胶汤，李东垣之朱砂安神丸，朱丹溪之大补阴丸，吴鞠通之连梅汤，均宗此方套出。

1. 心烦不寐

周某某，女，71岁。家事萦劳，患不寐已3个月余，服甲丙氨酯（眠尔通）等药无效。目前：心中烦热，有时头晕，卧寐不安，甚则寐劣多梦，躁扰不安，脘中滞闷，不欲饮食，小便短赤，大便干燥，舌质红绛，少苔，脉弦滑。治以黄连阿胶汤加味。

黄连10g，黄芩10g，白芍15g，炒枳壳10g，陈皮10g，阿胶8g，鸡子黄2枚，龙牡各20g。

上药先煮5味，取汁2杯，烊化阿胶，日分2次温服，每服加鸡子黄1枚搅冲。

二诊：上药连服6剂，心中烦热、头晕、便燥均减大半，脉来不若前甚，上方既已显效，仍步上法予之。

黄连10g，黄芩10g，白芍15g，炒枳壳10g，龙牡各20g，鸡子黄2枚。

上药以水3杯，煮取1杯，药滓再煮，取汁1杯，日分2次温服，每服加鸡子黄1枚搅冲。

三诊：上药迭进12剂，诸证得已，惟睡意未酣。

黄连8g，白芍10g，知母10g，生酸枣仁30g，甘草10g。

上药文火煮取1杯，夜睡前顿服。

2. 咳血

裴某某，男，44岁。月前患伤风发热，输液打针身热退，咳嗽不已，近来竟咳痰带血，傍晚感心中烦热，身微汗出，目前伴口渴、便秘、小便深黄，脉来弦滑，舌质偏红，少苔。急以滋阴降火，清肺止血，不使病入肺痨则无虞也。

黄连12g，黄芩12g，白芍20g，生地黄30g，白及10g，阿胶珠10g，丹皮10g，枇杷叶20g，杏仁10g，连翘20g，甘草10g，鸡子黄2枚。

上药以水3杯，煮取1杯，药滓再煮，取汁1杯，日分2次温服，服前加鸡子黄1枚搅匀服下。

二诊：上药迭进6剂，咳血止，身热汗出已减大半，心中尚有烦热之感。脉来不若前甚。病将出险入夷，继以上方，加减续服。

黄连8g，黄芩10g，白芍15g，瓜蒌皮20g，杏仁10g，枇杷叶10g，金银花15g，生地黄15g，牡丹皮8g，鱼腥草20g，生甘草10g，鸡子黄2枚。

上11味水煮两遍，取汁2杯，日分2次温服，每服加鸡子黄1枚搅冲。

谈真武汤的应用

真武汤方：茯苓20g，白芍15g，白术10g，附子10g，生姜6g。方以附子温煦肾阳以祛寒邪，茯苓、白术健脾利水，生姜辛温以温散水气，巧用白芍以缓姜附之燥，敛阴合阳，和营止痛，可谓刚柔相济之法。主治：肾阳式微，小便不利，身肿，心悸，头目眩晕，腹痛，下利，四肢沉着等症。其病变虽言在少阴心肾，但重点在肾，肾又重在肾阳虚，水气泛溢。如水气泛溢于胃，则恶心呕吐或口淡泛溢清水；水气泛溢，上射于肺，则形寒畏冷，咳嗽，甚则哮喘；水气泛溢于肌表则面浮肤肿，水气凌于心则心中悸惕不安，心中恶寒不足；水气上蒙清阳之窍，则头目眩晕，精神昏昏然而动转身摇。水气泛溢于四肢，而四肢疼痛，久则变为溢饮，水气下走谷道，则下利，或腹痛。水气的变化颇多，如急性肾炎、慢性肾炎、支气管炎、肺气肿、慢性肠炎、梅尼埃病的脾湿眩晕等都与这水气病变密切相关。仲景《伤寒论》在运用这一方法时亦十分重视方剂的加减变化。如：咳者加五味子、干姜、细辛，这是因为水寒射肺，气逆不得下降，加此三味的辛温敛气以散寒水。小便利者去茯苓，说明水气重点在中上二焦，不在下焦。故不用渗淡利湿。下利者去芍药加干姜，这是因为脾胃虚，去芍药之苦寒下利，而加干姜在于温中止利。呕者，去附子加生姜，呕者为水气停留于胃，气逆于上，不必温煦肾阳，故去附子加生姜以降逆止呕。提示后人，临床治疗，亦不必固执成方。夏应堂先生说："有版方，无版病"。破弧为环可也。今举数例治疗医案于后可作参考。

1. 痰饮眩晕（梅尼埃病）

苗某某，男，45岁，农民，罹头晕3年不瘥，服药无数，时好时歹，终无根除。目前：发病3天。症见：头目眩晕，如立舟车之上，视物旋转，卧则亦然，闭目待之稍缓，两耳蝉鸣，右耳尤甚，头如裹，昏昏然，不时心悸，神志无依，胃脘痞滞，不思纳谷，有时口吐清水，甚则食入则恶心，又必吐出为快，精神萎靡不振，周身疲倦不堪，周身畏冷，四肢不温，小便清长，大便有时溏薄。脉来缓细，舌淡苔白滑，根部罩灰。

辨证治疗：脾虚生痰，肾虚生饮，痰饮泛溢，上蒙清阳之窍，致发痰饮眩晕，所谓“无痰不作眩”也。治以真武汤法温肾化饮，健脾祛痰。

制附子6g（先煮30min），白术15g，生姜6g，茯苓20g，防风10g，炒酸枣仁30g，陈皮20g。

上药水煮2遍，取汁2杯，日分2次温服，忌食水果寒凉之品。

二诊：上药连服6剂，眩晕减轻大半，心悸不若前甚，胃脘显宽，纳谷略有馨味，他症减不足言。其证略有转机，此亦吉兆也，仍宗原方扩充。

制附子10g（先煮），炒白术20g，生姜6g，茯苓30g，防风10g，炒酸枣仁30g，陈皮20g，白寇仁6g，砂仁6g，甘草10g。

上药水煮2遍，取汁2杯，日分2次温服。

三诊：上方迭服6剂，胃苏思纳，精神振作，四肢渐渐而温，周身均感温煦，大便已调，小便清长，脉来较前充实，眩晕停，惟觉耳鸣尚作。补中气，以中气为上下三枢也，方守四君理中法。

党参15g，干姜6g，云茯苓20g，白术20g，甘草6g。

上药文火煮取2杯，日分2次温服。

上方连服6剂，诸症均瘥。

2. 脐下悸动

杨某某，男，26岁，公安干部，患感冒发热，住院输液打针5天，感冒发热瘥。惟觉脐下悸动不安，西医再度输液，脐下悸动不愈，反增，昼夜不得安寐，特转中医治疗。目前，脐下悸动，以手按之亦觉有跳动感，患者精神不振，周身畏冷，脉沉弦，舌淡苔白。

辨证治疗：《金匮要略·奔豚气病脉证治第八》指出："发汗后，脐下悸者，欲作奔豚，茯苓桂枝甘草大枣汤主之。"按患者下焦本有寒气，又过多输液，下焦水气偏胜，大有上凌心阳之势，本病只脐下悸动，只是欲作奔豚之兆。只因患者有"周身畏冷"之感，故不用苓桂甘枣汤而以真武汤温阳下焦以缓悸动。

附子10g，云苓30g，白术20g，干姜6g。

上药先煮附子半小时，后下诸药，煮取1杯，药滓再煮，取汁1杯，日分2次温服。

二诊：患者以上法服药3剂，脐下悸动减轻十分之七，周身亦感温暖，精神振作，脉来较前充实，再与原方续进。患者继服原方3剂，病愈出院。

3. 哮喘

井某某，女，50岁，患哮喘10余年，长年服药不辍，逢冬则甚，适温则舒，今冬尤甚，一日傍晚，哮喘发作甚剧，症见哮喘气急，大汗出而身冷，面目青紫，精神大衰，痰鸣，声粗，脉来迟细若无。

辨证治疗：哮喘夙疾久病及肾，肾气虚极，其证为深，大有立即告匮之势也。速治其源以助真气，急与黑锡丹一丸化服。又急煎真武汤继服。

熟附子15g，生姜6g，白术15g，云苓15g，白芍9g。

上药以水4杯，煮取半杯，药滓再煮，取汁半杯。

晚1次顿服。一夜安睡，汗收，身温，翌日晨，哮喘得以平息，精神振作。

4. 高血压

刘某某，男，66岁。身体丰腴，行动迟缓，患高血压年余，服中西药物维持治疗，迄未得痊。目前，眩晕，心中悸惕不安，精神衰减，头摇，四肢不时震颤，甚则肢冷酸楚，腰痛，夜尿频数，色清，血压170/100mmHg，脉象沉缓，舌质淡白，少苔。综合脉证分析，属肾阳虚，脾湿不运，治以真武汤意，以补肾之阳，以燠脾气。

炮附子20g，炒白术20g，云茯苓30g，白芍药15g，生姜10g。

上药以水4杯，煮取1杯，药滓再煮，取汁1杯，日分2次温服。

治疗经过：上方连服5剂，精神振作，眩晕震颤十去其七，仍步上方，断续加淫羊藿、桑寄生、杜仲等，服药21剂，血压126/90mmHg，行动正常。

桂枝加龙骨牡蛎汤治疗低热

低热病案：

陈某某，女，40岁，工人，1968年5月25日初诊。

半年多来，低热不已，初由感冒引起。几月来，由于萦劳诱发，午后烦热，动则汗出，倦怠神衰，不思纳谷，脉虚数，舌淡苔白腻。

辨证治疗：伤寒瘥，已后更发热者，当以小柴胡汤主之；病来既久，又并非柴胡症，乃少阴气血两虚，营卫不和为病。治以调和营卫，敛阴和阳。方用桂枝加龙骨牡蛎汤缓缓调治。

处方：桂枝15g，白芍15g，甘草15g，生龙骨25g，生牡蛎25g，生姜12片，大枣12枚（掰）。

上7味以水3碗，煮取1碗，药渣再煮，取汁1碗，日分

3次温服。

按法服药2剂，先后体温由37.6℃上升至37.8℃。嘱患者继服原方，4剂后，体温恢复正常，汗止，脉调，苔退，食有馨味，再服3剂，低热不作。

后又治一妇，患心悸，低热，汗出不躅，已月余，亦予桂枝加龙骨牡蛎汤方，如前法服6剂，体温亦先升后降而愈。

按语：桂枝加龙骨牡蛎汤一方由桂枝、芍药、炙甘草、生姜、大枣、龙骨、牡蛎7味药组成，即桂枝汤加龙骨、牡蛎。桂枝汤调和营卫；龙骨、牡蛎涩敛固精，镇潜收敛。诸药相合，共达阳固阴守，潜镇固精之效。

另案陈姓，患低热，经久不已，实乃由萦劳太甚，气血衰少，以致阴阳两虚。治者宗《金匮要略》桂枝加龙骨牡蛎汤治之而愈。值得提出的是，在治疗低热病的过程中，往往是体温先升后降而病瘳。

潦水正误

近来在一些书刊小报上报道有关于潦水的论述，七长八短，莫衷一是，使一些常服中药的人和一般中医都疑惑不解，有必要再申述一下，以纠其误。

有云："潦水，天空中之水落下，人们接到的水，即是潦水。"

有云："半天河之水，即上池之水。"

有云："此竹篱头之水，或空树穴中之水。"

后两种说法，曾与饮上池水混然一谈，已经是上千年的事了，至今还有医生不能理解，实际上是道家饮颌下之金津玉液之水，咽之使下，这津玉之液便是上池之水。余已报之于前不赘。现在只说潦水，潦，水大貌，水积曰潦，即大雨所积之水也，李时珍指出：降注雨水谓之潦。又淫雨为潦，气味甘平无毒。其主要作用"调脾胃去湿热。"

成无已说："仲景治伤寒，瘀热在里，身发黄，麻黄连轺赤小豆汤，煎用潦水者，取其味薄，而不助湿气，而利热也。"

虞博把这一问题说的更清楚，云："潦水者，又名无根水，山谷中无人去处，新土窠凹中之水也，取其性不动摇，而有土气内存，故可以煎熬，调脾进食，亦补益中气之剂也。"

李时珍、成无已、虞博三氏之论基本相同，其疗效又均与"内清湿热"看法是一致的。

按：天雨下降，其性寒凉，下与土气甘淡之合，即寒凉甘淡之水，取之澄清后，即可煎煮中药，惟脾胃湿热之病可用之。若云竹篱头水，能有几合，若云树洞之积水，有毒。《医学大辞典》云：此水有毒，可以洗疮。万万不可用，万万不可信也。

六、医论与治疗

谈《包氏医宗》六经欲解时

《包氏医宗》乃上海包识生先生之大作，一共三集，阐发仲圣言外之旨，注释颇有卓见，堪为后学津梁，为医者，欲求真学不可不读是书。今选六经欲解时之章节，以示弟子。

1. 问曰：太阳病欲解时何以在巳午未三时？

答曰：太阳者，大阳也，日中之阳为太阳，太阳病之虚者，得天地太阳之助力，正旺而邪衰，故病解也。

2. 问曰：阳明病欲解时，从申至戌上？

答曰：阳虚得阳则病愈。此言阳明虚从治之法也，按三阳主时，少阳最早，太阳居中，阳明最迟，为申酉戌三时，此三时属日晡之候，阳明之虚证，故得此时而愈；而阳明之实证又逢此时而剧也，故曰日晡所发潮热者，属阳明也，宜承气下之，先师虽未明言实反，然在太阳以详论其理，读者宜三反也。

3. 问曰：少阳病欲解时，何以从寅至辰上？

答曰：少阳者，小阳也，寅卯辰日出未高，阳犹小也，同气相求，虚证得助而愈也。此言虚证从治法也，按少阳属木，木主寅卯，正木气当旺之时也，春日亦为阳气渐旺之时，亦主木气发生之候，寅卯辰实与正二三月义同也。

4. 问曰：太阴病，欲解时，何以从亥至丑上？

答曰：亥为阴之终，子为阳之始，太阴属土，有阴阳消长之权，故虚者不能行其职权时，得天机之助，故愈也。此言太阴虚证从治法也，夫太阴之主时，起于亥接近阳明之后，过子终于丑，连贯三阴，故为三阴之母也……。

5. 问曰：少阴病欲解时，何以从子至寅上？

答曰：肾水正北坎方也，一阳初动，得时而兴，子时应运故也。按少阴以阳生为佳兆，半夜人气列尾间，为真阳发生之候，故少阴病得时而愈也。但虚者得旺时而愈。

6. 问曰：厥阴病欲解时，何以从丑至卯上？

答曰：厥阴为纯阴之地，中含少阳，丑寅卯夜将尽而日将始，又为少阳主气之时候，故内有二时与少阳相共也。

包识生先生于太阳篇还有一段六经欲解时的综论，请看下文。

“按一日十二时，三阳居九，三阴居五，寅时为日出天晓之时，阳气初出，仍是小阳，小阳者，少阳也，故寅卯辰三时为少阳所主，少阳虽主三时，尚含厥阴母气二时在内，如哺乳小儿在母怀中时候更多也。小阳渐大日渐高，至巳午未三时，日居天中则小阳变为大阳矣，大阳者太阳也，故巳午未三时为太阳所主，阳气由小而大，大而必旺，旺则极明，故曰阳明，日已斜西，阳气衰老，阳明者，纯是一个老阳也，故申酉戌三时为阳明所主。阳已衰老，日落西山则太阴出现，故亥子丑三时为太阴所主，太阴之后，子时阳气渐多，阴气渐少，少者少也，故子丑寅三时为少阴所主。两阴交尽曰厥阴，厥阴者，老阴也，阴老必衰，则阳气渐旺，而且中含少阳，故丑寅卯三时为厥阴所主也。夫病之虚者，得旺时而愈，实者得旺时而剧……先师下一从字，甚有深意即虚从之谓也。”

按：六经欲解时，历代注解家，大多随文附意，艰涩难懂，而包氏深奥而浅出的解释，可为振聋发聩之作也，读者当叩首而谢之也。

谈《医理真传》

《医理真传》四卷，乃清朝郑寿全著。郑寿全，字钦安，四川省邛州（今邛崃县）东路白马庙人，清·同治年间蜀地蓉城名医，出身于儒门世家，其祖父郑守重为前清贡生。钦安幼承庭训，早年求师于省城成都名医刘芷塘先生，深潜斯道20余载，于《内经》、《周易太极》、《仲景伤寒》垂方法，深得其义，深明医理，医术精湛。另著《伤寒恒论》、《医法圆通》计三种行世。

《医理真传》一书，乃郑钦安阅读陈修园医书一十三种之后，对书中的分阴、分阳，用药机关，略而不详的一次补充。全书之立论，条理清晰，诗解图文并茂。其主要有：乾坤化育，人身性命立极，与夫气机盈亏，内因外因，阳虚、阴虚，病情实据，用方用法，活泼圆通之妙，详言数十条，强调阴阳气血，熟谙六经辨证，论深而浅出，言简意赅，用药善用桂、附，被后世称为“火神派”的代表人物。

《医理真传》卷一之首，重点为易医相通，五行、内伤外感、四诊及伤寒六经提纲病情。卷二重点设阳虚证问答三十余条。卷三重点设阴虚证问答，近三十条，二三卷之阴虚及阳虚之诸证，诸条论述剀切，理论深邃而又浅出，为医者，不可不读。卷四设杂问十四条，疾病三十四条都为必读之例。今选录乾坤大旨及易医相通之真龙约言，以供观赏。

“乾坤大旨”：

☰ 乾为天，属金，纯阳也，称为老父、老阳、老子，又名曰“龙”。

☷ 坤为地，属土，纯阴也，称为老母、老阴。乾坤交媾，化生六子。乾之初爻，乘于坤之初爻，而生长男，震也。乾之二爻，乘于坤之二爻，而生中男、坎也。乾之三爻，乘于坤之三爻，而生少男，艮也，故曰乾道成男（初爻、二爻、三爻、喻乾金、真精、真气发泄之次序也）。坤之初爻，乘于乾之初爻，而生长女、巽也。坤之二爻乘于乾之二爻，而生中女，离也。坤之三爻，乘于乾之三爻，而生少女，兑也。故曰坤道成女（初爻、二爻、三爻、喻坤上，真阴流露之度数也）乾坤六子长少皆得乾坤性情之偏，惟中男、中女，独得乾坤性情之正，人禀天地之正气而生，此坎离所以为人生立命之根也。

“真龙约言”：

夫真龙者，乾为天是也（乾体属金，浑然一团，无一毫渣滓尘垢，古人以龙喻之，言其有变化莫测之妙）。乾分一气落于坤宫，化而为水，阴阳互根，变出后天坎离二卦，人身赖焉，二气往来，化生中土，万物生焉，二气亦赖焉。如坎宫之龙（坎中一爻，乾体所化）初生之龙也，养于坤土之中。故曰，见龙在田，虽无飞腾之志，而有化育之功。是水也，无土而不停蓄，龙也，无土而不潜藏，土覆水上，水在地中，水中有龙，而水不至寒极，地得龙潜，而地即能冲和水土合德，世界大成矣。窃思天开于子（子时一阳发动故也），而龙降焉。龙降于子，至巳而龙体浑全，飞腾已极（故五、六月，雨水多，龙亦出，皆是龙体浑全），极则生一阴，一阴始于午，至亥而龙体化为纯阴已极，极则生一阳，故曰复一、一也者，真气也，天之体也，气虽在下，实无时而不发于上也。若离中真阴，地体也，虽居于上，实无时而不降于下也。故《易》曰：本乎天者亲上，本乎地者亲下，此阴阳升降之要，万古不易之至理也。业医者，果能细心研究，即从真龙上领悟阴阳，便得全身一付全龙也。

附：坎卦诗

坎卦诗 ☵天施地孕水才通，一气含三造化工，万物根基从此立，生生化化沐时中。离卦诗☲地产天成号火王，阴阳互合隐维皇，神明出入真无定，个里机关只伏藏。

谈《傅青主女科》生化汤

生化汤方：当归 24g，川芎 9g，桃仁 6g，炙甘草 1.5g，炮姜 1.5g，水煎后加入黄酒 15g，童便 30g，顿服。

该方重用当归以补血、活血为主药，配成川芎以行气活血止痛，配桃仁祛瘀血以止痛，炮姜性味辛温以温经并祛寒气。方中又加甘草以和中止痛，调和诸药，黄酒一药用之特巧，以助诸药发挥效力，童便非但滋阴，且可除其虚热，全方共达，活血化瘀，温调冲任以止痛之功效。这一方子配伍甚巧，其疗效也特别显著，为后世之医喜用之方，在全国亦流传甚广，以至后来的药铺都备下此药，以疗产后腹痛者。因其疗效好以至家喻户晓。如唐容川先生在他的《血证论》一书中，亦极赞其功云："既产之后身痛腰痛，恶血不尽阻滞其气，故作痛也。盖离经之血，必须下行不留，斯气无阻滞，自不作痛，又能生长新血。若瘀血不去，则新血不生，且多痛楚，宜归芎失效散及生化汤治之。"陆九芝在他的《世补斋医书》中亦极赞其功效，并申其说云："天曰大生亦曰大化，生化汤之所由名也。生化汤之用莫神于傅征君青主，凡产前产后，彻始彻终，总以佛手散，芎归二物为妇科要药，生化汤亦佛手加味耳。方中炮姜只用四分，不过借以为行气之用，助芎归桃仁以逐瘀生新，而甘草补之，寒固可消，热亦可去……"。

余几十年以来，对于产后之病，亦多采用傅氏这一方法。实践证明这一方法最具有普遍性，我体会：使用这一方法时最重要的是剂量问题，一般来讲，是不可改动的，就是改动亦不可喧宾夺主。至于增减使用，切记不可芜杂。

1974 年，街坊于某，产后 5 天，恶漏点滴，小腹作痛，按之痛甚，并乳汁不通。两乳房胀痛，不欲饮食，脉象沉弦，方予生化汤：当归24g，川芎9g，桃仁6g，炮姜1.5g，甘草2g，王不留行9g，黄酒兑冲30g。服药1剂，恶漏增加，下腹痛略减，3剂后恶漏渐尽，腹痛止，乳汁亦通，嘱食饮调护，勿使感寒。

1985年，余治工人新村朱妇，小产后，下腹一直隐约作痛，约近1个月不已，以热物暖其小腹则痛减，但减而不瘥。精神饮食均可，脉略细弦，舌有紫暗点满布，予生化汤3剂，下紫黑色瘀血多许。连服6剂后小腹痛止，按之柔软，告愈。又治一王姓妇，产后5天，恶漏甚多，并心悸，身汗出，脉浮虚无力，予生化汤去桃仁加人参10g，制何首乌10g，柏子仁9g。连服4剂，恶漏尽止，心悸汗出并愈。

谈《止园医话》三大要方

罗止园，名文杰，字亦才，别号止园，山东省德州市进步街人（原大营街又名状元府街）。生卒年代（1879-1953）。出身书香门弟，清光绪24年秀才。1935年任北平美术学院教授，1938年任华北国医学院教授。解放后与赵树屏组织北京中医学会。著作有《止园医话正续集》、《新伤寒证治庸言》、《肺痨病自疗法》、《恫瘝集》、《实验药物学》、《罗氏家规》、《经史子集要略》、《止园山水画集》等。

1. 水肿病基本方　白术、茯苓、山药、人参、黄芪、麻黄、防己、杏仁、泽泻。

书中云："虚证之肿，率多久病，其症象皆系渐渐而来，其原因中医书谓脾、肺、肾三脏虚弱，不能化气，其证候率尿少、食少、无汗、无津液，渐渐四肢浮肿，日久延及全身尽肿，症自内发，皆不足之象，医为之阴水，脉象多细弱，然亦有反见洪大无力之脉者，皮肤肿处，以手按之，多不能起复，如按湿麵，皮肤苍白，中医有效治法，以补脾补气。补阳附子、肉桂、干姜，补肾补骨脂等法最为切实。对于虚肿之症，尤宜于相当方剂之中，加以淡渗利尿之品，茯苓皮必重用，且宜兼固胃气，稍加砂仁。重者数十剂，轻者十余剂，无不收功。”

2. 肺痨病主方　白芍18～30g，茯苓15～30g，山药12～24g，生地黄9～24g，熟地黄12～24g，芡实12g，薏苡仁12g，贝母6～15g，沙苑12g，杏仁12～18g，橘红3g，梨1枚为引。吐血加藕节24g，汉三七末3g。虚汗加生牡蛎30g，鳖甲30g。咳甚加紫菀12g，米壳9g，桑白皮9g。痰多而稀重用茯苓，加远志9g。咽干咽痛加玄参9g，竹叶9g，去茯苓。

书中重点指出：“肺痨病治法总论，余既认定虚弱为肺痨原因，结核为肺痨结果，故余治此证，专注重于脾胃及肾之清补，使病者脾胃强壮饮食增加，自然气血渐旺，肾阴潜和自然虚阳归纳……盖热之正常生理，本应涵蓄于吾人气血之中。气血若无此热之温煦，则不能生长，此热若无气血之含吸，则亦失其附丽，此证气血与热，因身体太弱愈离愈远，则愈虚愈热，愈热愈汗，愈汗愈虚，阴阳脱钮，日久难愈，势必消耗灼烁，使人体之内，无丝毫自救能力而后已。”又云：“余以为正常之热（平温）在人体内乃最宝贵之物，惟肺痨病者，阴血不足，不能含濡者热，使其潜净融合，以发挥其温暖人体之正常作用，反而浮游灼烁，不得其所，酿成亢旱干枯之病态，医者应设法令其归纳、中和、汲收自然热退。”又云：“余主张治肺痨之热，可以使热收缩，不可使热放散。”论及方中主药白芍时，又云：“例如白芍，此药不但养阴，且能敛汗，又能敛肺止咳。为治肺痨病不可多得之品……白芍用量须在一两以上。”

3. 大补气血方　大台参24g，炙黄芪24g，当归身30g，柏子仁12g，炒酸枣仁12g，龙眼肉12g，炙甘草12g。煎妥冲入黄酒少许，此药煎1大杯，日分3次分服，或不用黄酒亦可。

按：书中论及证治，甚有见地，其谓："怔忡指久病无热之心脏重症而言……此证原因，不外心脏衰弱，所最习见者为老年人，衰弱者，及大失血之后，大热性病之后，日久惊恐，及手淫，均为本病原因之一，其次则嗜酒者，身体虽不甚衰弱，亦能渐罹此证，治不得法，多取死亡之转归。"论及证候表现时又云："感觉心脏部跳动不宁，有轻证之患者，偶然心动多不注意，若再病势加重，则每隔数分钟，或暂停止呼吸时，则觉心脏突突搐动，若连珠水泡之激发，稍停又来，忐忑不宁，渐见失眠，喘促，面目浮肿，一有思虑及谈话，即感心乱，即或一人独处，亦觉心内扰乱悲惨，有口不能言之心内悲苦……"又云："西医对此证惟一治法为强心剂……一时有效，药一间断则病仍发作……中药之大补气血法，则极简单平和数味，此数味不知几经实验若干年，而始得之，不可忽视也，其药力之大，起死回生，真有研究之价值，真可定为本证之标准方矣。"

以上选取罗氏三大要方，简述之，于其言语之中，可见罗氏之卓识，余数十年之中亦每每选用之、实践之、总结之，方敢定罗氏之三大要方云。

谈《慎斋遗书》

周慎斋，名之干，安徽太平县人，生于明代正德年间，《中国医学三字经》云："中年病腹部中满，医治无效，一日晚间赏月，忽见月被云蔽，顷间胸闷，倏忽来云散，胸闷即畅，因而悟及：云为阴，风为阳，阳气通，阴翳消之理，遂制和中丸，服一月而安，于是致力于医学，用药以六味、八味、补中益气变通化裁，著有《慎斋遗书》十卷。"

《慎斋遗书·卷一·论阴阳脏腑》。重点叙述天人相应，偏重人之阳气，如云："阳能生阴，故一分阳气不到，此处便有病。""火在丹田之下者，是为少火，少火则生气，离丹田而上者，是为壮火，壮火则食气，食气之火，是为邪火，生气之火，是为真火。”尤重胃气，其云：“胃中阳气贯于五脏之内，假令胃中阳气不到于肺，是肺中胃气虚也，余可类推。”其中亦论及三阴三阳之枢机。更详论其生克制化云：“五行不克则不生，在五脏亦然，人徒知克我者为贼邪，而不知克我者为夫也，盖女无夫则不生，五脏无克亦不生，如水生木，木不生于江湖河海而生于厚土，土克水而生也，相生之道，人皆知之，相克之义，举世没知，经云：承乃制，制则生化，有志岐黄者，宜详味焉。”

《慎斋遗书·卷二·望色切脉·辨证施治》。其论脉，出神入化，云：“脉者，非血非气，乃人之神也，神者精气血三者之流行也。”扩乎哉大而详矣，辨证施方，广而约之，云：“诸病不愈，必寻到脾胃之中，方无一失……诸病有吐泄之证，莫忘脾胃，虽有杂证，以末治之。”

《慎斋遗书·卷三·二十六字元机》。为理、固、润、涩、通、塞、清、扬、逆、从、求、责、缓、峻、探、兼、候、夺、寒、热、补、泻、提、越、应、验。述其病有千变万化，其治不出十六字元机也，略举一二，以供观模。

理。“资生万物位坤宫，忌湿宜温益理中，血气源头从此化，先天化育赖为宗。土为万物之母，在人身则属脾胃，喜温恶湿，地黄湿滞之物，非其所宜，惟与参苓芪术甘姜豆蔻陈皮山药之类相投，深有补益，先天后天所生气血，由此而化，凡治百病，先观胃气之有无，次察生死之变化，所至重者，惟中气耳，可不谨乎。”

固。“一点真阳寄坎中，固根须要药灵通，甘温有益寒无补，我笑丹溪错认功。水中之火，乃先天真一之气，藏于坎中，其气自下而上，与后天胃气相接而生，乃人身之至宝，劳伤过度，损竭真阴，以致精不能生气，气不能安神，使相火妄动飞腾，而现有余之证，非真有余，是因下元不足之故也……”。

《慎斋遗书·卷四·用药权衡、炮制心法》。阐述用药之巧妙，进退各有法度，药物之炮制均且守规守矩。

《慎斋遗书·卷五·古经解、古方解》。对《内经》、《伤寒论》之要冲部分，均做了扼要深入的独特见解。

卷六以下论述治疗大法，及对杂证均做出了重要阐述。曹炳章评云："其阐发病源病理，言简意赅，能独出心裁，不拾前人牙慧，可谓真发明家，真著作家，业是道者，苟能将此书殚精致力，必大有裨益也。"

谈《意庵医案》

《意庵医案》是明代安徽省祁门县王意庵先生所著，原书是手抄本，经河南省中医研究所张金鼎、曹鸿云二位先生整理问世，使意庵先生这一中医学术得以发扬，厥功伟矣。全书记载医案八十四则，其病种：内科疾病 54 例，外科疾病 11 例，妇科疾病 5 例，儿科疾病 11 例，眼科疾病 3 例。其治法：用汗法治疗者 7 例，吐法 6 例，下法 30 例，和法 3 例，温法 3 例，补法 21 例，清法 4 例，消法 2 例，精神治疗 4 例，未治疗者 1 例，记别人治疗者 3 例。每例病案，皆属短小精湛，实属一部前朝难得的中医善本，值得学习。今附本书医案三则以飨读者。

1. 肾虚无子。

元相西樵方公，年逾五十未有子。状元东峰一先生，请予视之，面部火色五出，晕更赤，六脉洪滑，两寸上溢，烦躁善怒。予曰：五内之火妄动，若是，毋乃温补下元之过欤？求子之道，当责肾水，真阴不足，而反用温补则火愈炽而阴愈消也。公叹曰：予阅人多矣，始闻至论。乃以麦门冬六十两，生甘草一两，熬膏与之服。

门下之士曰：未闻寒凉之药，能令生子？公曰：否，予深信王子矣，服之七日后，火退而烦躁除，不二年，生二子。盖麦门冬寒泻肺中伏火，强阴益精。夫肾虚补肺，补其母也，寒凉能令生子，抑其过也。故曰，致中和，天地位焉，万物育焉。

按：肾虚无子，医着手即与菟丝子、巴戟天、仙茅、淫羊藿等一派补阳之品，补之，塞之；而用寒凉之剂，调补肾虚无子者鲜也，此可补临床中医之偏颇，认识之不足，医者当三致意也。

2. 无妄之疾。

姪孙兴祥之子，年二周，因忤其意，哭声不转，手足瘈疭，目反，女医掐其印堂、承江及手足指，愈剧。审之，此儿性急，忤其意则触其怒。肝主怒，瘈疭，反目，皆肝之变也，如掐之愈忤而愈激其怒也。易曰：无妄之疾，勿药有喜。予令摒去旁人，禁止喧哗，闭其窗牖，令其母抱卧，净养一二时而止。

3. 郁热发狂。

吴仕昂之妻，年 50 发狂，言语颠倒，骂詈善饮，人以为邪祟，乃治以巫。

予视之，乃上焦有热也。夫热气熏心，神乱妄言，热气蒸肺渴而善饮。巫乃鞭以桃条，反激其怒，而散其魂，震以法尺，反惊其心，而乱其神，喷其法水，反凝其腠理，而郁其热，愈治愈乱，愈乱愈治，其势必死而后已。

予以病脉之故，证其非邪，谕其家人，撤去法坛，并去桃条，妇人尚能知感，告我以鞭挞之苦，予以善言安之。以白虎汤撤去上焦之热，加人参、麦门冬，安魂定神，一服渴止，二服乃安。若以风痰发狂吐之，则徒损上焦之气，若以阳明发狂，实热下之，则诛伐无过之地也。不可不审。

又按，李时珍的《本草纲目》迟迟不能刻印，就是没钱。陆九芝的《世补斋医书》也是由于没钱，付不起昂贵的印刷费观望了 16 年，他的儿子（陆润庠）中了状元以后才得以梓版问世。民间无钱的老医多矣，就是由于没钱而淹没的善本医书亦多而又多也，张曹二君整理出版了这《意庵医案》，其功不可没也。

节录《医徹》“应机”之治

《医徹》一书，乃清嘉庆年间名医怀抱奇著。本书首论伤寒、三阴、三阳，表里寒热，及舌论，次论杂证、女科、心肝脾肺肾五大病。书末在“医箴”篇，详论“应机”一节，文字简炼，书以“从缓”、“从急”、“从权”、“从经”、“从本”、“从标”六个方面，给读者临证时以灵机，实可启医者心悟矣。今录之以飨读者。

应机：

“凡病可以意料也，而不可以意逆，料则任彼之情形，逆则执己之臆见，有如素实者，而有一时之虚，则暂理其虚，素虚者，而有一时之实，则微解其实，此机之从缓者也。实证而攻之过甚，宜峻补以挽之。虚证而补之太骤，宜平剂而调之，此机之从急者也。热者清之，及半即止，继以益阴，寒者热之，大半即安，继以调和，此机之从权者也。实证久而似虚，其中有实，不任受补。虚证发而似实，其原本虚，不任受尅，此机之从经者也。病在上下取之，阳根于阴；病在下上取之，阴从于阳，此机之从本者也。表证见，本质虽虚，犹解其表。元气纵弱，犹攻其里，此机之从标者也。况乎病之来也无方，而我之应之也亦无方，千变而出之以万虑，有能遁其情者无之。”

谈《石室秘录》论痢下通治方

《石室秘录》天师曰：“通治者，因其通而通之也，如人病下痢者，是痢疾之症多起于暑天之郁热，而又感于水湿雨露之气以成之红白相见如血如脓，甚至如屋漏水如鱼冻水，里急后重，崩迫疼痛，欲下而不能，不下而不快，一日数十行，或一夜数百行，或一夜数千行，气息奄奄，坐而待死，此通之病也。若骤止其邪，则死生顷刻，不止其邪则危绝如丝，欲补其气则邪气转加，欲清其火，则下行更甚，此时惟有因势利导之法可行于困顿之间。或疑人已气虚血败更加利导，必致归阴。不知邪气一刻不去，则正气一刻不安。古人之痢无止法，信不诬也。方用白芍三两、当归三两、萝蔔子一两、枳壳三钱、槟榔二钱、甘草三钱、车前子三钱，水煎服，一剂即止，二剂全安，可用饮食矣，此方之奇而妙者，全在用白芍当归，盖水泻最忌当归之滑，而痢疾最喜其滑也，白芍味酸入肝以平木，使木不敢再侵脾土。又有枳壳槟榔，消逐其湿热之邪，又加车前分利其水湿，而又不耗真阴之水，所以功胜于茯苓也。尤奇者，在用萝蔔子一味，世多不解，盖萝蔔子，味辣而能逐邪去湿，且又能上下通达，消食利气，使气行于血分之中，助归芍以生新血，而祛荡其败淤也，少加甘草以和中，则无过烈之患，此奏功之神奇，实有妙理耳。”

按：《石室秘录》痢下通治方，配伍十分精当，其特点是以脏腑气化功能为立法依据。脾、胃、大肠、小肠为“仓廪之官”，主运化，排糟粕，最忌郁滞。若因脾胃虚弱，湿热郁滞，变而为痢，大便脓血，治疗必须化滞行郁以调理脏腑气机，方中用槟榔、枳壳、炒莱菔子以行气破郁滞，因势利导。气机得调，故后重自除，方中用当归、白芍以和血止痛，血气得和则大便脓血自止。车前子一药，配伍灵巧，能引湿热之邪从小便排出，甘草调和中气，共奏清热解毒，和血止痢之效。余50余年以来，多用此方加减化裁以通治痢疾，每每收到良好的效果，至于临床运用之巧妙，别无他，如白痢偏重者，本方偏重用当归，重在温通，如赤痢偏重下脓血者，而倍用白芍，偏重于清化，若兼有口苦者少加黄芩以利胆，若兼外感者，少加桑叶或葛根以宣散，陈士铎云：“古人治痢无补法，信不诬也。”

附：重症痢疾1例治验。

1973年秋，余友袁德泉兄之长女，患痢疾，住德州市人民医院，治疗不到1周，痢不已而转甚，调往单间特护，翌日医下病危通知单，举家惊惶，不知所措，至夜间10点半，袁兄邀我一诊以定夺。患女荣华，27岁，精神呈半昏迷状，大腹膨脝，如临产状，呼吸迫粗，大小便均无，脉来细弱而有结象，真乃危殆矣。余急书治痢通治方，急煮服之。服药一时半，大腹漉漉声如震雷，至2小时，大便泻下，须臾盈盆，泻下二次，腥臭难闻，病女身汗大出，几至于脱，以小米饭汤服之一杯，昏睡至天明6点，醒来，神志清楚。早8点医院大夫查房，见此状，无不惊讶，主治医师说："我们没有用泻下药，何致于此?!"立即带领医生们回办公室，专门讨论这一病例，讨论来讨论去一直没有结论，这个迷未解。真到1976年，余任西学中班讲师时，讲台述及，他们才恍然大悟。

谈《止园医话》治疝痛方

罗止园先生于《止园医话》初集末，载有一篇治疝痛病的方剂及论述，凡读过此医话而应用此方者，无不认为是一首良好的方法。20世纪80年代初，北京岳美中先生在《岳美中医话集》中，亦极赞其功效，并加以研究，并修订药物和剂量，应用于临床以取良效。今节录《止园医话》论述疝症及方剂于后，以飨读者。

书中云："中医书谓任脉为病，男子内结七疝，又方疝病不离乎肝，故认定疝属肝病……且此症除肾子睾丸肿痛，牵引少腹作痛，人皆知为疝病外，其内疝数种，中医书虽皆说明，然浅学之医，临证多不能认识，故不得不特别表明之。"

证候：此症除肾囊肾子肿痛牵引少腹，或肾子不痛只肿大，人皆曰为疝气，无庸详述外，其内疝症状之不易认识，而又恒见之，则为患者腹内时觉聚有有形之物，或横或竖，或一或二，病发作时，直向上冲，或绕脐腹作痛（向上冲痛者居多），且令人呕逆闷厥，上冲胃脘，吐酸膜胀痛苦万状，然勿而消灭，立时诸症皆去，归于无形，一如平人，腹内上冲之时，状类黄瓜，一直冲犯胃脘，头眩眼黑，呕逆气厥者极多，如此反复者极多，如此反复发作，长年累月，致患者全体衰弱，脉多弦实有利，体温多不高，但发作时，亦有寒热往来，及有四肢厥逆者，寒热虚实，务宜细辨，皆内疝也。

中医治疝之药，率用川楝子、小茴香、青木香、橘核、荔枝核、山楂核、炒延胡索等，轻症疝气，相当有效，甚则用附子其效卓著。然以余之经验，最效之方，则为附子与大黄合剂，此种用药系含大热大寒，同时并用，纵有古方，未免骇俗。然余实已经过数十年之临床实验，以附子、大黄，加入普通治疝气之中药，迅收特效，不可思议，此治外疝之经验谈也。故特定为治此症之标准方也。

熟附片 6g（二钱），川楝子 12g（四钱），荔枝核 6g（二钱），山楂核 3g（一钱），小青皮 6g（二钱），熟大黄 6g（二钱），小茴香 6g（二钱），橘核 3g（一钱），炒延胡索 3g（一钱），姜引煎服。

方后嘱云："……极剧烈之疝气，无不立奏奇效，然减去附子与大黄则不效，其他各味，不过辅佐药品，然亦不可妄为加减，惟附子与大黄之分量，不必一律，医者当斟酌患者之强弱及病势之轻重，寒多或热多，与其脉象，临时酌定，大约自一钱至三四钱不等，例如病者脉沉细，现寒象，则附子可用一钱五，大黄可用一钱，以此类推，神而明之，存乎其人，但附子大黄必须并用，缺一不可，则为一定不易之理，万勿犹予，致减本方效力也。"

录"范文虎医案一则"

某君年 40 余，患寒热缠绵年余，遍服中西抗疟退热药无效。先师至，见病者严闭窗户，盛夏犹着棉衣，旋奉先生以香茗饮之，觉有异香。至诊病时，先师询问病情甚详，并问及香茗何来？病人言："此茶系自制，每年当荷花开时，以上好茶叶实荷瓣中，晚置晨收，使经露十余宿，然后阴干，密藏。我嗜此数载，每饮非此不甘也。"先师曰："此物诚佳，我亦爱之，如能惠我若干，我当以秘制灵丹相报。"随处方蜀漆散与之。翌日，即以上好葵子数斤，专足送至病家，且曰："以此佐药，一日可细嚼数杯，灵丹后再奉。"半月后，其人自来门诊，谓先师曰："君真神人，服君药后，经年宿疾，一旦霍然，不复需灵丹矣。"先师笑曰："君已服灵丹而不自知也，君病实由露茶作祟，因荷露清凉阴寒，哪堪久服，葵花向阳而开，其子得太阳之精气，以阳攻阴，病宁有不愈者乎？"病者叹服，相与大笑，于此可见先师善于问而敏于思矣。——吴涵秋等录自《先师范文虎先生临床经验简介》

附：范文虎简历

范赓治，字文甫（1870—1936），先世居襄阳，宋宣和迁于鄞，先人精岐黄，家学渊源，文甫亦先儒而后医，自少超悟，弱冠成县学贡生，初善疡科，继精内科，主古方，好用峻剂，自奉甚俭，能急人所急。尝自书春联云："但愿人皆健，何妨我独贪。"行医数十年，家无余资，不拘小节，不畏权势，玩世不恭，咸称之为范大糊，自亦乐之，不以为忤，因自号古狂生。晚年得汉·虎印一方，因易字，文虎。遗著《澄清堂医存》已佚。

郑寿全"五行说"摘要

五行说："……夫人身与天地无异，天地以五行之气塞满乾坤，人身以五行之气塞满周身，何也？骨本属肾，而周身无处非骨。筋本属肝，而周身无处非筋。血本属心，而周身无处非血。肌肉本属脾，而周身无处非肌肉。皮毛本属肺，而周身无处非皮毛。以此推之，五行原是一块，并非专一左肝、右肺、心表、肾里、脾中为主。盖以左肝、右肺、心表、肾里、脾中者，是就五行立极之处言之也。若执五行以求五行，而五行之义便失，以五行作一块论五行，而五行之义即彰。……而五行之要在中土，火无土不潜藏，木无土不植立，金无土不化生，水无土不停蓄，故曰：土为万物之母……故经云：无先天而后天不立，无后天而先天亦不生。后来专重脾胃，人日饮食，水谷入脾胃，化生精血，长养神气，以助先天之二气，二气旺，脾胃运行之机即旺。二气衰，脾胃运行之机即衰。然脾胃旺，二气始能旺，脾胃衰，二气亦立衰。先后互赖，有分之无可分，合之不胜合者也。至于用药机关，即在这后天脾土上。仲景故立建中、理中二法。因外邪闭其营卫，伤及中气者，建中汤为最。因内寒湿气伤及中气者，理中汤如神。内外两法，真千古治病金针，医家准则。惜人之不解耳。况一切甘温苦寒之品，下喉一刻即入中宫，甘温从阳者也，赖之以行，苦寒从阴者，赖之以运。故曰，中也者，上下之枢机也。后贤李东垣立补中汤以治劳役伤脾，是套建中汤之法也，亦可遵从……”。

五行“不克不生”

20世纪70年代初，余赴曲阜开了一次全国性的中医学术研讨会，休会期间，瞻仰了孔府、孔庙、孔林。走进孔府的后院是一个大花园。这里的一位老师傅花师，正在把剪下来的夹竹桃枝，一支支地装到盛水的酒瓶内，加以封固。当时，我感到很纳闷，便问了下这位花师。

“师傅，把这些夹竹桃枝插到瓶内干么用?”

答说：“先用这瓶的水，加了多种维生素养着。”

“师傅，在这里头能养多久，能长大么?”

答说：“养出虚根来，再种到地里，就会长大了。”

“师傅，如果把这桃枝，放到一个大瓮罐里，能否长大?”

答说：“那是不可能的。”

“师傅，既然也是放在水里，为什么不可能长大呢?”

答说：“水的营养成分很少，不如土地的营养成分多。你看这些花木不都是长在地里吗?”

“师傅，如果把大量营养如多种维生素加到你的瓶子里，不就长大了吗?”

答说：“不可！不可！你没听说过，土生万物这个道理吗?”

“多谢师傅，谢谢！谢谢!”

我们几个人仍在这个大花园里漫步，有人说我太啰嗦。有人说到我们农村，每到春暖花开之季，小姑娘们都折几支含苞待放的梨枝与桃枝，到家插在水瓶里，几天花开了，红的白的很好看。

我问：“继续养着，花开就要结果，能长出梨和桃子吗?”

答说：“不能，花开完了，枝条也就枯萎了，根本长不出果实。”

又问：“这是为什么?”

答说：“不是土生万物吗，因为没有土呗。”

大家都哈哈笑了起来。

下午，大家一齐到书店看书、买书，晚上都各自看自己买回来的新书，室内安静的很。就是上午说我啰嗦的这位小大夫，突然大叫了起来：“找到答案了！我念给你听：‘水者所以生木也，水冷则木浮，必得土克水而后能生木，木者所以生火也，木盛则自焚，必得金克木而后能生火，火生土，火炎则土燥，必得水克火而后能生土。土生金，土重则金埋，必得木克土而后能生金。金生水，金寒则水冷，必得火克，金而后能生水，此生克制化之道也’。‘五行不克则不生，在五脏亦然，人徒知克我者为贼也，而不知克我者为夫也，盖女无夫则不生，五脏无克亦不生’……。”

他还没念完，我走过去，合上书本一看，原来是一本《慎斋遗书》！

谈“补阳还五汤”

生黄芪120g（四两），归尾6g（二钱），赤芍4.5g（一钱半），地龙3g（一钱），川芎3g（一钱），桃仁3g（一钱），红花3g（一钱）。水煎服。

功能：补气，活血，通络。

主治：中风后遗症之半身不遂，下肢痿软，步履不利，口角流涎，口眼㖞斜，语謇不利，小便失禁或频数，苔白薄，脉缓细，一派气虚症状者。

补阳还五汤一方，组方巧妙，由补气药为主，配合活血化瘀药组成，这一方法也是王清任临床治疗法则的一个重要部分。本方治疗主证为正气亏虚，瘀血阻络，治以补气活血通络。方中重用黄芪至四两以补气，促使气旺血行，血行瘀化，佐以归尾、川芎、赤芍、桃仁、红花、地龙以活血通络，共奏补气活血，逐瘀通络之效。

王清任在《医林改错》论述“半身不遂本源”中所说：“半身不遂，亏损元气，是其本源……夫元气藏于气管之内，分布周身，左右各得其半……若十分元气，亏二成剩八成，每半身仍有四成则无病，若亏五成剩五成，每半身只剩二成半，此时虽未病半身不遂，已有气亏之症，因不痛不痒，人自不觉。若元气一亏，经络自然空虚，有空虚之隙，难免其气向一边归并，如右半身二成半，归并于左，则右半身无气；左半身二成半，归并于右，则左半身无气，无气则不能动，不能动，名曰半身不遂，不遂者，不遂人所用也……。”

《灵枢·刺节真邪》指出：“虚邪偏客于身半，其入深者，内居荣卫，荣卫稍衰则真气去，邪气独留，发为偏枯。”王清任先生可能就是根据这一论断，而论其半身五分元气的偏并盛衰而立其论述的，加之他一生经验阅历而自然形成了补阳还五之说，非偶然也。

近人应用本方治疗半身不遂、颈椎病、腰椎病等，大都获得满意的效果，我们应用此方认为：

治疗中风后遗症：可加豨莶草、蜈蚣。

若神志不太清楚，答非所问：加石菖蒲、胆南星。

若腰膝痿软：可加川断、桑寄生、狗脊、鸡血藤。

若跗踝浮肿者：可加薏苡仁、防己、牛膝。

若下肢有流火感觉者：去川芎，加木通、牛膝、木瓜。

若下肢冰冷者：可加菟丝子、淫羊藿。

若身汗如油滑而冷者：可加附子、人参、甘草。

若上肢挛急者：可加天虫、全蝎。有热者加忍冬藤。

若胸脘满闷者：可加陈皮、半夏、厚朴、枳壳。

若头目有眩晕感觉者：可加天麻、钩藤、桑叶、菊花。

若唇缓流涎者：可加白术、炮姜、云苓、扁豆。

若心中烦热、失眠者：可加栀子、酸枣仁、远志。

若肌肉痿者：可加鹿角胶、熟地黄、鸡血藤。

至于该方的剂量问题，众说纷纭，见仁见智，余以为，王清任先生组方之意即以益气为主，略配活血化瘀之品，临床应用时，应根据患者体质，病情而定，万万不可刻舟，上海夏应堂先生早云："有版方，无版病"，至言也。

谈《梦溪笔谈》说药

《梦溪笔谈》宋·沈括著。是我国极其宝贵的文化遗产之一。沈括是一位伟大的学者，对于文学、艺术、科学、技术、历史、考古、医药都有深刻的研究。

《梦溪笔谈》在卷 26 以及他卷共谈了药物 40 余种，大部在"药议"条中。如：丁香、金樱子、紫草、陈皮、鹿茸、枸杞子、竹叶、细辛、甘草、大麻、脂麻、天麻、豨莶草、乳香、青蒿、山豆根、漏芦、鬼见愁、天竹黄、零凌香、芦根、杜若、高良姜、紫荆、枳实、枳壳、萝藦、菖蒲等。

按：叙述每药，上至“本经”、“尔雅”下至诸家之说及里人之说，均做了比较细致的考究。

关于《苏沈良方》，后人也做了一些考查。《梦溪笔谈》卷九，清·程永培刻《苏沈良方》跋：苏沈良方，后人益以苏氏之说，遂名之曰苏沈良方，非当时合著之书也，余藏旧本刻本，书十卷，不列存中氏原序，而载有林灵素一叙，亦只论沈未及苏。

明·俞弁

续医说：“《苏沈良方》十卷，前有永嘉道士林灵素序，余家有宋刻本，窃意灵素在二公文集中，或笔谈，钞出成一编，附记二公之盛名，以行其方耳。”李东垣谓：“《苏沈良方》犹唐宋类诗，何也？盖言不能诗者之集诗，犹不知方者之集方也，一诗之不善，止不过费纸而已，不致误人，一方之不善，则其祸有不可胜言者矣。后之集方书者，尚慎之哉。”（见《石门刘桂医论》）

胡道静按云：“李东垣，刘桂皆谬说也，《苏沈良方》虽有后人附益苏轼之说，然良方自是沈括自集之书，括既有自叙，述其证验医理之心得，而笔谈复云《予集良方》。不可谓为‘不知方者之集方。’也。”

宋·沈括《苏沈良方》，卷第四“服茯苓赋引”。

予少而多病，夏则脾不胜食，秋则肺不胜寒，治肺则病脾，治脾则病肺，平居服药，殆不复能愈。年三十二官于宛丘，或憐而授之以道士服气法，行之期年良愈，盖自是有意养生之说。故道静按：“此沈括精岐黄术，缘少日多病而勤求之，亦‘久病成良医’之理也。”

附：《梦溪笔谈》枳实、枳壳辨：

“六朝以前医方，惟有枳实，无枳壳，故本草亦只有枳实，后人用枳之小嫩者为枳实，大者为枳壳，主疗各有所宜，遂别出枳壳一条，以附枳实之后……。”枳实、枳壳一物也，小者其性酷而速，大则其性详而缓，故张仲景治伤寒仓卒之病，承气汤中用枳实，此其意也，皆取其疏通，决泄，破结实之义。他方但导败风壅之气，可常服者，故用枳壳，其意如此。

枳实本经中品，橘踰淮而为枳，或云江南亦别有枳，盖即橘之酸酢者，以别枸橘耳，补《梦溪笔谈》辨别枳实、枳壳极晰。又“日本，朝鲜产之枳实及枳壳，同由果实制成，其中枳实，系将成熟之果实切片干燥而成，枳壳为已成熟果实之皮。”

谈王孟英养胎方

《沈氏女科辑要笺正》引王孟英曰：“条芩但宜于血热之体，若血虚有火者，余以竹茹、桑叶、丝瓜络为君，随证辅以他药，极有效。盖三物皆养血清热而息内风，物之坚莫如竹皮，礼云如竹箭之有筠是也，皮肉紧贴，亦莫如竹，故竹虽蓰而皮肉不相离，实为诸血证之要药，观塞舟不漏可知也。桑叶蚕食之以成丝，丝瓜络质柔子坚，具包罗维系之形，且皆色青入肝，肝虚而胎系不牢者，胜于四物阿胶多矣，惜未有发明之者。”

张寿颐《沈氏女科辑要笺正》曰：“此是虚火，亦非黄芩、白术可以笼统疗治，孟英所谓养血清热，独举竹茹、桑叶、丝瓜络三者，以为安胎妙用，批郄导窾（空），确非前人所能知，虽自谓未有发明，然经此一番剖别，其发明不已多耶。”

按：余常引用王氏之安胎药，竹茹、桑叶、丝瓜络三药为主，别加酸枣仁、生姜，名之为安妊饮，以疗妊娠恶阻。恶阻一证，又多由火动而逆，究之实乃胆之虚火上逆而为病，其症：呕吐酸苦、头晕、头痛、脘胀、面苍、神倦、大便秘结、小便黄短、舌红、苔黄、脉来滑数无力等。胆主枢机，枢机不利，必须调枢机而安和胆气，方中桑叶、竹茹秉秋金之气，不特利肺，亦降胆气，丝瓜络亦清热降火之品。酸枣仁一药，为肝胆家之正药，安和胆枢之要药也，且又调和脾胃，肝胆脾胃疏降一气贯之，生姜又为呕家之圣药，诸药合和，非但降胆中之虚火，而且润肝胆之阴血也，余多年以来，临证用之，实火略加条芩，无不随手奏效，实佳方也。

谈会厌逐瘀汤

王清任《医林改错》之会厌逐瘀汤。药用：桃仁五钱(炒)、红花五钱、甘草三钱、桔梗三钱、生地四钱、当归二钱、玄参一钱、柴胡一钱、枳壳二钱、赤芍二钱，水煎服。

此方列于"治痘篇"，作者指出："此方治痘五六天后，饮水即呛，若痘后抽风，兼饮水即呛者，乃气虚不能使会厌盖严气管，照抽风方治之。"

按：王清任此方，原为儿科痘疹而设，余数年恒用此方加减治疗急慢性咽炎，往往取得良好效果。咽炎一证，古云缠喉风。喉风，其发病之原因，一因外感风热，或疫疠之邪，病从上受而诱发；一因酒酪厚味，肺胃郁热，上壅咽喉而发生。无论内因、外因，其症为咽喉红肿疼痛，口干咽燥，甚则久久不愈，出现脓点，溃烂不已。以往治法，多守清热解毒之剂，或苦寒燥药，又有碍伤阴太过。余细度之，咽喉局部既然红肿，血丝满布，甚则溃烂，方书只知一派寒凉清热解毒。又何尝不加点活血之药于其中。既而又想到《医林改错》有会厌逐瘀汤一方，为何不可参考。从此凡遇这种病者，辄于清热解毒药中加二三味赤芍、红花、桃仁等。往往会取得意想不到的效果，时间长了，应用此方多了，余就把它拟成一个成方，广泛的应用于病者，其方为牛蒡子、山豆根、苦桔梗、薄荷叶、细生地、木通、赤芍药、南红花、生甘草。水煎，日服2～3次。这个方子在临证观察中，亦有迟迟不得全痊者。对于这种迟迟不得全痊者，又不得不引起余之注意。久之，发现此病非但实证，亦有虚证，所谓虚证，即虚火上炎证，对此，又恒于方中加1～2g肉桂以引火归元，用之亦较为爽手。仅举治验二例，别不多赘。

例1：顾书义，男，余之同学，机床厂油漆工人。性喜饮酒吸烟，1978年3月12日感咽喉肿痛，从不在意，每日仍烟酒不断，至4月中旬，咽喉肿痛特甚。夜不得寐，始来就诊，视其咽喉局部，红赤如桃，已溃疡有白脓点如豆大数片，方拟牛蒡子15g，射干10g，山豆根20g，赤芍15g，红花15g，桃仁10g，木通10g，生地黄20g，桔梗15g，玄参20g，双花10g，连翘20g，葛根30g。水煎，日服3次，嘱忌烟酒，否则溃烂不治。还好，他真的戒了烟酒，服药半月，病去大半，续服10余剂，病愈。

例2：杜秀梅，女，50岁，故城县人，1987年7月20日来诊，患咽炎年余不已，曾服中药、西药，时好时歹，至今不得其瘳，视见咽喉，只是红嫩不燥，亦无化脓现象，脉搏细数，舌淡苔白，有时汗出畏冷，精神萎靡不振，周身乏力。综合诸证分析，此少阴病也，仲景之苦酒汤半夏散及汤则主治“少阴病，咽中伤，生疮”。此类方一主散痰结而消毒肿；一主温散寒邪，利咽止痛。今又当仿此，况该患者实属少阴虚阳上越，故轻轻采用上方之三分之一量加肉桂2g，连续服药6剂病愈。

谈血府逐瘀汤

众所周知，王清任先生是一位极重视实践的医生。他所提倡的活血化瘀法，至今仍广泛的应用于临床，其方为：

当归三钱，生地三钱，桃仁四钱，红花三钱，枳壳二钱，赤芍二钱，柴胡一钱，甘草二钱，桔梗一钱，川芎一钱半，牛膝三钱。水煎服。书中所列治血瘀证有：头痛、胸痛、胸不任物、胸任重物、天亮出汗；食自胸后下、心里热（名曰灯笼病）、瞀闷、急躁、夜睡梦多、呃逆（俗名打咯忒）、饮水即呛、不眠、小儿夜啼、心跳心忙、夜不安、俗言肝气病、干呕、晚发一阵热凡十九种。方剂教科书分析本方证认为：主治为胸中瘀血，阻碍气机，兼见肝郁气滞之瘀血证。由于瘀血阻滞胸中，阻碍气机，故胸痛日久不愈；肝郁不舒，故急躁善怒；瘀血化热，则入暮渐热，内热烦闷；瘀热上扰心神，故见心悸失眠；瘀血阻滞，清阳不升，则为头痛；瘀热上冲，引动胃气上逆，故见呃逆；其痛有定处而如针刺，以及表现于面、唇、舌、脉等症，皆为瘀血征象，治疗当以活血化瘀为主，兼以行气。本方系由桃红四物汤（以生地黄易熟地黄，赤芍易白芍）加柴胡、桔梗、枳壳、牛膝、甘草组成。方中当归、川芎、赤芍、桃仁、红花活血祛瘀，牛膝祛瘀血，通血脉，并引瘀血下行；生地黄凉血清热，配当归又能养血润燥，使祛瘀而不伤阴血；甘草调和诸药，为方中次要组成部分。本方不仅行血分瘀滞，又能解气分之郁结，活血而不耗血，祛瘀又能生新，合而用之，使瘀去气行，则诸证可愈。

余临证治疗，亦喜用此方多年，每每收到意想不到的效果。回忆几十年间，曾治疗 2 例特大癥瘕病，介绍以下：

话说 1963 年春，适余出诊于建设派出所徐金成家，偶遇军运站长孙成教家眷。据述，多年郁积小腹肿块如三岁儿头之大，上月去济南检查为卵巢囊肿，必须切除，收入住院。患者大惧，夜半跳墙出院奔回德州，问余有何良方。余亦初见如此大证，踌躇良久，书血府逐瘀汤加重牛膝，再加三棱、莪术少许，嘱患者长期服用。半年后，患者患胃痛特来门诊治疗，并特报告，小腹特大肿块连续服用本方 70 余剂，肿块消之乌有。余不信实，扪其腹软，又细询之，确属本方治愈。

又话说，1985 年秋，市郊张庄患者霍风云来院门诊。见少腹膨大如七月之孕，病来数年，特请妇科主任李教授会诊，断为特大卵巢囊肿，必须切除。患家付不起上千元治疗费，索方于余，余书血府逐瘀汤加三棱、莪术、乌药与之。并嘱服药有效则长期服之，不必改方，无效另求高明。患者依方服药80余剂，癥块消失，后在曙光浴池门口内卖浴巾、肥皂等。1988年3月初，适余去曙光浴池沐浴，刚入门一妇抓我不放，感激不已，云其服药3个半月，计80余付，腹内肿块消失，在此做小买卖已1年多，病未复发。细审之，乃霍氏也。

《冷庐医话》论孕妇禁忌

《冷庐医话·卷四·胎产》云：孕妇服药凡寻常所用如牡丹皮、赤芍、牛膝、薏苡仁、贝母、半夏、南星、通草、车前子、泽泻、滑石、槐角、麦芽、神曲、伏龙肝、归尾、鳖甲、龟甲等，皆忌之，大抵行血利气通经渗湿之品，均在禁例。故王孟英谓，胎前无湿，虽茯苓亦须避之，火酒椒蒜等皆不可食，以其助火铄阴也。固胎之物，南瓜蒂煎汤服最良，胜于诸药……。

按：《冷庐医话》言孕妇禁忌之药大多为是，惟麦芽、神曲、伏龙肝，诸书多不列为孕妇之禁，尤其伏龙肝一药即灶心赤土，《备急千金要方》名釜月下土，久经火炼而成，主入脾胃二经，主治呕逆反胃，腹痛冷痢，女人崩漏带下之证，《金匮要略》有黄土汤一方，主治下血，余多年以来，每遇月经不调，流血过多，或崩漏不止，或妊妇动胎流血，即以伏龙肝一药为主，其疗效实优于其他止血之药。

又按：条文中所谓“王孟英言胎前无湿，虽茯苓亦须避之”。此引或有舛错，王孟英乃清代一大医学家，能言胎前无湿乎，妇女怀孕后，面浮跗肿者多矣，甚则下肢肿甚亦不少见，历代医家设鲤鱼治妊妇水肿，鲫鱼治妊妇水肿之方多矣，怎能云胎前无湿。所谓“虽茯苓亦须避之”，《金匮要略》有桂枝茯苓丸方用桂枝、茯苓、牡丹皮、桃仁、芍药，仲景用茯苓之意，亦并非苓能利水健脾，而茯苓更重要的一层道理，是能引桂、丹、桃、芍入任脉冲脉以下其癥。王孟英并非不知，而是未能言及罢了。

七、治疗经验

谈一贯煎的运用

一贯煎是一首滋补肾肝，疏肝理气的名方，临床运用比较广泛。原方主治，肝肾阴虚，肝气郁滞，胸脘痞胀，两胁作痛，口苦吞酸，疝气瘕聚，热伤肝络，脉弦虚，舌红少津，咽喉干燥等。该方重用生地黄，滋阴养血，调补阴津，以益肝肾，佐沙参、麦冬、枸杞子、当归养阴血而柔肝，更加川楝子一药，疏肝理气，为血中之气药，诸药合用，肝肾得养，肝气条达，而诸证可疗也。

1. 胁痛（胆囊炎）

左某，患胆气郁滞，右胁下苦痛，甚则不得安寐，心中烦热，口干，口苦，中脘痞满，大便干燥，小便黄短，脉弦，舌红少苔。处方：生地黄 20g，沙参 15g，麦冬 10g，当归 10g，柴胡 10g，枳实 15g，吴萸 3g，鸡内金 10g，川楝子 20g。水煮 2 遍，取汁 2 杯，日分 2 次温服。

上方连服 6 剂，大腑通畅，胁下作痛渐渐减轻，心中烦热乃安，口苦口干亦减，中脘略显宽舒，再方加薄荷 6g，青皮 15g，酸枣仁 20g，连服 6 剂，诸症十去其七，继以上方加减，服药共21剂，病瘥。

2. 黄疸（黄疸性肝炎）

许右，周身黄染，两目为甚，胸胁支满，中脘不时作痛，口苦咽干，恶心不欲食，小便色黄，大便干燥，舌红少津，脉弦数。处方：干地黄15g，熟大黄15g，白芍15g，当归10g，沙参15g，麦冬15g，柴胡10g，茵陈20g，枸杞子15g，川楝子15g，炒枳实10g，瓜蒌仁15g。水煮2遍，取汁2杯，日分2次温服。

上药连服6剂，中脘痛止，口苦咽干好转，周身黄疸减却大半，目黄已显浅淡，两胁显宽，大腑通而欠畅，饮食有所增加。脉已不若前甚，病机已有好转，仍步上方重在疏通。干生地15g，大黄15g，白芍10g，当归10g，沙参10g，麦冬10g，柴胡10g，茵陈20g，枸杞子10g，炒枳壳15g，川楝子15g，瓜蒌20g。上药水煮2遍，取汁2杯，日分2次温服。上方继服6剂，周身及两目黄疸基本消失，脘胁宽舒，按之柔软、不痛，饮食好转，大腑通调，再守上法，服药5剂，诸症均显平复。予一贯煎原方，减量服之，月余恢复健康。

3. 癥瘕（肝散在性硬化）

郭某，5年前患肝硬化水肿，经中西医治疗病愈。近半年来，两胁下经常闷胀，自服逍遥丸维持治疗，其证时轻时歹，终无根除，近来去医院B超检查，发现肝有散在性硬化多处，大小不等。目前：脉虚弦，舌质紫暗、瘦小，边有瘀血斑痕，少津，唇干不润，两胁下闷胀，肝肋下一指，按之作痛，心中烦热，不欲食，寐劣多梦，大便经常干燥，小便色黄，精神疲倦，下肢萎软。诊毕，再三斟酌，与一贯煎加减调之。处方：沙参15g，麦冬20g，生地黄30g，当归10g，枸杞子15g，川楝子20g，柴胡8g，桃仁8g，红花6g，鳖甲15g，青蒿10g，郁金10g，甘草10g。上药水煮2遍，取汁2杯，日分2次温服。上药连服6剂，胁下闷胀显宽，心中烦热不若前甚，大腑通调，寐劣多梦好转，饮食有所增加，度其诸证好转，继与上方续进。断续服药 23 剂，继与一贯煎方略加鳖甲 15g，赤芍 15g，桃仁 8g，红花 8g，甘草 8g。共计服药 53 剂，历时 2 个半月。诸证均愈，去医院 B 超检查，前肝脏散在性硬化，均已消失。

4. 下肢酸楚（不安腿综合征）

黄左，时届耳顺，双下肢经常酸楚，甚则转筋痉痛，迄今年余，针灸按摩略显小效，发作与时令相关，遇冷痛甚，适温痛缓，有时头晕目眩，心中烦热，倦怠嗜卧，脉细数，舌质偏红少津。辨证为：肝肾阴虚，血不养筋，治以柔肝养筋，滋补肾阴，方宗一贯煎加味调之。处方：生地黄 20g，麦冬 20g，沙参 20g，当归 15g，枸杞子 20g，川楝子 10g，山萸肉 20g，牛膝 15g，鸡血藤 30g，木瓜 15g。上药水煮 2 遍，取汁 2 杯，日分 2 次温服。上药连服 6 剂，下肢酸楚疼痛不若前甚，心中烦热减轻，仍感疲倦乏力，再守上方续服。处方：生地黄 30g，麦冬 20g，沙参 20g，当归 15g，枸杞子 20g，川楝子 10g，山萸肉 30g，鸡血藤 50g，牛膝 20g，木瓜 20g。上方续服 5 剂，其效不前，再三斟酌，方药不悖，仍宗一贯煎合张锡纯先生曲直汤合剂加减调之。生地黄 20g，熟地黄 20g，麦冬 20g，沙参 20g，当归 25g，枸杞子 30g，山萸肉 30g，知母 10g，黄芪 20g，牛膝 20g。上药文火煮取 1 杯，药滓再煮，取汁 1 杯，日分 2 次温服。继服 6 剂，下肢酸楚十去其七，脉来不若前甚，夜可安寐，下肢疲倦已除。仍按原方嘱患者续服，匝月病瘥。

5. 经断虚热（更年期综合征）

刘某，51 岁，经断 1 年半，经常面部潮热，身热汗出，手心烦热，并伴有头痛，头晕，口干唇燥，胃纳欠佳，腰脊酸楚，小便少，大便初头干燥，或心悸不眠，舌质偏红，少苔，脉弦细而数。辨证认为：此证的发生，主要在冲任亏虚，而阴虚阳浮，虽然出现诸多脏腑证候，但冲任亏虚，肾阴虚，血虚，肝阳上浮，是发病的根源。治疗诸症，以滋阴潜阳，促使虚火和降而归于肾阴，亦即“壮水之主，以制阳光”为法度，方宗一贯煎加味，乃俾阴阳平秘，而取功效。生地黄20g，沙参20g，麦冬20g，当归15g，枸杞子20g，川楝子15g，白芍20g，丹皮10g，生龙牡各20g，女贞子15g，甘草10g。上药以水3大杯，文火煮取1杯，药滓再煮，取汁1杯，日分2次温服。

治疗经过：上方连服6剂，面部潮热，身热汗出，不若前甚，他证亦随之稍减，上方续服加大生地为30g，白芍30g，女贞子20g，生龙牡各30g，加桑叶25g，服3剂，大便通畅，潮热、汗出、头痛头晕减轻大半，夜寐稍安，而心悸不平，再与上方加酸枣仁30g，连续服至21剂，诸症相继而安。为巩固疗效，嘱服六味地黄丸1个月。

6. 经后腹痛

张某，33岁。月经赶前错后不定，近5个月以来，每次行经之后，辄发小腹作痛，六七天渐渐而止，症见头晕，目涩，心中烦热，夜寐不安，口干，胃纳不香，甚则腰脊亦感酸楚，脉弦数无力，小便色黄，大便干燥。综合诸症辨证。此属肾阴不足，冲任空旷之候。冲任之脉与肾脏关系甚为密切，肾主五液，主藏精，冲为血海，任主胞胎，月经后辄发少腹疼痛，乃肾、冲、任血虚之明征，冲脉又伏行脊里，腰脊酸楚此理亦固然。治以滋补肾阴，养血于冲任二脉，方宗一贯煎方加味调之。处方：生地黄20g，沙参20g，麦冬20g，当归20g，枸杞子20g，川楝子6g，制何首乌30g，川芎6g，白芍15g，甘草10g，狗脊20g。上药以水3杯，煮取1杯，药滓再煮，取汁1杯，日分早晚2次温服。

按上药连服3剂，诸症减却大半，再服3剂而病愈。第2个月，月经过后，却与原方连服5剂。迄今已年余，其病未发。

按：一贯煎一方，乃魏之琇之方。魏之琇，字玉璜，号柳州。清代浙江钱塘人，生于康熙六十一年（1722），卒于乾隆三十七年（1772），享年51岁。著有《续名医类案》六十卷。

对于一贯煎的评价，张山雷云：“柳州此方，原为肝肾阴虚，津液枯燥，血燥气滞，变生诸证者设法……柳州此方，虽从固本丸、集灵膏二方脱化而来，独加一味川楝子以调肝木之横逆，能顺其条达之性，是为涵养肝阴无上良方，其余皆柔润以训其刚悍之气，苟无停痰积饮，此方最有奇功……。”

再谈灵枢饮方

灵枢饮一方的方义，它既不同于交泰丸，也不同于黄连阿胶鸡子黄汤。交泰丸由黄连、肉桂二药组成，主治心肾不交，是调动心与肾的功能，共同协调以达心肾相交的一首名方，主治心肾不交，怔忡不寐。黄连阿胶汤由黄连、黄芩、芍药、阿胶、鸡子黄五药组成的，方机为育阴泻火，即扶阴泻阳之法，主治少阴病热化证，本属阴血虚弱，不能纳阳而阳气上越，以致造成心中烦，不得卧的局面。灵枢饮一方，既非交泰丸的心肾双调之法，亦非是黄连阿胶汤的育阴清火法，而是通过启动阴维之脉而达到心肾相济之法，这一思维的过程及方剂的形成，有必要更加详焉其说。

阴维之脉“起于诸阴之交，其脉发于足少阴筑宾穴，为阴脉之郄，在内踝上五寸腨肉分中。上循股内廉，上行入小腹，会足太阴、厥阴、少阴、阳明于府舍，上会足太阴于大横、腹哀。循胁肋会足厥阴于期门，上胸膈挟咽，与任脉会于天突、廉泉，上至顶前而终，凡一十四穴。”至于阴维之为病，李时珍指出：“阴维为病主心痛”。洁古独以三阴温里之药治之，则寒中二阴者宜矣，而三阴热厥作痛，似未备矣。盖阴维之脉，虽交三阴而行，实与任脉同归，故心痛多属少阴、厥阴，任脉之气上冲而然。暴痛无热，久痛无寒，按之少止者为虚，不可按近者为实，凡寒痛，兼少阴及任脉者，四逆汤；兼厥阴者，当归四逆汤；兼太阴者，理中汤主之。凡热痛，兼少阴及任脉者，金铃散、元胡索散；兼厥阴者，失笑散。兼太阴者，承气汤主之。若营血内伤，兼夫任、冲、手厥阴者，则宜四物汤、养营汤、妙香散之类。因病药之，如此则阴阳虚实，庶乎其不差矣。”关于阴维为病的条例，请参阅我于 2002 年 3 月出版的《奇经八脉证治方论》一书中的“阴维病类证并治”章节，书中详细论述了阴维三阴寒证之阴维太阴寒证、阴维少阴寒证、阴维厥阴寒证、及阴维三阴热证之阴维太阴热证、阴维少阴热证、阴维厥阴热证，自会一目了然。

又足少阴肾，主藏精，为水脏，其卦为坎（☵），手少阴心脏主血脉，为火脏，其卦为离（☲），这阴阳水火，必使其相济为用则吉，分则危殆不远矣。阴维之脉，起于诸阴之交，隶属于足少阴肾，阴维之脉能引少阴精血上达于心。《难经》所谓“阴维为病苦心痛”，若肾中精血不足，阴维之脉又不能导引精血以滋荣心脏，则易病“心中憺憺大动”，苦其心中疼痛，所以调补肾与阴维之脉，使肾之精气上达于心，形成抽坎填离之势，亦是治疗心痛病的又一法门。

足少阴肾与手少阴心，均为少阴之经，介乎厥阴太阴之间，为三阴经之枢纽，少阴以灵气为本，以神气为用，于是乎方以二地培其真阴，又以龟甲灵动之品，安宅于肾中以为固本之用；神灵者，虽曰灵为阴，神为阳，实乃分则为二，合则为一也。

灵枢饮方：生地黄 30g，熟地黄 30g，当归 30g，川芎 10g，白芍 20g，生龟甲 20g，川牛膝 20g，生龙骨 20g，生牡蛎 20g，淫羊藿 10g，甘草 6g。

上 11 味，以水 4 杯，文火煮取 1 杯，药滓再煮，取汁 1 杯，日分 2～3 次温服。

功效：调补阴维，滋益肾阴，安神定志。

主治：心中疼痛，悸惕怔忡，或胸闷气短，神魂无依，精神萎靡等症。介绍医案一则，以供参考。

李某，女，60岁。患胸痹心痛已2年，医按胸痹给瓜蒌薤白汤治之久矣，其病时好时歹，未得痊愈，其发病时总觉有气从足踝上腨部上攻，气至胸中则心中作痛，胸闷憋气，悸惕不安，精神萎顿，甚则神魂无依，头目眩晕，如飘飘然，夜寐不安，脉弦数，舌红少苔。综合脉证分析，属心肾阴虚，心失所养。初感有气从腨上行至胸中而病甚，实乃阴维之为病矣，治当调补心肾，调其阴维为治法，庶得精血相辅，则病可愈。方以大熟地20g，生地黄20g，当归15g，白芍15g，生龙骨20g，生牡蛎20g，川牛膝15g，生龟甲20g，淫羊藿10g。以法煮服，连服5剂，其胸闷憋气、悸惕不安、精神萎顿，有所好转，他症尚无起色。前证既显效机，率由归章，加重调补阴维。大熟地加至30g，淫羊藿加至20g，煮服方法同上。继服上方12剂，病却大半，为巩固疗效，原方减量续进，略加行气活络之品，又7天病愈。

谈泌尿系结石的治疗经验

泌尿系结石一证，乃中医五淋中之石淋证，其发病特征为腰痛、小腹痛、小便涩痛或滴沥难出。中医古籍中对于这种病的说法很多，《黄帝内经》谓："脾湿郁热。"历代名医亦众说纷纭，有主"肾虚膀胱生热者"，有主"心移热于小肠者"，有主"膀胱湿热者"。秦伯未先生一语道破云："膀胱热则失其气化之职，小便数而为石淋，犹汤瓶久在火中，底结白碱也……脐腹隐痛，小便难，轻则下沙，甚则下石，或黄赤，或混浊，色泽不定。"至于治法，有主清热化湿者，有主清利排石者，还有主张疏肝理气、活血化瘀以排石者。总之，这种病的形成，大多为肾虚积热，煎熬津液而成结石，治疗方法，以调补肾虚，清除积热为治此病之总法则，具体措施，又非大量冲荡之品不能为其功效。余常治疗此证，久则形成一方，冬葵子排石汤，临床辨证治疗，每获良效。其方为：冬葵子 20～50g，石斛 20g，石韦 20g，滑石 20g，金钱草 30g，泽泻 20g，牡蛎 20g，穿山甲 10g，瞿麦 20g，琥珀 10g（冲），海金沙 30～60g 等。肾虚加熟地黄、山萸肉、杜仲，尿血加血余炭、小蓟。若结石结聚，多而难下者，冬葵子可加至 50g，金钱草可加至 60g，先煮二药，另煎他药，最后药汁合和，再煮片刻，以加大滑利排石之功效。若茎溲热痛不可忍耐者，可加黄柏、肉桂引火归元。

1. 肾结石

董某某，男，33 岁，企业老板。

不断腰痛，甚不介意，迄今四五个月病益甚，精神不振，近来少腹左侧有时痛剧，去医院检查，诊断为左肾结石三四块，均在 0.4cm×0.5cm 左右，住院治疗半月无效。转来我院中医治疗，目前：精神紧张，心中烦热，夜寐不安，左腹部有压痛，小便黄赤，有淋痛感，舌质红赤，苔薄黄，脉弦数。诊为肾阴不足，湿热内蕴。治以清热利湿，凉血，利尿，排石。

冬葵子 30g，石韦 20g，滑石 10g，萹蓄 20g，瞿麦 20g，海金沙 10g，生熟地黄各 20g，白芍 15g，白茅根 30g，延胡索 10g，甘草 10g，知母 10g，黄柏 10g，琥珀粉 10g（分冲）。

上 14 味，以水 4 杯，煮取 1 杯，药滓再煮，取汁 1 杯，日分 2 次温服，每服冲服琥珀粉 5g。

二诊：上药连服 7 剂，腰痛减轻，左腹部痛缓，按之仍痛，精神好转，夜可安寐，小便尚黄，舌红苔薄黄，脉来不若前甚，病情略有起色，仍步上方加减。

冬葵子 40g，山萸肉 20g，石韦 20g，萹蓄 20g，瞿麦 20g，海金沙 15g，生地黄 20g，白芍 20g，甘草 10g，金钱草 40g，琥珀 10g（分冲）。

上 10 味以水 5 杯，文火煮取 1 杯，药滓再煮，取汁 1 杯，日分 2 次温服，每服冲服琥珀粉 5g。

三诊：继服上方 7 剂，腰痛、腹痛均缓解，精神、饮食均正常，状如平人。再次拍片检查，查后片示，左肾已无结石痕迹，嘱停药观察。

停药 6 天，再次拍片亦示左肾正常，为巩固疗效，书以小方予之。

山萸肉 20g，山药 15g，白芍 15g，泽泻 15g，云苓 15g，生熟地黄各 15g，白茅根 20g。

上药以水 3 杯，煮取 1 杯，药滓再煮，取汁 1 杯，日分 2 次温服。

2. 输尿管结石

李某某，55 岁，干部，2001 年秋诊。

腰酸腰痛，有时小便淋漓不畅，服六味地黄丸无效，去某医院检查，诊断为右输尿管结石。尿液检查：蛋白（+），白细胞、上皮细胞微量，出示拍片：右输尿管上 1/3 处有 0.5cm×0.7cm 钙化阴影。目前：小便略混浊，色黄，有时尿亦不畅，尿时有微痛感，腰酸乏力，脉沉数，舌淡苔略黄。诊断既已明确，遂与冬葵排石汤加减治之。

冬葵子 20g，石斛 20g，石韦 20g，瞿麦 15g，金钱草 30g，泽泻 20g，王不留行 20g，穿山甲 6g，木通 6g，滑石 10g，鱼腥草 20g。

上 11 味，以水 3 杯，煮取 1 杯半，药滓再煮，取汁 1 杯半，日分 3 次温服。并嘱：多饮水，多吃西瓜，可经常小跑，勿累。

二诊、三诊：又继续服药至第 7 剂，下午突然感到茎中有堵塞现象，不久结石排出，结石如豆大，色褐，掐之坚硬。余一剂未服。翌日来报甚喜，与六味地黄汤加龟甲 4 剂以善其后。

生地黄 20g，山药 10g，丹皮 10g，泽泻 10g，云苓 10g，山萸肉 10g，龟甲 20g（打细）。

上药以水 4 杯，文火煮取 1 杯，每晚睡前顿服。

谈澄源畅流法的临床应用

这组澄源畅流法。一组采用李东垣之通关丸，另一组为加减六味丸意。

用法，先服通关丸：知母 10g，黄柏 10g，肉桂 3g。上 3 味，以水 3 杯，煮取 1 杯，药滓再煮，取汁 1 杯，日分 2 次温服，连服 3 剂。接服六味丸法。方为：生地黄 20g，白芍 20g，丹皮 10g，猪苓 20g，泽泻 20g，滑石 10g，白茅根 20g，云苓 20g，阿胶 10g（烊化）。上药以水 3 杯，煮取 1 杯，药滓再煮，取汁 1 杯，2 杯合和，烊化阿胶，日分 2 次温服。忌食辛辣、粘腻及鱼虾腥臭之品。

功效：滋阴降火，利水通淋。主治：湿热下注、热淋、血淋、尿频、尿急、淋漓涩痛或心烦不寐者。

按：湿热下注所引起热淋，当然也就包括膀胱炎、肾盂肾炎等病。通关丸方的组方历代医家亦多加赞赏，有云："黄柏苦以坚肾，则能降龙家之火，继以知母之清以凉肺，则能全破伤之金。"肉桂助肾之气化以引火归元，则气化得宜，邪热必清。叶天士每用此搜阴中伏火，甚为有见。《素问》所谓："无阳则阴无以生，无阴则阳无以化。"临床先服第一方一二剂，则邪热得化，此乃急则治标也，然而邪火得化，阴气又当急复，其病始可无虞。接次服第二方，方中以生地黄、白芍、丹皮、猪苓以养阴，苓、泽、滑石、白茅根以利水，阿胶养真阴而生血。赵羽皇指出："阿胶于肾中利水即于肾中养阴，疏浊热而不留瘀壅，亦润真阴而不苦其枯燥，源清而流有不清乎。"由通关丸方以澄其源，继服第二方以畅其流，临床每喜用之而取良效。

1. 热淋

吴某，女，33岁，农民，衡水。

晚秋于菜地劳动，露水打透裤腿，下肢受寒，回家后，即感尿频，身发寒热，服解热去痛片，三日后，寒热稍退，而小便仍频数，色黄，涩痛难忍，精神疲倦，四肢酸楚，不欲饮食，脉细数，舌红少苔。脉证合参，此属热淋之证，治以滋阴降火，利水通淋。

知母10g，黄柏10g，肉桂3g。

上药以水3杯，煮取1杯，药滓再煮，取汁1杯，日分3次温服。

二诊：上方连服3剂，小便频数，涩痛难忍减却大半，脉来不若前甚，继予大队养阴利尿之剂以畅其流。

生地黄20g，白芍20g，猪苓30g，丹皮10g，云茯苓20g，泽泻20g，滑石15g，萹蓄20g，瞿麦20g，白茅根20g，蝉蜕10g，竹叶10g，阿胶10g（烊化）。

上药以水3杯，文火煮取1杯，药滓再煮，取汁1杯，2杯合，烊化阿胶。

三诊：上药连续服药7剂，小便正常，涩痛已蠲，略书一小方予之，以善其后。

生地黄20g，山药15g，山萸肉15g，云苓20g，丹皮6g，泽泻10g，蝉蜕10g，甘草6g。

上药水煮2遍，取汁1杯半，日分2次温服。

2. 血淋

杜某，女，40岁，工人，德州市。

尿血7天，涩痛难忍，精神疲倦，腰膂痛楚。尿检白细胞（++）、红细胞（+++）。脉沉弦，舌红苔黄腻。

辨证：湿热下注，迫血妄行，肾虚络破，膀胱气化不宣，治宜清热利湿，补络止血，宣通肾气。

先以第一方：知母10g，黄柏10g，肉桂2g。服法同上，

2剂。继服第二方：生地炭30g，白芍20g，丹皮10g，猪苓30g，云苓20g，滑石10g，白茅根60g（一半炒炭），泽泻20g，甘草10g，阿胶15g。

上药以水3杯，煮取1杯，药滓再煮，取汁1杯，日分2次温服。

二诊：上方服2剂，小便湿热涩痛减轻，继服上第二方5剂，小便涩痛已蠲，尿色略显黄赤。尿检：白细胞（+）、红细胞（+），上方即显效机，仍步上方调之。

三诊：继服上方5剂，诸症相继而瘥。为巩固疗效，宗都气丸方与之。

山萸肉10g，山药10g，丹皮6g，泽泻10g，生地黄20g，云苓10g，五味子6g，肉桂1g。

上药以水3杯，煮取1杯，药滓再煮，取汁半杯，每晚睡前服一次，翌日晨起温服半杯。

谈痛风证治经验

痛风证，在中医的典籍《金匮要略》一书中称为“白虎历节风”亦属于风痹或热痹范畴。这种病的病因主要是湿热内蕴经腧，兼受风邪外袭所致，湿热郁久化生为痰，流注经络着于四肢关节，红肿热痛，甚则关节不得屈伸，心中烦热不宁，久则伤及肝肾筋骨，形成硬结，或僵硬变形，治之尤难。余治此等病证红肿热痛期，多用大桑枝煎方，外敷柏冰散。后期关节疼痛期，多采用自制申如汤法。举例如下。

例1：李某某，女，40岁，干部。兼酒店经理。

右膝关节肿大焮热，行走困难，心中烦热，夜寐不安，某医院治疗月余，输液、打针、内服止痛西药，病不减反增，无奈请中医治疗。目前：除上述外，膝关节肿大如茄，扪之炙手，重按痛甚。此湿热内盛，痰火流注所致，治以大桑枝煎法，外敷柏冰散。

①柏冰散：黄柏二斤，轧为细末，掺合冰片2g。每次用300g，麻油调成糊状，敷以关节处，厚度为2mm许，再外敷以纱布，或塑料布扎紧，不使药糊外溢，每日换1次。

②药方：鲜桑枝100g，鸡血藤60g，忍冬藤100g，南细木通15g，川牛膝30g，生石膏100g，薏苡仁30g。

上药以水6杯，煮取1杯半，药滓再煮，取汁1杯半，日分2次温服。忌食鱼肉、酒等。

二诊：内服外敷，以法行之，3天后，膝关节红肿热痛消失近半，扪之热而不炙，心中烦热得清，夜间可以安寐大半，重按尚疼痛，脉洪大不若前甚，上方效，率由旧章化裁调之。

鲜桑枝100g，鸡血藤60g，忍冬藤100g，南木通10g，川牛膝30g，生石膏100g，知母20g，红花6g，薏苡仁30g，淡乳香3g，明没药5g，甘草6g，车前子30g（布包）。

上药以水6杯，煮取1杯半，药滓再煮，取汁1杯半，日分3次温服及禁忌。柏冰散依上法，不可间断。

三诊：上方继进5剂，红肿消退，热痛已蠲，屈伸基本自如，为巩固疗效，拟以养血活络之品善其后。

鸡血藤50g，怀牛膝30g，木瓜30g，红花10g，桑寄生30g，生薏苡仁30g，汉防己20g，丹参20g，细当归10g，生甘草10g。

上药以水3杯，煮取1杯，药滓再煮，取汁1杯，日分2次温服，嘱忌食酒酪、腥臭、粘滑之品15～20天。

例2：胥某某，男，35岁，农民。

麦收之季，忙于收割，天气炎热特甚，汗流浃背，午饮吃肉喝酒，闷热不解，遂即入湾中洗澡，以解其热，下午即感四肢酸楚，未予介意，3天后，左肘关节作痛，7天后，热肿痛甚，屈伸不利，在当地服消炎药维持，病不减，而疼肿尤甚，输液打针又维持治疗7天，病仍不减，转来治疗。刻下，左肘肿热灼痛，昼夜不得安寐，脉洪大，舌红苔黄，不欲饮食。患者欲在冷水中浸泡以缓解其热痛，这样终究不是办法，转来中医门诊治疗。脉证合参此亦痛风热痹之证，治以清热通络，消肿止痛之法。

①黄柏二斤轧为细末，冰片 2g 调合于黄柏药末中，麻油调为粗糊状，外敷患处，外用塑料布扎紧不使外流，一日换药 1 次。

②方药：鲜桑枝 100g，忍冬藤 80g，生石膏 100g，肥知母 20g，南木通 10g，细生地 20g，赤白芍各 20g，鸡血藤 50g，青连翘 50g，生甘草 10g，防风 8g。

上药以水 6 杯，煮取 1 杯半，药滓再煮，取汁 1 杯半，日分 3 次温服，忌食鱼虾腥臭之品。

二诊：上方连续外敷内服 5 天，左肘肿热灼痛，消减大半，夜寐得安，食饮馨香，精神振作，周身亦感轻松，脉来不若前甚。病已减，仍步上方。

鲜桑枝 100g，忍冬藤 80g，生石膏 80g，知母 15g，青连翘 30g，细生地 30g，赤白芍各 15g，玄参 15g，丝瓜络 20g，南红花 5g。

上药以水 6 杯，煮取 1 杯半，药滓再煮，取汁 1 杯半，日 3 次温服。柏冰散外敷，不可间断。

三诊：继以上法，3 天后，左肘肿热疼痛全消，活动屈伸自如，病已出险入夷，拟以小方以善其后。

鸡血藤 30g，桑枝 30g，细生地 20g，赤芍 10g，白芍 10g，红花 6g，丝瓜络 20g，生甘草 10g。

上药以水 3 杯，煮取 1 杯，药滓再煮，取汁 1 杯，日分 3 次温服，忌酒，淡食调养。

旬余，胥某特骑自行车，来致谢意云云。

例 3：刘某某，男，51 岁，农民。

患两膝关节痛已七八年之久，今秋地气潮湿，膝关节疼痛加重，尤以右膝关节肿大，酸楚疼痛尤甚，行走不利，服布络芬药片月余，时好时歹，病仍不得全痊。目前，两膝疼痛，右膝肿大，尤以酸楚为甚。脉象细缓。

辨证治疗：湿邪久羁经腧，渐次凝结为痰，痰湿下趋，流注下肢关节，经络淤阻，气血不得通畅，而形成关节肿大作痛，治以养血活络，通经止痛为法。

鸡血藤50g，威灵仙20g，汉防己20g，川牛膝30g，薏苡仁30g，熟地黄20g，鹿角片20g（先煮），炒穿山甲6g，制苍术10g，桑寄生30g，白芥子5g。

上药水煮2遍，取汁2杯，日分2次温服。

二诊：上药连服7剂，左膝关节痛减轻，右膝关节肿痛减不足言，行走依然困难，斟酌上方，亦属合拍，遂予上方加豨莶草30g。

三诊：继服上方15剂，右膝关节肿痛显消近半，度其患家经济不及，书以丸方续进。

豨莶草100g，威灵仙80g，鸡血藤100g，川牛膝50g，木瓜50g，薏苡仁80g，汉防己50g，制苍术30g，炒穿山甲30g，鹿角片50g，山萸肉50g，白芥子20g，车前子60g（包煎），大蜈蚣10条，生乳没各20g。

上药共为细末炼蜜为丸，每丸9g。早服1丸白水送服，晚服2丸黄酒冲服。

谈胆囊炎证治经验

胆囊炎属中医之胁痛。经云："春脉不及，则令人胸痛引背，下则两胁胀痛……胆足少阳也，是动则病口苦，善太息，心胁痛不能转侧。"（素问）

"邪在胆则两胁中痛……苦膈中，且胁下痛，肝偏顷则胁下痛"。（灵枢）

《证治汇补》云："右胁下有块作痛，饱闷者食积也……暴发痛甚者，火郁也。"景岳云："胁痛病属肝胆二经，以二经之脉皆循胁肋故也，然心肺脾胃肾与膀胱，亦皆有胁痛之病，以邪在诸经，气逆不解，传及少阳，厥阴及致胁肋疼痛耳……饮食劳倦而致胁痛者，此脾胃所传也……传至本经，则无非肝胆之病也……属有形，无非由气之滞，但得气行则何聚不散，凡治此者，无论是痰、是血，必兼治气为主。”林珮琴云：“肝脉布胁，胆脉循胁，故胁痛皆肝胆为病，而胆附于肝，凡气血食痰风寒之滞于肝（胆）者皆足致痛……初痛在经，久痛在络，有郁热胀痛者，宜苦辛泄降……有因怒劳，致气血皆伤肝（胆）络瘀痹者，宜辛温通络。有云痰除而积聚消，胁痛，岂有不愈者哉。”

余治此证，喜用柴胡左金汤方加减，每著良效（自拟方），方以柴胡 20g，黄芩 15g，白芍 20g，枳实 20g，青皮 20g，炒大黄 10g，半夏 20g，胡黄连 10～15g，吴茱萸 5g。上 9 味水煮 2 遍，日分 2 次温服。其功效以清泄胆火，疏郁止痛为法。主治：胆囊炎、胆系感染、胁痛、郁热心烦及心下痞闷作痛、胰腺炎、肠梗阻、慢性胃炎等。该方采用大柴胡汤去大枣，复以左金丸方，左金丸中之黄连改用胡黄连，以胡黄连主入肝胆二经。以大柴胡汤和解少阳，转枢机，内泄热结。左金丸一寒一热，一升一降，成辛开苦降之势，相反相成，与大柴胡汤合剂，共奏疏肝理气，清泄胆火及和胃降逆以消积聚之效。

1. 胁痛（胆囊炎）

滕某，男，44 岁。旬月前患右胁下作痛。其痛日甚一日，医院检查，示为胆囊炎，服药不效，转请中医治疗：刻下，右胁下作痛，拒按，心下亦觉痞满，口苦，有时呕吐苦水，绿如菜汁，不时心烦，低热起伏，寐意欠佳，大便稠粘，小便黄，脉象弦滑，舌质红，苔略黄腻。

辨证治疗：胆火内炽，疏泄失调，以致口苦，呕如菜汁，味苦，心烦心热，寐意失调，中脘脾气壅滞而痞满，二便失调。结合脉象舌象，此胆囊炎症，为胆气郁勃，脾胃失和之形，治当疏泄胆火，行气止痛，化滞以行脾，降胃以消痞积，方法可否，以观所以再商。

柴胡20g，黄芩15g，白芍15g，青皮15g，枳壳15g，胡黄连10g，吴茱萸5g，半夏15g，陈皮15g，竹茹10g，酸枣仁20g，甘草10g，大黄10g，瓜蒌20g。

上药以水4杯，煮取1杯，药滓再煮，取汁1杯，日分2次温服。

二诊：上药连服3剂，大腑通畅，小便增多，中脘痞满消除大半，呕吐止，右胁下痛亦大减，重按尚痛，寐安，饮食略增，脉来不若前甚。病机好转，但仍不可有恃无恐，嘱病家要淡食调养，切忌烟酒、鱼虾腥臭之品。

柴胡15g，黄芩15g，白芍15g，青皮15g，枳壳10g，胡黄连6g，吴茱萸3g，竹茹10g，大黄炭10g，甘草10g，生酸枣仁20g。

上药以水4杯，水煮2遍，取汁2杯，日分2次服之。

三诊：上方连服6剂，饮食、寐意、精神均趋正常，惟右胁下按之尚痛，再步上方，略佐活络之品续进。

柴胡15g，赤芍15g，胡黄连6g，吴茱萸3g，大黄炭6g，牡蛎15g，桃仁6g，红花6g，香附12g，郁金12g，酸枣仁20g，甘草10g。

上药以水3杯，煮取1杯，药滓再煮，取汁1杯，日分3次服之。

连续服药4剂，右胁下作痛消失，嘱食饮尽之。

2. 胆囊炎

焦某，女，32岁，乐陵，干部。

大怒气逆，两胁作痛，服逍遥丸、四消丸，腹泻数次，两胁作痛稍减，某医与柴胡疏肝散方加味香附、木香、当归、川芎，病亦减，展转旬日，左胁疼止，惟右胁下仍然疼痛不止，并心中烦热，夜寐不宁，大便干燥，脉弦滑，舌红少苔。B超检查诊断为胆囊炎。

柴胡20g，黄芩20g，白芍20g，枳实20g，青皮20g，大黄10g，胡黄连10g，吴茱萸3g，川楝子30g，延胡索20g，瓜蒌30g，甘草10g，赤芍20g，红花6g，胆南星6g。

上药以水3杯，煮取1杯，药滓再煮，取汁1杯，日分2次温服。

二诊：上方连服5剂，右胁宽舒，疼痛已止，大腑通畅，心中烦热已清，夜寐得酣，惟脉来尚弦滑，书以小方予之善后。

胡黄连6g，吴茱萸2g，酸枣仁20g，白芍15g，甘草10g。

上药水煮2遍，取汁2杯，日分2次温服。

我治心痛病

列方六首：加味正胆汤方、大补气血汤方、血府逐瘀汤方、灵枢饮方、桂枝四逆汤方、解毒清心饮方。

1. 心痛之病，若见心中悸惕不安，胸闷憋气，烦冤不寐，不时发作，气短，胆怯易凉，无故害怕，喜静恶躁，上脘痞满，口淡乏味，脉弦舌淡，苔腻者，此属心胆气滞，营卫不和，治当安神宁胆，佐以化滞畅中，方以加味正胆汤调治。

按：心主血脉，主藏神，为君火，君主之官；胆主中清，主决断，为相火，一脏一腑，以气化感召，相互为用，主宰人之生命活动。

心属少阴之经，胆属少阳之经，少阴少阳，曰阴枢，曰阳枢，阳枢动而阴枢随，人则康健；否则枢转折斜脏腑功能失调，人则病，《医学入门·五脏穿凿论》指出："心与胆通，心病心悸怔忡宜温胆，胆病战栗癫狂宜补心。"正胆汤是安神宁胆的一首佳方。若症状稍偏热者，可加柏仁、丹参、丹皮少许，以免宜宾夺主。若稍偏虚寒者，亦可加柏仁，再加生姜、大枣或少加桂枝五六克。

方：加味正胆汤：陈皮20g，半夏20g，云茯苓20g，甘草10g，竹茹10g，枳实15g，酸枣仁30g，代赭石20g，柴胡10g，黄芩6g。

上药以水3杯，煮取1杯，药滓再煮，取汁1杯，日分2次温服。

忌食生冷、粘滑、荤腻之品。

2. 心痛之病，若见心脉瘀阻，胸内掣痛、刺痛，或内热烦闷，心悸、寐劣，性情急躁善怒，入暮渐热，舌质暗红，舌边有瘀血斑点，唇暗，或两目暗黑，脉弦紧，或涩滞者，此为胸中有瘀，行血不畅，心之经脉瘀滞之形，治当活血、化瘀，行气止痛之法调之，宜血府逐瘀汤化裁。

按：引起心脉瘀阻的原因很多，或因肝气郁勃，气滞不畅，气郁既久，而必瘀淤；或因烟酒失度，心脉弛张；或因饮食肥甘，痰湿不化；或因风寒，血络痹而不畅；或因操劳过度，心阴暗耗；或因大怒、形气亏损；或因精神刺激，心情憋闷，或因忧伤，或因悲恐等等。阻碍气血流畅者，皆可引发瘀血心痛。血府逐瘀汤，或失笑散，当为首选之方。

血府逐瘀汤乃清·王清任《医林改错》之方，也是作者应用最为广泛的一个方子，主要用于治疗“胸中血府血瘀之症”。从王清任血府逐瘀汤所治例中有心悸、头痛、胸痛、不寐、噎膈等19种病，归纳起来，皆由瘀血所致，都可应用本方加减，予以治疗。本方用川芎、桃仁、红花、赤芍以活血去瘀，配合当归、生地黄活血养血，助其去瘀而又不伤血；柴胡、枳壳疏肝理气以止痛，牛膝破瘀血而通络下行，所谓“瘀血下行不作劳”；桔梗为方中之舟楫，载药上行，发挥于心胸；甘草缓急，通百脉，调和诸药。功能活血祛瘀，行气止痛，如痛不已者，可加蒲黄、灵脂、檀香等。

方：血府逐瘀汤：桃仁12g，红花10g，当归10g，生地黄10g，川芎10g，赤芍10g，桔梗6g，柴胡5g，枳壳10g，甘草10g。

上药以水3杯，煮取1杯，药滓再煮，取汁1杯，日分2次温服。

3. 心痛之病若见形气不足，心气虚弱之心中恶寒不足，胸膺滞痛，绵绵不已，怔忡不安，多梦寐劣，面色苍白不华，四肢畏冷，或手梢经常发凉，少气懒言，自觉心中空虚，摇摇如悬旌，或一阵发热，一阵汗出，或失精，如肾气不固之形，或动则气短，四肢不支，脉细弦，或沉涩，舌质清淡，或红嫩，苔薄等。此皆心阳不振，心气不足之形也，治当温暖心阳为法。方用桂枝四逆汤调之。

按：以上所云诸证，总之为心阳不振之候，治当振奋心阳为要着，所以应用桂枝四逆汤，本方即四逆汤加桂枝、当归组成，四逆汤原为大热回阳之剂，此处用之之意，乃大大缩小四逆汤之量，实乃大方小用，大火微用之法。主治心阳气虚怔忡不安者，如大病之后，心气极弱，心动不安，或略感心中滞闷不爽者，此症临床见之不少，又每每见之医与大补之药蛮补生变者，或气闷，或不欲食，或脘痞不畅。余所采用这一小方，大火小用，实乃一焖法而已。岂不见厨师焖坛子肉一法，小火焖10余个小时后，便可得到脍炙人口的美餐。俗云："心急吃不到焖火肉"即是此意，余治这类病也是效法这一焖法的，这法与内经"少火生气"恰同。方用桂枝、附子入少阴心肾，燠烋心肾通十二经脉；干姜助之俾阳达四末；当归辛润，活血、养血，与理气药同用，可疗气血凝滞疼痛；甘草为前数味之量以通血脉，宗前贤"甘草通经脉，利气"，"通九窍，利百脉"，"通行十二经"之旨矣。

方：桂枝四逆：桂枝3g，附子3g，干姜3g，当归3g，甘草12g。

上5味以水4杯，先煮附子再纳诸药同煮，取汁1杯，药滓再煮，取汁 1 杯，日 2 服。忌食冷粘滑之品。

4. 心痛之病若见心悸，怔忡，气血不足，元气亏虚，面色苍白或精神颓败，头目眩晕，四肢疲倦，但欲踡卧，自觉心中恶寒不足，动辄气喘，或面浮跗肿，口淡乏味，不欲饮食脉象沉细，重按无力，或无脉，此元气大亏之危候，若再迁延恐有元气告匮之虞，不而危殆将至，治以大补气血法调之。

按：心脏病迁延贻误，或治疗不当，出现以上所述之证实属危殆，包括风湿性心脏病后期，若非气血双补，填补真元何克有成。余拟大补气血汤一方，乃集参、芪、归、地、阿胶、龙眼，取甘温益气养血之上品，冶于一炉，益气力雄，养血力厚，气味雄厚之品，又恐其腻膈壅滞，方中又加木香以调气，加云苓以淡渗，用之斯无壅滞之弊。加甘草以调和药味，反借甘草"通经脉，利气血"之力以益中气。又加黄酒一味，载诸药以行诸经，温脏腑调营卫，补虚损，气血双补，则诸虚之证可以挽回也。

方：大补气血汤：人参 10～20g，黄芪 20g，当归 20g，龙眼肉 10g，大熟地 20～30g，木香 6～10g，云茯苓 20g，阿胶 10g，甘草 10～20g，黄酒 20～30g。

上药以水 4 杯，文火久煮，取汁 1 杯，药滓再煮，取汁 1 杯，2 杯合和，烊化阿胶尽，再兑黄酒 20～30g，搅匀，日分 2 次温服，忌食辛辣、鱼虾腥臭之品。

此方应用 3～5 剂，即可大见功效，功效即显，亦不可再式蛮补，当须审察一二，若见心中满闷，或舌苔增厚，可暂缓几日再加续服。不尔可加陈皮、丝瓜络、枳壳、焦楂等以畅胸膈，和其胃气。

5. 心痛之病，若见胸痹苦心痛，心悸气短，或头目眩晕，精神萎顿，甚则神魂无依，下肢萎软，舌红少苔，脉象弦数者，宜滋补肾阴，安神定志，并调阴维之法治之。

按：心痛病的原因很多，按中医辨证的分类方法，有胸痹心痛、肝心痛、肺心痛、胆心痛、脾心痛、肾心痛，以及真心痛即厥心痛等。上述之证实属肾心痛，亦可云为阴维为病之苦心痛。

阴维之脉，起于诸阴之交，这诸阴之交，并非起于筑宾穴，而是其脉循腹上会于阳明经之府舍，太阴经的大横、腹哀，厥阴经的期门，任脉经的天突、廉泉。《难经》所谓："阴维为病苦心痛。"若阴维之脉，不能导引肾之阴津上奉于心，则易病心痛，这种心痛与阴维脉的关系十分密切，所谓调补心肾与阴维之脉即是治疗这苦心痛的一大法门。方用灵枢饮。

灵枢饮一方，乃滋补肝肾安神定志，并调阴维、冲任之方，方中以龟甲二地，填补真阴，佐归芎白芍以滋补少阴心血，佐龙牡以收摄精气，牛膝以活血通痹，加淫羊藿一点真火，斡旋于少阴心肾之间，并温煦阴维之效，增强心力，益其精气，为方中灵动枢运，以达交合心肾。少阴为厥太三经之枢，少阴以灵气为本，以神气为用，方中二地培其真阴，以龟甲灵动之物以安宅肾中以固其本，神灵者，虽曰灵为阴，神为阳，实则分则为二，合则为一也。阴维之脉，可导引少阴精血，以滋荣心脏，心肾交合，其痛大定矣。

方：灵枢饮：生地黄 30g，熟地黄 30g，当归 30g，川芎 10g，白芍 20g，龟甲 20g，川牛膝 20g，生龙牡各 20g，淫羊藿 10g。

上药以水 3 杯煮取 1 杯，药滓再煮，取汁 1 杯，日分 2 次温服。

6. 心痛之症若见，由"温邪上受，首先犯肺，逆传心包"。所引发之毒邪犯肺，余热未清之心悸，心中烦热，胸满气短，卧寐不安，失眠，咽喉肿痛，脉细数无力，舌质红绛，即今之所谓"病毒性心肌炎"者。治以凉血解毒，清心益脉之法调之，方宜解毒清心饮方。

按：所谓病毒性心肌炎，即中医之温疫热毒乘人体之虚而介入，由气分入血分，由血分波及于心包，叶天士谓："温邪上受，首先犯肺，逆传心包"之候，临床以气阴两虚证候为多，这种逆传虽不见神志昏厥之证，但可见温热毒邪所致之心气营阴亏虚的证候。董建华先生指出："如身热夜甚，舌绛而干，脉细数或结代等，这是本病的特点，心气或心阴素亏，以及受邪较重为发生逆传的病理基础，以心之气阴素亏为本，感受温热毒邪是标……对病毒性心肌炎急性期的治疗，从温毒着眼，运用卫气营血辨证，突出清心凉营解毒，常获速效。"方中丹皮，辛苦而寒，入心包肝肾，凉血散瘀，清热为主。《本草纲目》云："和血、生血、凉血、治血中伏火。"邹澍云："牡丹气寒，故所通者，血脉中结热。"生地黄滋阴清热，养血凉血。黄连清热解毒，入大量养阴药中，取其气，亦无燥烈之性。麦冬、栀子清心肺中火气以解毒。淡竹叶轻清渗淡以清心肺，去烦热。甘草泻火，犀（代）羚为清心肺，熄风之上品，诸药合和，可奏凉血解毒，清心益脉之功。营阴亏耗甚者，加白芍、白薇、玄参。热灼咽喉甚者加马勃、双花、连翘、板蓝根、杏仁、桔梗。舌暗有瘀点者，加赤芍、丹参、桃仁、红花等。

方：解毒清心饮：丹皮15g，黄连10g，生地黄15g，麦冬15g，栀子10g，甘草10g，淡竹叶10g，犀角（代）或羚羊角粉2g（冲）。

上药以水3杯，煮取1杯，药滓再煮，取汁1杯，日2服，每服冲犀角粉（代）或羚羊角粉1g。

我对中风病的几点看法

1. 对中经、中络、中腑、中脏的看法。

《金匮要略·中风历节病脉证并治》谓："邪在于络，肌肤不仁，邪在于经，即中不胜，邪入于腑，即不识人，邪入于脏舌即难言，口吐涎。"后世这中络、中经、中腑、中脏的分类法即源于此。乍从字面上看，像是论述中风病，单是因为外风初中，由浅入深的几个发病过程。若从“肌肤不仁”，“即重不胜”，“即不识人”，“即不能言，口吐涎。”的病理去分析，是指的外中风、真中风，当然这种现象是有的，不过不多，可以承认外界气候方面的刺激也并不是无有关系。内因与外因互为因果，内因是变化的根据，外因通过内因而起作用，决不可孤立的去看待问题，因而对中络、中经、中腑、中脏的看法只能看作是中风病轻重不同的几个类型，不能看作是中风病由浅入深的传递过程。

2. 对治分左血右气的看法。

《丹溪心法》指出：“半身不遂，大率多痰，在左属死血瘀血，在右属痰有热并气虚，左以四物汤加桃仁、红花、竹沥、姜汁，右以二陈、四君子等汤加竹沥、姜汁。”然而气之与血，是相互依存的，气既能生血，血又能养气，故云：“气为血帅，血为气母”。人身气血本不相离，五脏六腑、四肢百骸皆依靠气血的煦养，才能够维持其正常的生理功能，怎么能分左血、右气呢？张景岳指出：“若为左必血病，右必痰气，则未免非痰治痰，非血治血，而诛伐无过，鲜不误也。”临床证明，左血右气之论并无实用价值。治者当舍朱氏之说，以从张氏之论，且不可机械从事，贻误患者。

3. 对通经活络，活血化瘀的看法。

中风病的整个发展过程，集中的反应了精气与气血的功能失调，因而调补精气，舒经活络这一治疗法则，应该由始至终运用于中风病的整个疗程中去，不论是脑出血或脑瘀血，均可根据“瘀血不化，新血不生”之说予以应用，通过疏通经络，活血化瘀而达到“引血归经”通行气血的目的。至于药物的选择问题，又必须在调畅精血，活血通络的基础上，随症予以加减，如开闭药中可加羚羊角粉、钩藤、石菖蒲、丝瓜络等；潜镇药中可加地龙、全蝎、玳瑁。祛痰药中可加天虫、半夏、白芥子、陈皮。滋补药中可加鸡血藤、桑寄生、杜仲。降火药中可加白芍、连翘、忍冬藤等等。总而言之，无论开闭、潜镇、祛痰、滋补、降火等，均勿忘疏通经络，只有这样，才能够最大限度的减少中风病的后遗症。

4. 对应用风药的看法。

中风病脱险之后，半身偏废之侧，往往遗留有沉重、麻木、手足浮肿迁延难愈，当此之时，于养血活血通络之药中，佐以风药从中鼓动，借以达到经络宣通之目的。《明医杂著》指出：“用血药而无行痰，开经络，达肌表之药以佐之，血药属阴性，颇凝滞，焉能流通经络，驱逐病邪以成功也。”北京赵锡武指出：“风药有调节发汗中枢，改善末梢血循环及感觉末梢神经功能。”此亦赵老经验之谈。但风药亦不可过多应用，薛已所谓：“若概用风药，耗其阳气而绝阴血之源，适足以成其风，益其病也。”治者更须知此，不得有误矣。

5. 对补肝肾，壮筋骨的看法。

中风病后期，肝风已平，正气尚差，肝与肾的功能往往虚弱下来，常常会出现筋骨痿软，腰膝乏力，肢冷不温，行动不遂的一些症状，此时补肝肾，壮筋骨以强腰系，便为治疗中风病必不可少的重要一环。张山雷指出：“性在潜降，摄纳之后，气火既平，庶乎木本水源滋填培植，而肝阳可无再动之虑，是以此证善后之要着。”又说：“且当肝阳恣扰之时，多挟痰浊以肆虐，必不能早投补肾厚腻之药，反多流弊。”治者知道了这层道理，在临床治疗时，就可绰有裕除了。

中风病类证治疗经验

我治中风病，仍按中医分型进行治疗。该文分闭证治法、脱证治法、闭证与脱证相互转化治法。

1. 闭证治法

（1）肝肾阴虚，肝阳上亢。

肾主水而藏精，肝主风而藏血，精血互为资生，故云“精血同源”。然而肝为风木之脏，内寄胆火，体阴而用阳，赖肾水以为滋养，倘若精血虚损，肝肾阴亏，肝风胆火鸱张，跷维失濡，则最易上冲头目，蒙闭清窍，发为中风偏废。此即《内经》所谓：“诸风掉眩，皆属于肝”及“血之与气，并走于上，则为大厥……”之症。症见头目眩晕，口㖞眼斜，面目红赤，肢体麻痹，甚则暴仆，神志昏迷，不省人事，半身偏废，脉弦有力等。叶天士指出：“内风乃身中阳气之变动，肝为风脏，因精血衰耗，水不涵木，木少滋荣，故肝阳偏亢内风时起。”近一步阐明了病因病机乃是精血衰耗，肝阳上亢。张山雷指出：“盖肾水之虚，耗于平时，为病之本，肝木之旺，肆于俄顷，为病之标。”这样就为我们治疗肝肾阴虚，肝阳上亢型之中风病时，先以平肝熄风，滋阴潜阳，后以滋补肝肾以壮筋骨奠定了理论基础。

病案举例：

赵某某，男，57岁，1966年6月10日初诊。

患高血压眩晕3年余，经常手颤，说话有时嘴笨，近因忿怒，肝气郁闭，致神志昏迷，不能言语，口眼㖞斜，面目红赤，左半身不遂，血压220/160mmHg，瞳孔等大，对光反射迟钝。医院诊断为脑血栓形成。中医辨证为肝肾阴虚，肝阳上亢，治以平肝熄风，滋阴潜阳，方以羚羊钩藤汤加减。

钩藤60g，桑叶30g，生地黄30g，白芍30g，牛膝30g，石决明30g，生龙牡各30g，真珠母25g，龟甲20g（打细），羚羊角粉6g（分冲）。

上药以水3杯，煮取1杯，药滓再煮，取汁1杯，日分2次温服。每服兑冲羚羊角粉3g。

治疗经过：患者在家，连续服药3剂，神志转清，言语尚可，继服上方3剂，上下肢活动能力增强。继服上方加减至11剂，血压降至160/100mmHg，有人扶掖已能慢慢走步，惟感腿软难以自支。续服滋补肝肾壮筋骨以听其愈。药用：生熟地黄、怀牛膝、川续断、桑寄生、杜仲、鸡血藤、狗脊、当归、丹参、龙骨、牡蛎，调治月余，基本康复。

（2）肝阳化风，痰火附扰。

肝风鸱张，煎熬津液，化而为痰，风痰上僭，冲激入脑，蒙闭清窍，发为中风偏废，是为风痰闭证。林佩琴指出：“风阳上升，痰火阻窍，神识不清。”缪希雍指出：“凡言中风者……往往多热多痰，真阴即亏，内热弥甚，煎熬津液，凝结为痰，壅塞气道，不得通利，热甚生风，亦致卒然僵仆。”二者之论，皆属肝阳化风，痰火附扰之闭证，根据个人临床所得，50岁以上的患者，多患此证。

病案举例：

王某某，男，61岁，工人，1970年8月25日初诊。

七月，炎暑不迭，一日赴宴，饮酒失度，突然如醉，扶之室内，即神昏不语，牙关紧闭，面目红赤，如妩媚之鲜艳，鼻鼾气粗，口泛涎沫，喉中痰鸣漉漉，状若曳锯，小便失禁，家人惶惶，邀余诊视，脉来弦滑有力，血压230/130mmHg，瞳孔等大，对光反射存在，左半身不遂。即针刺人中、承浆、风池、风府、太冲、十二井穴点刺出血，顷刻，神志稍清，牙关已松，冲服安宫牛黄丸1粒。书方：

双钩藤60g，石决明24g，胆南星9g，石菖蒲9g，远志9g，全瓜蒌45g，僵蚕9g，夏枯草24g，川贝母9g，葛根30g，鲜荷叶一角，紫雪散2g（分冲）。

上药以水3杯，煮取1杯，药滓再煮，取汁1杯，日分2次温服，每次冲服紫雪散1g。

治疗经过：上药服1剂，大腑通畅，3天后，神志转清，继服上方加减，10天后，病却大半，惟言语尚感謇涩，上肢举动比下肢活动较差，舌质尚红，舌苔黄腻，拟方如下：

双钩藤60g，夏枯草24g，胆南星6g，石菖蒲12g，远志

12g，石决明 30g，僵蚕 9g，川贝母 9g，嫩桑枝 60g，鲜荷叶一角，竹沥汁 60g（兑服）。

上药以水 3 杯，煮取 1 杯，药滓再煮，取汁 1 杯，日分 2 次温服，每服兑服竹沥汁 30g。

上方连服 6 剂，患者可以下床走动，上肢活动不若前甚，脉转冲和，舌淡苔薄稍黄，血压 150/95mmHg，再步上方加减，重佐丹参、鸡血藤、豨莶草、川续断、桑寄生、赤芍、红花等，并配合针刺疗法，又调治半月，起居如常，恢复劳作。

（3）风火相煽，中风抽搐。

风为肝之本气，火为心之本气，若阴血衰少，风火无所附丽，必致风火相煽，发病中风抽搐，《素问·至真要大论》所谓："诸暴强直皆属于风，诸热瞀瘛皆属于火"。以及《左传》所谓："风淫末疾"者，皆指此证。盖心主血脉，肝主筋膜，阴血既虚，不能濡养筋脉，其证多从燥化，而病中风抽搐。

病案举例：

卞某某，女，59 岁，市民，1972 年 5 月 5 日初诊。

经常头痛、头晕，未加介意，近因家事萦劳，加以肝气郁勃，遂病中风手足阵阵抽搐，日发一二次，行动不便，入某诊所诊断，血压 210/120mmHg，左身麻木抽动，初步诊断为高血压、脑血管痉挛。与降压药，服 3 天，效果不明显。转来门诊；经诊察辨证为风火相煽，中风抽搐之闭证。《黄帝内经》所谓："阳气者，烦劳则张"即指此，治以镇肝熄风滋阴降火，方用镇肝熄风汤加减，望其应手。

怀牛膝 24g，代赭石 24g，生龙骨 24g，生牡蛎 24g，双钩藤 60g，全蝎 10g，生地黄 30g，白芍 24g，麦冬 24g，玄参 18g，川楝子 10g，羚羊角粉 3g（分冲）。

上药以水 3 杯，煮取 1 杯，药滓再煮，取汁 1 杯，日分 2 次温服，冲服羚羊角粉 1.5g。

治疗经过：上方连服 3 剂，抽搐渐平，继进先醒斋之集灵膏方（化为汤剂）养阴润燥，以资巩固。

（4）肝风犯胃，呕吐食瘀。

胃之受纳，赖肝之疏泄而主乎通降，中风类病，肝阳暴动，横肆犯胃，胃气上逆，有升无降，轻则呕吐食渣痰涎，重则夹杂黑褐瘀血，其色如败酱者，证候最为危笃。《证治要诀》指出："诸中，或已苏，或未苏，或初病，或久病，忽吐出紫红色者死。"余根据临证所见，此类患者，多数发病急骤，轻者极亟治疗，尚可挽回，重者确乎难疗，可见戴思恭之说，此证之险，亦属经验之谈。

病案举例：

唐某某，女，69岁，市民，1977年5月13日初诊。

暴仆成中，神志昏迷，鼻鼾气粗，呃逆频仍，呕吐败腐食物2次，血压185/110mmHg，体温37.5℃，脑脊液带有血色，中西医会诊为脑出血。西药治疗略。中医辨证为：肝风犯胃，呕吐食瘀。治宜凉肝血以熄内风，降逆气以养胃阴。

紫雪丹1.5g（先冲服），生地黄24g，杭白芍24g，玳瑁9g，川牛膝24g，代赭石24g，生龙骨24g，生牡蛎24g，竹茹12g，麦冬24g。

上药先煮玳瑁40分钟，后入诸药，取汁1杯，药滓再煮，取汁1杯，日分2次温服。

治疗经过：服药3剂，呃逆呕吐悉平，神志已转清醒，再以上方加减，调治月余，下肢始能下地走动，惟上肢拘急屈伸困难，又过1年，终因复中而死。

（5）形盛气虚，痰湿化风。

体质肥胖之人，多主痰湿，形盛而气虚。气虚不能胜形，更欲饮酒，好食甘肥厚味之品以助之。朱丹溪指出："肥人中者，以其气盛于外而歉于内也。"肥者令人内热，甘者使人中满，致痰湿内蕴，郁而化热，热极生风，蒙闭清窍，终会发生形盛气虚，痰湿化风之中风闭证。《素问·通评虚实论》指出：

"仆击偏枯……肥贵人，则膏粱之疾也。"通过多年临床观察，老年肥胖之人，确实气虚多痰，其发中风病者，比较多些。

病案举例：

黄某某，男，64岁，市民，1966年古历8月20日初诊。

中秋之夜，饮酒，饱食肥甘入睡，翌日偏废不起，急送医院治疗，检查：体温37℃，血压140/100mmHg，初步诊断为脑血栓形成，治疗3天，效果不理想，转我中医诊疗，体质丰腴，左半身不遂，动转困难，精神有时痴呆，口角流涎，舌体胖大，苔淡而厚腻，脉沉弦。中医辨证为形盛气虚，痰湿化风之候。治以理气化痰，熄风通络之法调之。

予猴枣1粒，约0.3g，用粗瓷碗底加水磨之，色黄褐。每日服3次，每次1汤匙。

方用瓜蒌30g，川贝母12g，石菖蒲12g，胆南星9g，陈皮15g，半夏15g，云苓15g，丝瓜络15g，竹茹12g，钩藤30g，桑寄生30g。上药以水3杯，煮取1杯，药滓再煮，取汁1杯，日分2次温服。

治疗经过：上药服2剂，大腑通畅，精神已振，言语稍迟，口角已不流涎。继以上方加鸡血藤、杜仲、丹参、红花。左半身活动增强，舌苔由淡腻而转黄薄。此气虚转旺之象，脉由沉弦而转弦数，此阳气有流行之机，痰湿有克化之望矣，继以鸡血藤汤加味以益气通络，调治月余，基本康复。

(6) 肝风内扰，外邪激发。

《医学正传》指出："夫中风之证，盖因先伤于因，而后感于外之候也，但有标本轻重不同耳。"《医学衷中参西录》指出："多先有中风基础，伏藏于内，后因外感而激发……然非激发于外感之风，实激发于外感之因风生热，内外两热相并，遂致内风暴动。"由此看来，该病与季节气候的关系甚为密切。

病案举例：

王某某，男，53岁，工人，1970年3月11日初诊。

经常头痛、头晕，血压时高时低，自视体壮，未加介意，昨晚冒风雨外出，返则感头痛身楚入睡，第二天即感头胀手麻，说话嘴笨，午后身热，口眼㖞斜，说话更加不清，右半身活动困难，脉洪数，舌红，苔略黄腻，体温 38.9℃，血压 190/120mmHg，会诊为中风，属肝风内动，外感激发，治以清热，熄风表里双解。

生石膏 45g，知母 15g，桑叶 30g，菊花 15g，薄荷 12g，杏仁 12g，瓜蒌 30g，双钩藤 45g，连翘 30g，蝉蜕 12g，夏枯草 24g，赤芍 12g，牛膝 24g。

上药以水 3 杯，煮取 1 杯半，药滓再煮，取汁 1 杯半，日分 2 次温服。

治疗经过：上方连服 3 剂，外感身热解除，大腑已通调，言语恢复正常，可下地走步，继服 3 剂，半身活动基本正常，为巩固疗效，书方于下，回家疗养。

鸡血藤 60g，双钩藤 45g，丹参 30g，牛膝 30g，夏枯草 30g，茺蔚子 25g，生龙骨 25g，生牡蛎 25g，龟甲 30g，桑寄生 30g，甘草 10g。

上药以水 3 杯，煮取 1 杯，药滓再煮，取汁 1 杯，日分 2 次温服。

(7) 精气空虚，中风不语。

《素问·脉解》指出：“内夺而厥，则为瘖俳。”此是对肾虚而言，盖肾虚，是指肾脉之精气不能从肾上挟阴跷之脉入肺，循咽喉，抵舌本，故舌机不掉而言语不出。《仁斋直指方》指出：“肺为声言之门，肾为声音之根。”更进一步的说明了中风不语一症，与肺肾的关系密切。

病案举例：

范某某，男，60 岁，职工，1969 年 8 月 25 日初诊。

患脑血栓形成，医院治疗 7 天，血压下降，发热除，嘱出院疗养。目前：左半身不遂，行走困难，上肢不能高举，言语不利，只会发出得得之声，舌本强硬，少津，咽干，脉象弦细。辨证为精气虚衰，中风不语之候，治以滋补肾阴，清肺活络。方以六味地黄汤加味，缓缓图治。

生熟地黄各 30g，山萸肉 30g，丹皮 9g，生山药 24g，泽泻 15g，云苓 15g，薄荷梗 9g，细辛 3g，白芍 15g，钩藤 60g，麦冬 25g，玄参 15g，嫩桑枝 60g，牛膝 30g。

上药以水 3 杯，煮取 1 杯，药滓再煮，取汁 1 杯，日分 2 次温服。

上药连服 9 剂，津液有来复之机，咽干好转，舌络得荣，言语较前进步，可以发出“不吃”、“吃水”之声，仍以上方加减，服药 21 剂，言语基本恢复正常，右半身不遂亦逐渐进步，可以自行百米，但仍感软弱不支，继与鸡血藤汤加牛膝、桑寄生、菟丝子、杜仲等调治月余康复。

(8) 气虚血瘀，脉络阻塞。

有手足渐觉麻木不仁而转化为口眼㖞斜，半身不遂者，此为气虚血瘀，阻塞脉络之形者。张景岳指出：“夫血非气不行，气非血不化，凡血中无气则病为缓纵废弛。”临床屡见如此患者，须大剂益气养血，疏通经脉以通其瘀闭，方可渐次向愈。否则血瘀不化，气滞不行，往往出现患侧手足肿胀，此时处治，虽加风药鼓动，虫蚁搜剔，亦难恢复全痊。

病案举例：

白某某，女，77 岁，市民，1972 年 6 月 3 日初诊。

周身痹痛，四肢酸楚，曾断续治疗 4 年，时好时歹未能全痊。近半年来，左手足经常麻木不仁，血压不高，有时感到目花，昨天发生右半身不遂，言语有时迟钝，精神清楚，血压 140/80mmHg，大小便均正常，舌淡少苔，脉沉缓。证属气虚血瘀，脉络阻塞之候，治以益气活血，化瘀通络之法调之。

黄芪 60g，当归 24g，川芎 15g，赤芍 15g，桃仁 9g，红花 9g，地龙 15g，丹参 30g，鸡血藤 30g，豨莶草 30g，牛膝

30g，桑寄生30g，杜仲24g，甘草6g。

上药以水3碗，煮取1碗半，药滓再煮，取汁1碗半，日分2次温服。

上方连服6剂，右半身活动能力增强，上肢有攻胀之感，乃于上方加蜈蚣2条、天虫15g，姜黄6g，连翘24g，桑枝60g，羌活6g。连服3剂，攻胀消失，仍按原方加减继服，调治1个月，可持杖走动。

2. 脱证治法

(1) 元阳上脱。

脱者，虚脱之谓，属元气告匮之危候。《景岳全书》指出："凡病此者，多以素不能慎，或七情内伤，或酒色过度，先伤五脏之真阴，此致病之本也，或再内外劳伤，复有所触以损一时之元气，或以年力衰迈，气血浮离，则积损为颓，此发病之因也。盖其阴亏于前，而阳损于后，阴陷下而阳泛于上，以致阴阳相失，精气不交，所以忽然昏愦，卒然仆倒，此非阳气暴脱之候乎。"喻嘉言指出："真阳上脱汗多肢冷，气喘痰鸣……黑锡、三建、引阳回宅，水土重封，虞渊浴日……"二者均详细的阐明了元阳上脱的危险性以及治疗方法，临床见此证而有一蹶不振之势者，治者不可因循，当用大剂回阳恋阴之法，急剂频服。

王某某，男，60岁，厨师，1970年2月2日初诊。

复中呈半昏迷，口开目合，气息迫粗，面色红润，额汗如珠，四肢逆冷，脉浮按之无力，此乃元阳上脱之候，急以回阳救逆。

丽参30g，附子15g，干姜9g，当归18g，熟地黄30g，甘草18g，葱白7寸引。

上药急煮，取汁1杯，频服，药滓再煮，隔时再服。1剂尽，阳回汗收，四肢温，喘息平，精神振。后与补阳还五汤，连续服药15剂，病已。

（2）肾气下脱。

张景岳指出："非风遗尿者，由肾气虚脱也，最为危候，宜参芪归术之类补之是也，然必命门火衰所以不收摄，其有甚者，非加桂附，终无济也。"林佩琴指出："遗尿属肾气虚极，用参芪术附益智五味以保元阳之脱。"盖肾气下脱，小便失禁者，临床尤多，治者重在补益肾气，然而若使用桂附收摄肾气，阳回即止，又不可过多过久以防变故。

例：李某某，男，52岁，饭店职工，1967年7月26日诊。

血压素高，经常眩晕，近由房帷伤肾，今午突然昏仆，左半身不遂，小便失禁，汗出身冷，面色苍白，呼吸低微，言语不清，脉象沉缓，舌淡白。脉证合参，此属肾气下脱之候，急以暖肾回阳益气固脱之法调之。

人参30g，附子24g，白术24g，五味子18g，当归18g，黄芪45g，鹿角胶18g（烊化），甘草24g，熟地黄30g，肉桂6g，益智仁15g。

上药以水3碗，急煎1碗，频服，药滓再煮，取汁1碗续服。

治疗经过：傍晚，肾气下脱得固，精神稍振，可以低声对答，脉来不若前甚，翌日精神振作，继以补肾固精之法调之。

人参15g，附子12g，白术15g，五味子9g，当归12g，黄芪30g，熟地黄24g，枸杞子30g，淫羊藿9g，怀牛膝24g，天冬24g，龟甲30g，甘草12g。

上药以水3碗，煮取1碗，药滓再煮，取汁1碗，日分2次温服。

依上方加减出入，调治1个月康复。

（3）阳虚外脱。

中风病误与发汗卫气不固，腠理开，汗大泄，津液外散而脱，治疗当急以回阳固卫，《类证治裁》指出："津脱者实卫"，属有得之言。

王某某，男，54岁，干部，1969年9月30日初诊。

患中风病7天，医与麻桂羌防等药，服3剂，致汗漏不止，心悸不安，面色苍白，四肢不温，气息微弱，殆将不继，脉细微，舌淡苔薄。脉证互参，此属阳虚外脱之候，治以回阳固卫，方用芪附汤合收汗丹方之意。

黄芪60g，大丽参24g，熟附子15g，甘草18g，五味子12g，生龙牡各24g。

上药以水4杯，煮取1杯，药滓再煮，取汁1杯半，日分2次温服。

继续服药2剂，汗收大半，精神稍稳，继服2剂，汗止卫固四肢渐温，脉来不若前甚。续服补阳还五汤，加鸡血藤、桑寄生、杜仲、牛膝、菟丝子、淫羊藿、豨莶草等，继治其右半身偏废。

（4）阴阳两脱。

《辨证录》指出："有人一时卒倒，痰涎壅塞，汗出如雨，手足懈驰不收，口不能言，囊缩，小便自遗，人以为中风急证，谁知乎是阴阳两脱乎。"《类证治裁》指出："上下俱脱者，类中眩仆，鼻鸣鼾，绝汗出，遗尿失禁，即阴阳俱脱也。"又说："阴阳脱离，精气不足，须参附大剂，峻补其阳，继以地黄丸加杞子、当归或十补丸，填补真阴。"二者均详细的阐明了阴阳两脱的发病原因、病理以及治疗方法。

例：张某某，男，58岁，工人，1968年9月5日初诊。

患中风半月，神志时清时昧，右半身不遂，方药杂投，致汗出不敛，四肢逆冷，面青不荣，口角流涎，呼吸气弱，小便失遗，躁扰不安，脉来沉细欲绝。脉证互参，证属阴阳两脱之候，有生机将败，真气告匮之虞，治以固护元阳，摄纳真阴，处方：

红参30g，黄芪60g，附子12g，甘草12g，干姜6g，山萸肉30g，五味子12g，大熟地30g，生龙骨30g，生牡蛎30g。

上药以水4杯，煮取1杯，药滓再煮，取汁1杯，日分2次温服。

服药2剂，精神好转，他症尚无大起色，复加黄芪至120g，他症有所好转，后黄芪竟加至240g，汗出则敛，四肢渐温，小便方知，始得机转向愈。又过2个月，终因复脱而亡。

3. 闭证与脱证的相互转化

闭证失治或误治，阴气外越，可能转化为脱证，脱证补太过，亦可能转化为闭证。

(1) 闭证转脱证

例：林某某，63岁，电工，1973年3月19日初诊。

患脑栓死形成已7天，医药杂投，连续服药6剂。一日突然汗出肢冷，言语不序，口唇颤动，小便失禁，脉象虚浮，按之若无，舌胖大少苔。请余诊之，予黄芪45g，党参30g，附子12g，五味子9g，生龙牡各24g，甘草12g。水煮2遍，日分2次温服，调治3天，脱证悉除。

(2) 脱证转闭证

例：赵某某，男，65岁，中药药工，1969年3月9日初诊。

体质丰腴，眩晕有年，今因劳动不慎跌仆，神志时清时昧，面色苍白，言语不利，口角流涎，汗出淋漓，小便失禁，左半身不遂。中医会诊，为中风脱证，议与益气、回阳、固脱。药用白干参30g，制附子18g，黄芪30g，当归18g，白术18g，熟地黄30g，甘草12g。服药6剂，神志转清，汗已收，小便已知。而血压突然升高，头目眩晕，脉转弦急，会诊认为，此由脱转闭之形。遂与镇肝熄风汤调之，半月全痊。

4. 中风先兆与预防

《素问·调经论》指出："肌肉蠕动，名曰微风。"刘河间指出："凡人如觉大拇指及次指麻木不仁，或手足不用，或肌肉蠕动者，三年内必有大风之至。"《医学正传》谓："凡人手足渐觉不随，或臂膊及髀股支节麻木不仁，或口眼歪斜，言语謇涩……虽未至于倒仆，其为中风晕厥之候，司指日可定矣。"近代张锡纯先生有中风朕兆五条，可以相参考。还有人把这些证征称之为"微风"说法也就更加明显了。

预防很重要：①节制饮食，勿食太饱，少食膏粱厚味之品，烟酒适度勿过。②调肝气，有云："善养肝者，切忌暴怒"，勿动肝火，使肝气条达。③藏精气，远色欲，节制精气耗散。④控制血压，勿使太高。⑤加强体育锻炼，增强体质。

眩晕视如二物

景县刘云，58岁，患视一物而双见，月余不瘥，前5天，陪着3个朋友登景州塔，上到第3层，往下一看，头立即大胀起来，两目欲突出，大有坠塔之感，朋友拉住，休息了一会，再往下看，仍感欲坠。今特来求诊，脉沉弦，舌质略红赤，他无所苦，此阴虚之象，如黄帝之病矣，与杞菊地黄汤加蒺藜，嘱服1个月便瘥，不复来诊。

病者出，学生请问，这是何病，历史上哪位皇帝得过这种病？答曰，可念《灵枢》第80篇。学生展书念道："黄帝问于岐伯曰：'余尝上于清冷之台，中阶而顾，匍匐而前，则惑。余私异之，窃内怪之，独瞑独视，安心定气，久而不解，独搏独眩，披发长跪，俯而视之后，久之不已也，卒然自止，何气使然？'岐伯对曰：'五脏六腑之精气，皆上注于目而为之精，精心窠为眼，骨之精为瞳子，筋之精为黑眼，血之精为络，其窠气之精为白眼，肌肉之精为约束，裹撷筋骨血气之精。而与脉并为系，上属于脑，后出于项中。故邪中于项，因逢其身之虚，其入深，则随眼系以入于脑，入于脑则脑转，脑转则引目系急，目系急，则目眩以转矣。邪中其精，所中不相比，则精散，精散则视歧，视歧见两物。目者，五脏六腑之精也，营卫魂魄之所常营也，神气之所生也。故神劳则魂魄散，志意乱。是故瞳子，黑眼法于阴。白眼，赤脉法于阳也。故阴阳合传而精明也。目者，心之使也，心者，神之舍也，故神分精乱而不传，卒然见非常处，精神魂魄散不相得，故曰惑也。’黄帝曰：‘余疑其然。余每之东苑，未尝不惑，去之则复，余唯独为东苑劳神乎？何其异也？’岐伯曰：‘不然也，心有所喜，神有所恶，卒然相感，则精气乱，视误故惑，神移乃复。是故间者为迷，甚者为惑。’”

学生念于此，合卷喜而悦说：“弟子了然于心目中了。”

谈“食㑊”与“解㑊”

1. 食㑊

《素问·气厥论》指出：“大肠移热于胃，善食而瘦，又为之食㑊；胃移热于胆，亦曰食㑊。”

食㑊，乃病名，亦为怠惰，虽然善于饮食，但身体反而消瘦倦怠无有气力，胃移热于胆，胆胃俱热，尤善消谷而瘦。亦为食㑊。

《圣济总录》指出：“胃为水谷之海，胃冲和，则饮食有节，气血盛而肤革充盈。若乃胃受邪热，销铄谷气，不能化为精血，故善食而人瘦也，病名食㑊。言虽能食㑊若饥也。胃移热于胆亦曰食㑊，以胆为阳木，热气乘之，则铄土而消谷也。”

2. 解㑊

《素问·平人气象论》曰：“尺脉缓涩，谓之解㑊。”

《素问·刺疟论》曰：“足少阳之疟，令人身体解㑊寒不甚，热不甚，恶见人，见人心惕惕然，热多，汗出甚，刺足少阳。”

尺脉缓涩，乃气血亏虚，多倦怠无力；足少阳疟，身倦怠，冷热不甚见人恐惧，发热长，汗出亦多，刺足少阳经。

沈金鳌曰："解㑊一证，由肝肾二经之虚，盖肝主筋，肾主骨，肝虚则筋软而无力以束，周身肌肉皆涣散而若解（懈），肾虚则骨痿而不能自强，遍身骨节皆松懈而多㑊，故恹恹郁郁（悒）若有不可以为人，并不自知所以为人者，则肝、肾二经之虚，为已极矣。"

注解："解"作"懈"，㑊作怠困——阴虚气弱，举动无力之谓也。

附：案1：食㑊。

左某某，女，41岁，市民，1969年2月10日诊。

月前由操劳过甚，汗出受风，服解热药片，汗出多，反而感冒不除，近7天来，身感疲倦，而饮食增加，吃多少亦觉不饱，烦热不寐，心如空悬，身觉削瘦，舌红嫩，脉细数。再三思索，此食㑊证也。拟石斛饮方以清热生津。更佐栀子豉汤以清气热。

处方：石斛30g，生地黄30g，麦冬20g，玄参20g，砂仁10g，黄连6g，炒酸枣仁30g，栀子6g，豆豉15g。

上9味，以水3杯，煮取1杯，药滓再煮，取汁1杯，日分2次温服，忌食荤物、葱、蒜。

二诊：2月17日。上方连服6剂，烦热减轻大半，寐亦好转，心气已安，饮食尚多，而已有饱意，汗出已少，感冒似觉全痊。脉仍细数，舌红略减。病有向愈之机，方药仍守旧章，只与原方加生甘草10g，煮药及禁忌同上。

患者连续服药16剂，诸症相继而愈，体力增加如昔。

按：此食㑊一证，初由感冒缠绵，烦劳内炽引发，余以石斛饮并栀豉汤加味，法在滋阴清热，而栀豉汤又能清脏间之热气，加酸枣仁，因酸枣仁有"得木之气而兼土化。故其实酸平，仁则兼甘，气味匀齐，其性无毒"，又"专补肝胆，亦复醒脾，从其类也"。酸枣仁炒香以醒脾。加黄连，因黄连归经于心、肝、胆、胃、大肠，助上药以清热泻火。《名医别录》云："主五脏冷热……调胃厚肠，益胆。"李士材指出："利水道而厚肠胃。"该方所以加黄连者，就在这一"厚"字上。

附：案 2：解㑊。

陈某某，男，39 岁。1965 年 5 月 2 日诊，德州航运。

患遗精二三年，入春以来，发作尤频，医多以神经衰弱治疗，中药西药杂投无效。迩来病进，身不支，形如瘫状，言腰背酸楚，四肢倦怠，动则气息微弱，颈软头倾，目亦不欲见人，不欲饮食，舌尖红赤，舌中裂，脉细涩无力。大便数日一行。

遗精夙疾，首发心肾，迁延数年，五脏俱虚，证入解㑊，治之非易。

天冬 15g，山萸肉 15g，生熟地黄各 15g，制何首乌 12g，龟甲 12g（先煮），石斛 15g，生龙牡各 18g，肉苁蓉 15g，生黄芪 9g，生甘草 9g。

上 11 味，以水 4 杯，煮取 1 杯，药滓再煮，取汁 1 杯，日 2 服。

二诊：上药连服 15 剂，遗精 2 次，精神略感好转，他症同上，原方续进。剂量再调。

天冬 18g，山萸肉 18g，生熟地黄各 15g，制何首乌 18g，龟甲 18g，石斛 18g，生龙牡各 18g，生黄芪 12g，肉苁蓉 18g，甘草 9g。

煮服方法同上。

三诊：上方迭进 16 剂，脉来细涩减轻，精神亦有好转，惟舌苔白腻，食欲不佳。三审之，认为药以腻之，再步上方加味，佐醒脾之药调之。

天冬 18g，山萸肉 18g，制何首乌 18g，龟甲 15g，石斛 18g，生龙牡各 18g，生黄芪 9g，肉苁蓉 18g，砂仁 6g，荷梗 12g，陈皮 12g。

煮服方法同上。

四诊、五诊：服上药5剂，舌苔白腻消退大半，于原方加菟丝子12g继服。

六诊：6月12日，前药断续服药10剂，患者可下床缓步，精神好转，两尺脉不若前甚，10多天遗精未发，病将出险入夷，治疗调护，不可懈怠。

天冬18g，山萸肉18g，制何首乌18g，龟甲18g，石斛18g，生龙牡各18g，生黄芪9g，肉苁蓉18g，砂仁9g，陈皮12g，荷梗12g，菟丝子12g。

上药以水4杯，煮取1杯，药滓再煮，取汁1杯，日分2次温服。

七诊：6月22日。服药7剂，饮食如常，精神好转，但乃感乏力头眩，脉亦较前进步，拟以丸方养之。

大熟地80g，太子参50g，生黄芪40g，山萸肉40g，怀山药40g，龟甲40g，女贞子40g，净龙骨40g，净牡蛎40g，金石斛40g，云茯苓30g，天冬40g，麦冬40g，菟丝子30g，肉苁蓉30g，胡桃肉80g，黄柏20g，五味子20g，远志20g，制何首乌60g，蒺藜子50g，甘草20g，陈皮30g。

上药共为细末，炼蜜为丸，每丸9g，日服2次，每次1丸。

8月15日，患者骑自行车，前来致谢云云。

按：食㑊一证，病在胃、肠、胆，为腑之为病，治之较易；而解㑊一证，病在脏，主要又在肝肾，治之非易矣，读者识之。

谈“汗出偏沮，使人偏枯”

案1：孟某，男，41岁，公安干部。1978年10月8日诊。

患头痛，月余不瘥，服止痛西药已无效，只可暂时止痛。

并述患左半身不汗出已六七年之久，再劳累，只是右半身出汗，上半身、颈部、头部汗出为多，下肢很少有汗，目前，头痛，乏力，精神差，饮食正常，夜眠多梦，有时腰酸，舌淡少苔，脉沉缓。思之良久，方书补阳还五汤加味调之。

黄芪 45g，细当归 9g，赤芍 9g，地龙 12g，川芎 6g，桃仁 6g，红花 6g，蔓荆子 18g，半夏 12g，酸枣仁 30g。

上药以水 3 杯，煮取 1 杯，药滓再煮，取汁 1 杯，日分 2 次温服。

二诊：上方连服 3 剂，头痛略减，睡眠很好。脉仍沉缓，他症尚无起色，仍步上方加黄芪至 60g，川芎至 12g。每晚服药时加黄酒于药中搅匀服下。连续服药 20 余剂病愈。

案 2：李某某，女，65 岁，1983 年 7 月 4 日初诊，临邑。

右半身汗出，左半身无汗，已有 11 年之多，言产后引起。目前右头颈、上肢及胁汗出，有热感，汗止热消，动作迟缓，精神饮食均可，平卧时胸部有压抑感，气短，脉沉弦，舌质偏红，舌苔白腻而厚。

辨证治疗：李妇身胖，动作迟缓，乃正常现象。而平卧感觉有压抑感并气短，脉沉弦，乃王清任《医林改错》之胸不任物证。前虽治孟君应用补阳还五汤加味，今患者舌质偏红，舌苔白腻而厚，并非补阳还五汤证，而从血府逐瘀汤法，化而裁之。

当归 10g，生地黄 10g，赤芍 10g，川芎 6g，桃仁 6g，红花 6g，枳壳 10g，牛膝 10g，丝瓜络 10g，荷梗 10g，柴胡 6g，桔梗 6g，丹参 20g，云苓 20g。

上药以水 3 杯，煮取 1 杯，药滓再煮，取汁 1 杯，日分 2 次温服，忌食粘腻及腥臭之品。

治疗经过：上药连服 3 剂，气短好转，汗出热感减轻，继以前方续服，服药 11 剂后，发现右半身亦有微汗出，续服药至 21 剂后，右半身与左半身，劳动后均有汗出，未有发现其他病证，停药观察，旬余，李妇其子来诊胃病，述其母病已愈。

按：汗出偏沮，使人偏枯，马莳注云：“人当汗出之时，或左或右，偏沮塞而无汗，则无汗之半体，他日必有偏枯之患。”对于这个问题，孟某年轻得“汗出偏沮”方以补阳还五汤而愈；李妇年老，患“汗出偏沮”10多年不已，也未有发生“偏枯”，而偶以血府逐瘀汤加减而愈。后来还有一妇人，气血大虚，半身汗多，半身汗少，嘱服十全大补丸2个月病愈，均未发现有中风偏枯的征象。对于这个“无汗之半体，他日必有偏枯之患”在我脑海里，一直是个疑点。另外还说：大拇指麻木“三年之内必有大风之至”也同样在我脑海里存有疑点，对于这些病的发展与转归，是否能“汗出偏沮，使人偏枯”还是个值得探讨的问题。

眩晕随刮风而动摇

眩晕随着风气而动摇，余偶治1例，介绍于下。

陶某某，女，55岁，农民，平原县人。患者经常眩晕，年余不瘥，每逢刮风天气则头目眩晕加重，心中亦觉痞满，筑筑不适而呕吐清涎，经常服香砂丸以和胃消痞，其病时轻时重，终未痊愈。也曾到省级医院检查诊治，诊为梅尼埃病，服维生素B_6、谷维素等，症状虽减而病不除，转来中医治疗。目前：头目眩晕，如立舟车之中，面目虚浮，苍白不华，不欲饮食，纳后运迟，心下痞满不适，按心下如一大盘，不太硬，经常嗳气，甚则呕吐清涎，有酸味，心悸，烦躁，夜寐多梦联翩，二便调，脉象弦滑，舌苔薄白，根部略黄腻，舌质偏红嫩。综合脉证分析，可谓“风气通于肝”之偶得。再参考目花、嗳气、呕酸、心悸、烦躁、脉弦等候，认为属肝胃气滞为病，治宗旋覆代赭汤加减，以疏肝和胃，降逆化浊，佐以疏风通络之品，冀望机转。处方：旋覆花12g（布包），代赭石

15g，半夏 24g，甘草 6g，炒枳实 15g，黄连须 6g，吴茱萸 3g，霜桑叶 30g，青竹茹 15g，生姜 9g（切）。上药以水 4 大碗，煮取 2 大碗，药滓再煮，取汁 2 大碗，将药汁和合再煎，取汁 2 碗，日分 3 次温服。

治疗经过：上药连服 3 剂，诸证显减，继服 3 剂后，症状显减大半，精神好转，舌苔已退，舌质已转红润，心下按之柔软，食有香味，原方减其量，加白术、泽泻、云茯苓缓补脾气，半月后诸症全痊。

按：陶姓，眩晕、呕逆、遇风晕甚，显属饮邪为祟，方用旋覆代赭汤，亦因其舌红，虚中有火气，故原方去人参、大枣加黄连、吴茱萸同上药而成辛开苦降之法，根据“风气通于肝”，遇刮风则晕甚，故重加桑叶以疏风平肝，大病将瘥，终加白术、云苓、泽泻缓缓调理肝脾，以蠲余邪而收功。

又按《素问·阴阳应象大论》所谓：“天气通于肺，地气通于嗌，风气通于肝，雷气通于心。谷气通于脾，雨气通于肾”的道理进行处治而获效。关于风气通于肝，张隐庵云：“风生木，木生肝，外内之气相通也。”在人体内，肝主风的道理人人知之，无论是外风与内风均可发病为晕眩，外感风邪可致眩晕，内风勃动可致眩晕，而遇刮风则眩晕为病，实属少见。故今报告之，以待明哲指正。

谈生生子说“鼻渊”

生生子曰：“按书云：鼻流清涕为鼻鼽，流浊涕者为鼻渊。”《内经·气厥论》曰：“胆移热于脑，则辛頞鼻渊。鼻渊者，浊涕下不止也，传为衄蔑瞑目，故得之气厥也。”启玄子注曰：“厥者，逆也，脑液下渗，则为浊涕，涕下不止，如彼水泉，故曰鼻渊也。”足太阳脉，起于鼻交頞中，傍约太阳之脉。今脑热，则足太阳逆与阳明之脉俱盛，薄于頞中，故鼻頞辛也。辛，谓酸痛。予尝以防风通圣散，除硝、黄、滑石，石膏减半，倍加辛夷花，先服三五帖，再用此为丸，每服七十丸，早晚白汤吞服，半月则瘳也。

按：防风通圣丸，其功效解表通里，泄热解毒，主治风邪壅盛，内热怫郁，表里俱实，憎寒壮热，头目昏花，目赤睛痛，口苦口干，咽喉不利，胸膈痞闷，咳喘，便秘尿赤，丹斑，瘾疹等。药用：防风、荆芥、连翘、麻黄、薄荷、当归、川芎、炒白芍、黑山栀、酒蒸大黄、芒硝各15g，石膏、黄芩、桔梗各30g，滑石90g，甘草60g。其研细面，水泛为丸，如绿豆大，每服6～9g，每日1～2次。

方义：方用防风、麻黄、薄荷、荆芥散风以解表邪，大黄、芒硝荡涤下热，山栀子、滑石泻火热之邪而利湿，桔梗、石膏、黄芩、连翘清解肺胃之热，上下分消。当归、白芍、川芎活血散风止痛，白术、甘草以健脾，共达解表通里，清热解毒之效。

病案举例：马某某，男，45岁，1976年12月11日诊。

患鼻炎已4年，未得治愈。目前：鼻炎加重，与冬天气候寒冷有关，曾去省城寻诊，因怕手术谢绝，特来服中药治疗。两鼻孔经常堵塞，遇热则塞轻，甚则鼻梁骨内辛酸难忍，并连前额沉痛，精神昏昏然，脉象细滑，舌质淡白，苔白薄。拟防风通圣散合苍耳子散化裁。

防风10g，荆芥10g，连翘15g，麻黄6g，薄荷6g，苍耳子10g，辛夷12g，白芷3g，桔梗10g，杏仁10g，黄芩10g，石膏20g，当归6g，川芎6g，天虫10g，老葱根3棵为引。

上药以水3杯，轻煮20分钟，取汁1杯半，药滓再煮，取汁1杯半，日分3次温服。

二诊：上药服17剂，鼻梁骨内之辛酸减轻，前额沉痛亦减，精神较前好转，脉来不若前甚。病机好转，再步上方出入。

防风10g，菊花15g，荆芥10g，麻黄6g，薄荷10g，辛夷12g，半夏10g，白芷2g，杏仁10g，黄芩10g，石膏20g，当归6g，川芎6g，桔梗6g，甘草10g，升麻10g，天虫10g，老葱根3棵，生姜6片为引。

煮服方法同上。

三诊：续服上药20剂，鼻梁骨内辛酸之感减却大半，左鼻孔呼吸较为通畅，浊涕减少，前额沉痛消失，病入坦途。继予上药连服。

四诊：患者又渐续服药15剂，症状基本消失，继与上方加减。嘱归里（河北衡水），隔日服药1剂，以听其瘳。

血　箭

马某某，男，60岁，陵县，土桥乡人。1994年11月22日诊。

患者患感冒、头痛、身热、恶寒，去当地卫生室，诊断为外感发热，体温39.8℃。给了几片去痛片，患者为了尽快见效，晚上一次服了2片，合衣而眠，夜半后，通身发汗不止，至夜间5点，汗渐渐消退，只是觉得左腋下，仍汗出不止，解开棉衣以手摸之如油状，伸手一看，全是血，呼儿子来看时，衬衣及棉袄内侧，都是粘腻的血痂，儿子用热毛巾把老人的胸胁擦干，也未发现有出血点，急乘车来诊。目前：衬衣都是血痂，棉衣几乎渗透，全是血。身不热，无痛苦，只是有点咳嗽，脉象略数。余认定此为血箭，开了几味清肺的药服之，病愈，1周后经询问，一切良好。

按：实习生问其原委。我说："此乃血箭之症，其病因病机乃为心肺火盛，逼血妄行出于毛孔之窍，此为肌衄。血从针尖大小之孔喷出，渗溢不止，一般无有疼痛的感觉，数十年前曾见一妇，血箭从乳头侧喷出，用盐水棉球加压之方止，方用清热地黄汤，服药二剂，愈而未发。"

附：《血证论》于"血箭"条云："血箭，从毛孔中流出一条血来，有似箭之射出，故名血箭，由心肺火盛，逼血从毛孔中出，治宜清心火以除出血之源，凉血地黄汤加蒲黄。又宜泻肺火以敛皮毛之气，使毛孔不渗泻则血自止，泻白散，加生地、蝉蜕、百合、五倍子、黄芩、蒲黄、杏仁、白及。心肺兼治，宜用生黄散。

出血过多，昏愦不省人事者，与吐衄血脱气散无异，宜独参汤加附片、蒲黄，当归补血汤、十全大补汤，皆可择用。

外治法：水调桃花散，敷血孔，则血止，或用凉墨磨醋搽。或用石灰散、干糁，花蕊石散、糁，均效。”

《医宗金鉴·外科心法要诀·血箭》条云：“血箭毛孔射出血，心火炽迫血乱行，桃花散用凉水敷，再涂金墨即能停。此证一名肌衄，由心肺火盛，逼血从毛孔中射出如箭。宜服凉血地黄汤，外用桃花散以凉水调敷；或用金墨研末，醋调凉涂，其血自止。凉血地黄汤，生地三钱，黄连、当归各一钱五分，甘草、栀子（生研）、元参各一钱、黄芩二钱。水二盅，煎八分，量病上下服。桃花散：白石灰半升，用水泼成末，与大黄片一两五钱同炒，以灰变红色为度，去大黄，将石灰筛细，用凉水调敷。”

《外科正宗》云：“血箭出于心经火盛，逼血从毛孔出也。”

再按：《血证论》提到出血过多，昏愦不省人事者，采用独参汤、当归补血汤及十全大补汤等。余在临床未曾遇见，仅举之以备参考。

谈诸涩枯涸、干劲皴揭，皆属于燥

节录《素问玄机原病式》（阳明燥金，乃肺与大肠之气也）：

涩：物湿则滑泽，干则涩滞……如遍身中外涩滞，皆属燥金之化，故秋脉涩……或麻木，亦由涩也，由水液衰少而燥涩，气行壅滞，而不得滑泽通利，气强攻冲而为麻也。如平人抑其手足，则真气顿行之甚，而涩滞壅碍不得通利而麻……然六气不必一气独为病，气有相兼，若亡液为燥，或麻无热症，即当此法，或风热胜湿为燥，因而病麻，则宜以退风散热，活血养液，润燥通气之凉药调之，则麻自愈也。治诸燥涩，悉如此法。

枯：不荣也。涸：无水液也。干：不滋润也。劲：不柔和也。故《易经》曰：燥万物者，莫熯乎火。

皴揭：皮肤启裂也。乾为天，而为燥金，坤为地而为湿土，天地相反，燥湿异用，故燥金主乎紧敛燥涩，皴揭之理，明可见焉，俗云皴揭为风者，由风能胜湿而为燥也。经言：厥阴所至，为风府，为纹启，由风胜湿而为燥也。所谓寒月甚而暑月衰者，由寒能收敛，腠理闭密，无汗而燥，故病甚也。热则皮肤纵缓，腠理疏通而汗润，故病衰也，或以水湿皮肤，而反喜皴揭者，水湿自招风寒故也。

附：刘完素，字守真，自号通玄处士，因家住河间府（今河北省河间县），后人称为刘河间，生于金天辅四年（1120），卒于金承安五年，（1200）左右，享年80岁。著作16种之多。代表作有《素问玄机原病式》、《宣明论方》、《素问病机气宜保命集》、《伤寒直格》、《伤寒标本心法类萃》、《三消论》等，是金元四大家之一。

谈五谷、五果、五畜、五菜

《素问·藏气法时论》指出：“五谷为养，五果为助，五畜为益，五菜为充，气味合而服之，以补益精气。”

五谷：指粳米、小豆、小麦、大豆、黄黍。

五果：指桃子、李子、杏子、栗子、大枣。

五畜：指牛肉、羊肉、猪肉、犬肉、鸡肉。

五菜：指葵、藿、薤、大葱、韭菜类。

葵——又凫葵、楚葵、乌葵。楚葵一指芹菜类。

薤——叶似韭而中空，蔬菜类，如薤叶，薤白（亦入药）。

藿——豆叶之类的蔬菜，引（又仪礼公食大夫礼，注：藿，豆叶也。）

五谷为养，是说五谷是人体营养的主要来源。五果为助是说桃、李、杏等可以帮助五谷运化，补充相应的营养物质。五畜五种肉类，这些肉类可以补益人体的精气不足，假若人体精气不虚而丰满，也就无有以五畜为益的必要，益而再益，身体丰腴，就会形成“形盛于外而歉于内”的形象，既而还有引发一些消化不良，腹胀、肝胀、胃气滞郁等不良病证。尤其当今盛世，物产丰富，人们的饮食要求也随之升高，一些发了财的达官贵族、大腕老板，天天花天酒地，山珍海味，无饱的填塞以致以妄为常，吃喝嫖赌，竟逐荣华，勾心斗角，损躯以平素，发病于顷刻，《内经》所谓：“半百而衰也。”可不慎乎。五菜，即是指蔬菜类，像芹菜、大葱、小葱、韭菜或菠菜、豆芽、白菜、萝卜、茴香、黄瓜、茄子、辣椒、藕、南瓜、蒲瓜等等，以达到所谓的“充”。

《藏气法时论》对于五脏宜食，也有一段较为详细的记载。

云：“肝色青，宜食甘，粳米、牛肉、枣、葵皆甘。

心色赤，宜食酸，小豆、犬肉、李、韭皆酸。

肺色白，宜食苦，小麦、羊肉、杏、薤皆苦。

脾色黄，宜食咸，大豆、猪肉、栗子、藿皆咸。

肾色黑，宜食辛，黄黍、鸡肉、桃子、葱皆辛。”

辛散、酸收、甘缓、苦坚、咸软，毒药攻邪。一切食物凡味辛的有发散的功能，味酸的有收敛功能，味甘的具有缓解缓和功能，味苦的有坚燥功能，味咸的有软坚功能。饮食养生，应当予以选择。至于医生临床治疗又当切记《素问·脏气法时论》的另一段云：

“肝苦急，急食甘以缓之……心苦缓，急食酸以收之……脾苦湿，急食苦以燥之……肺苦气上逆，急食甘以泻之……肾苦燥，急食辛以润之，开腠理，致津液通气也。……肝欲散，急食辛以散之，用辛补之，酸泻之。……心欲软，急食咸以软之，用咸补之，甘泻之……脾欲缓，急食甘以缓之，用苦泻之，以甘补之……肺欲收，急食酸以收之，用酸补之，辛泻之……肾欲坚，急食苦以坚之，用苦补之，咸泻之。”

按：这五脏的所苦所欲，即是喜与恶的意思，也就是五脏的本性。按着五脏的喜恶，一是可以用来调节饮食，一是应用药物，调节脏气的功能，使其达到阴阳平衡，而不使其有所偏胜与偏衰而收补偏救弊的效果。

谈释燥玉肤汤方

释燥玉肤汤方：桑椹 60g，石斛 30g，生地黄 30g，制何首乌 30g，麦冬 20g，玄参 15g，葛根 30g，黄芪 10g，白芷 5g。

上 9 味，以水 3 杯，煮取 1 杯，药滓再煮，取汁 1 杯，日分 2 次温服。

功效：养阴活血，润肤释燥。

主治：干燥症。

方义：《素问·至真要大论》论述病机十九条，为审察病机之关键，惟独遗漏了“燥气”一条，金元四大家之一的刘完素在其《素问玄机原病式》一书中，补充了“诸涩枯涸，干劲皴揭，皆属于燥”一条。无论历代学者，众说纷纭，各持己见，但这种病的存在，确属事实，余在执医的 50 年中，发现该病 10 余例，采用活血、养阴、散风、润燥之药，治之尤为爽手，故拟释燥玉肤汤一方，方中以桑椹之甘酸气凉，养血散风为主药，辅以石斛、生地黄、何首乌、麦冬、玄参大队养血益阴之品以养气阴，益血脉。葛根性升属阳，主轻浮，能鼓舞胃中清阳之气上行以散其风，润其燥。白芷辛香醒脾“行手足阳明之经”，以疗“头面皮肤风痹燥痒”。黄芪用之，以固护卫气，充实皮毛，诸药和合，共奏活血养阴，润燥之效。

病案举例：

例1：张某某，男，55岁，德州市人，1991年4月22日初诊。

前额、眼睑、鼻四旁，每逢春季则干涩赤痒，病来3年，服各种维生素均无效果，不敢用香皂洗脸，洗则涩痛难忍，甚则采用各种面脂涂之，亦觉涩痛。入夏后，其病逐渐消退。3年以来，年年如此。目前：发病如前，脉来弦涩，舌淡苔薄黄，拟释燥玉肤汤加味调之。

桑椹60g，石斛25g，生地黄20g，何首乌20g，麦冬20g，玄参20g，葛根30g，白芷5g，黄芪6g，红花6g。

上药水煮2遍，取汁2杯，日分2次分温服之。

二诊：上方服3剂症状减轻，昨日夹感，咳嗽，头痛，原方加薄荷、杏仁、菊花。继续服药13剂，干涩赤痛消失。

例2：黄某某，男，58岁，农民，1996年3月11日初诊。

前额及鼻两侧干涩，有时瘙痒，风吹之，干涩燥痒尤甚，用手扤之不已，只可用清水、热水洗之，涂面脂燥痒暂缓，后用甘油，病稍轻。脉象细数，舌质略红，少苔。诊为干燥症，予释燥玉肤汤法。

桑椹50g，石斛30g，制何首乌30g，生地黄25g，麦冬20g，玄参20g，葛根30g，白芷3g，黄芪10g，天虫10g，甘草10g。

上药水煮2遍，取汁2杯，日分2次温服。

治疗经过，患者以上方，连服11剂，病愈大半，继服上方至16剂病已。

八、谈方说药

汤剂之命名

西晋皇甫谧记述中药“汤液始于伊尹”（见《针灸甲乙经序》）。伊尹不仅熟悉药物的功用，而且很明了养生之道。《吕氏春秋》记载（商）汤向伊尹取天下之道，伊尹答曰：“用其新，弃其陈，腠理遂通，精气日新，邪气尽去，及其天年。”其实他讲的都是治疗疾病的道理。还因为他是有莘氏厨司的养子，很懂得烹饪汤液的方法。这一时期，伊尹就是著名的人物。《易牙遗意》记载的诸汤类就有：青脆梅汤、黄梅汤、凤池汤、荔枝汤、桔汤、杏汤、茴香汤、梅苏汤、缩砂汤、枣汤、瑞香汤、紫云汤、木樨汤等。随之而发的就是中药的汤液治病，发展到汉代医圣张仲景作《伤寒杂病论》，他总结了汉代以前的一个漫长的时期到汉朝一个大的概括，这就是《伤寒杂病论》的200余首方剂。当时由于受黄老之学的影响，方剂的名目也逐渐繁多起来，并体现出中国文化的博大精深，使这一方剂之名也更加优美起来。例如《伤寒论》一书就有主方、单方、偶方、复方、合方、加减方、六经方、六淫方、阴阳表里寒热虚实方等。具体每个方剂的命名都有一定的来头，仲景借助于星象学，就立了4个方剂，大小青龙汤、十枣汤、白虎汤、真武汤，以应四十八宿（音秀），如青龙汤以应东方甲乙木，东方七星是角、元、氐、房、心、尾、箕——东方看护神，在四时主春，在人身主肝，主生发之合，万物皆出于甲，故肝以应木，以发散荣卫之邪，大青龙汤的主治原文“太阳中风，发热恶寒，身疼痛，不汗出而烦躁者，大青龙汤主之。”病邪在太阳卫分，发汗以祛邪外出也。柯琴曰：“能化胸中之热气而为汗故名大青龙，能化心下之水气而为汗，故名小青龙。”意思为大青龙能行云布雨，小青龙无大青龙之力而只能行心下之水而为之要也。南方丙丁火以朱雀代之；西方庚辛金以白虎代之；北方任癸水以真武代之，四方各有七星，四七二十八宿。惟中央戊巳土，医书不载星宿之名，道家书名之为“金凤”代表五脏之脾，医生知之不多。后之医家亦效仿之，名目繁多而优美，有借药物之名而命名者，有借药物之功能而命名者，有借地方之名而命名者，有借脏腑之功能而命名者等等，如天黄丸、补天丸、天王补心丹、孔圣枕中丹、四君汤、养心汤、补肺汤、羊肉汤、十神汤、黄连汤、黄芩汤、三生饮、四神丸、感应丸……名目繁多，枚不胜举。大体上看来，医生经过大量的临床实践，创制出来的方剂即是经验的结晶，给每一个结晶定上一个命名，可以体显出命名人的中医水平，也可以体现医生的多学科的广泛水平。简举近代名医张锡纯先生之《医学衷中参西录》一书，开首一方剂，即命名“资生汤”，解释为“至哉坤元，万物资生”即可以看出张锡纯先生博大精深的“易医相通”了。

谈七方十剂

《素问·至真要大论》：“病有盛衰，治有缓急，方有大小……君一臣二，奇之制也；君二臣四，偶之制也；君二臣三，奇之制也；君二臣六，偶之制也。”

《伤寒明理论》：金·成无已著，遵从《内经》，制七方以实用，其为大、小、缓、急、奇、偶、复。

十剂之说，始于北齐。徐之才的《药对》，其为宣、通、补、泻、轻、重、滑、涩、燥、湿十种。

1. 七方

(1) 大方：一是药味多，一是剂量重，病多兼挟，非众药力不可取效者。病重单一，顽不可破者，必用重剂量之药攻之伐之者不为功也。如大青龙汤、薯蓣丸、炙甘草汤、大承气汤等。

(2) 小方：指药味小，质轻气扬者，主治病邪轻浅，其方如桔梗汤、苦酒汤、栀子豉汤、小柴胡汤、小半夏汤，而或桑菊饮、银翘散等。

(3) 缓方：药性和缓，作用于一些慢性病，或大病瘥后，需缓慢调养者，如六味地黄丸、薯蓣丸、四君子汤、八珍汤等。

(4) 急方：唐容川指出："病势急，则力求速效，如仲景急下宜大承气汤，急救宜四逆汤之类，盖发表欲急，则用汤散，攻下欲急，则用猛峻，审定病情，合宜而用。"

(5) 奇方：指单味药或用一、三、五、七、九之数组成的方子，这类的方子很多，如独参汤、三妙丸、五苓散、七气汤、三仙饮、九味羌活汤，以奇数名方者均是，更如三枚、五枚、七枚等。前人所谓"药无牵制，意取单锐"。

(6) 偶方：是用二味药，或二、四、六、八等味组成的方子，称为偶方，如二至丸、二陈汤、二妙散、八珍汤、金匮肾气丸，唐容川云："……如桂枝汤，单用桂枝，而必用生姜以助之，是仍存偶之意也，肾气丸桂附同用，大建中椒姜同用，大承气硝黄同用，皆是此意。"

(7) 复方：唐容川指出："复方重复之义，两证并见，则两方合用，数证相杂，则化合数方而为一方也，如桂枝二越婢一汤，是两方相合，五积散是数方相合……病之繁重者，药亦繁重也，岐伯言奇之不去，则偶之，是复方，乃大剂，期于去病也，又云偶之不去，则反佐以取之，所谓寒热温凉，反从其病也……若大寒热，则必能与异气相格，是以反佐以同其气，复令寒热参合，使其始同终异，是七方之外，有反佐之法。”现代名医，裘沛然先生提出“大方复制”之法，即是复方之意也。

2. 十剂

（1）宣剂：《证类本草》谓“宣可去壅”，壅郁之症如鼻塞、头蒙、目糊、胸宇苦闷等，均可用宣通之法调之，如川芎茶调散、苍耳子散、辛荑散等。

（2）通剂：“通可去滞”，滞留、滞塞不通之病，如胃气郁滞，痞胀不已。肺气郁滞，咳喘不利。肝气郁滞，两胁作痛。膀胱不利，小便涓滴不畅等，都可采取通疏之法调之。方如木香顺气丸、二陈汤、杏苏散、逍遥散、五苓散、萆薢分清饮等。

（3）补剂：“补可扶弱”，弱证多矣，均可应用补剂以调之，如肾阴虚，可用六味地黄汤，肾阳虚可用肾气汤，胃脾虚可用补中益气汤，肝虚可用一贯煎，心阳虚可用桂枝甘草汤，心阴虚可用麦门冬汤，气虚可用四君子汤，血虚可用四物汤，气血两虚可用八珍汤等。

（4）泄剂：“泄可去闭”，闭即闭塞不通之义，可以采用启闭开泻之法以调之。如唐容川云：“邪盛则闭塞，必以泄剂，从大便夺之，备急丸泄寒实，承气汤泻热实，葶苈泻肺汤是泄其气，桃核承气汤是泻其血，十枣汤泻水……。”

（5）轻剂：“轻可去实”。人身感寒，肌腠经络闭实，可用质轻气扬之品以发之，通之，如桑菊饮、麻杏石甘汤、防风汤等。

（6）重剂：“重可镇怯”。怯指气浮、气乱之症，如心虚怯、惊气乱者，必用重剂以镇之，如镇肝熄风汤、生铁落饮、安神丸、安宫牛黄丸等。

（7）滑剂：“滑可去著”。著而不去之证，如肾结石、膀胱结石、尿不畅等，可用滑石、冬葵子等以去其著。

（8）涩剂：“涩可固脱”。如自汗、盗汗、滑精、便溏，可用黄芪汤、固精丸、金樱子散、桃花散等。

（9）燥剂：“燥可去湿”。唐容川云：“外感之湿，宜神术汤汗之，湿冷为痰，宜二陈汤降之，湿停不溺，宜五苓散利之，胃湿宜平胃散，脾湿宜肾着汤……。”

（10）湿剂：“湿可去枯”。枯即枯燥，治必以滋润之品治之，如肺燥而痿，宜白虎加人参汤，肠燥便秘宜麻仁丸，胃燥宜石斛饮，肤燥宜释燥玉肤汤等。

仲景用药重视时令

翻开《伤寒论》与《金匮要略》可以看出，仲景不论在用药上，还是在服药上，都是很讲究的。服药时，有平旦服、夜服、日三服、日三、夜二服不等，先食服、少少含咽服、饮粥、酒煮、白饮等。用药对于时令亦很谨严。如白虎汤下，另有注脚云“此方立夏后立秋前乃可服，立秋后不可服，正月、二月、三月尚凛冷，亦不可服之。”（疑非仲景法）。“千金麻黄醇酒汤”注脚有云：“以美清酒五升，煮取二升半顿服之，冬月用酒，春月用水煮之。”退五脏虚热四时加减柴胡饮子，其法：冬三月加柴胡八分、白术八分、陈皮五分、大腹槟榔四枚，生姜五分、桔梗七分。春三月加枳实，减白术；夏三月加生姜三分、枳实五分、甘草三分；秋三月加陈皮三分”（疑非仲景法）。

按以上3个方剂的用药，尽管有所怀疑非仲景法，仅从注脚上可以看出，对于时令是非常重视的。白虎汤一方，经方中还多处用之，其他方虽未有明确的注解，但也不应该不引起对于时令用药的重视，白虎汤四时皆可用，所谓有是证，必用其药，其权变之法，又存乎其人也。平常讲冬季感冒可用麻黄，夏季感冒由于天气热，一般不用麻黄，可用薄荷，或淡豆豉代之。麻黄醇酒汤，春日用水煮，因其时令温和，用此方即可借时令便可发腠理以透解湿热，冬月则用酒，借酒气以通达营卫。陈灵石指出："麻黄轻清走表，乃气分之药，主无汗表实证。黄疸病不离温热之邪，用麻黄醇酒汤者，以黄在肌表营卫之间，非麻黄不能走肌表，非美酒不能通荣卫，故用酒煮，以助麻黄发汗，汗出则荣卫通，而内蕴之邪悉从外解耳。"沈明宗亦云："湿热在表，郁奁成黄，用此一味酒煮，使其彻上彻下，行阳开腠而祛卫分之邪，则黄从表解也。"

退五脏虚热，四时加减柴胡饮子方。《金匮译释》解之清晰，今录之可以参考："五脏受邪致病虚热，用柴胡饮子，随四季时令宜补宜泄，加减其药味以为治疗。方中柴胡为表里阴阳和解之剂，白术扶脾养正，桔梗、陈皮通利上中二焦之气，槟榔畅达腹中之气，生姜佐柴胡向外宣达，佐槟榔从内消导。冬三月稍加柴胡以助生生之气。春三月增枳实以转动其发陈之机；又恐白术燥脾影响脾气的条达，则减而不用。夏令热盛则气伤，湿盛则气滞，故加甘草佐白术以助气胜湿，又加生姜枳实使其宣通。时至秋令，气候容平，只稍加陈皮温中快脾。以上是随季节性而为调治的方法。"又：此方意在行气宣通上中下三焦，退其肌热，颇为有效。

又：明代吴又可著《瘟疫论》中所载之达原饮，可能亦从此方中化出。

又按经云："人与天地相参，与日月相应"是说明人体与天地气候是有其密切的关系。《八正神明论》指出："四时者，所以分春、秋、冬、夏之气所在，此时调之也，八正之虚邪，而避之勿犯也。"人体必须适应这种变化而变化。《六元正纪大论》指出："用寒远寒，用凉远凉，用温远温，用热远热。"这又说明治疗用药当慎的缘故。有人解释谓："根据寒热的轻重，适当的以气味来调和它，运与气同热的，应多以清凉之品调之；运与气同清的应多以火热之品味调和，应用凉应避免清凉的天气，应用热应避免火热的天气，应用寒应避免寒冷的天气，应用温应避免暖温的天气，不论饮食和药物同，若天气反常，则不必拘此规定，可以灵活应用，这是适应自然的法则……"《顺气一日分为四时》篇，又把昼夜十二时辰，与脏腑的关系联系了起来。如子胆丑肝寅至肺，卯大辰胃巳在脾，午心未小申膀胱，酉肾戌包亥焦地。《内经》谓人与天地相参，与日月相应是何等的确切。

谈洗蒸方法的源流

关于洗蒸法始于《金匮要略》的百合洗方，其方为："百合一升，以水一斗，渍之一宿，以洗身，洗已，食煮饼，勿以盐豉也。"

按：仲景于《金匮要略》发其端倪，百合洗方乃内外兼治方法，百合病，经月不解，虚热弥漫于周身，内外之气，无力通达，清气不升，因之而作渴。至于百合渍法，渍之一宿，乃泡药的时候，然后乃是煮法。假若以浸泡之汁，以洗周身，恐非仲景原旨。百合性味甘寒，以甘寒之汁洗之，而皮毛玄府得以开放而透其邪热者，岂不怪哉。历代方书注疏者，如尤在泾、陈修园、徐忠可、张路玉等，于此不予点破，仍使后人茫然。《金匮要略译释》注为"温以洗身"是于黑字行间中发其真精神，实乃借甘温之洗法以达甘凉之功效，服煮饼之意，亦啜热稀粥之变法。其麦性味甘寒，补脾土之阴，以生肺金之津，妙在甘寒之味以煮热汤发之，肺之津液敷布于周身，玄府肌腠调和畅通，故虚热得出而百脉始安。

唐·许引宗治柳太后病风不语，许用黄芪防风汤数十斛，置于床下，气如烟雾，当夜即能言语，传为美谈。

宋·陆岩，蒸药治人，亦载之于青史，关于陆岩的这段佳话，大意是：陆岩，浙江奉化县人，医术精良。有新昌县徐姓妇，产后病危，请陆岩来诊，陆岩刚到门口，患者就断气了，陆岩急诊之，发现胸部尚温，便说："这是血闷病，收用红花数十斤，大锅煮药倒入大木桶中，取一花格木窗放在桶上，然后让产妇躺在木窗之上，以药气熏蒸，药汤稍冷，又换一桶，不大一会，产妇手指能动，只熏蒸了半天的时间，产妇苏醒而愈。这大概是红花能够活血化瘀的缘故吧。

清·张路玉《张氏医通》其头痛条曰："偏正头风，熏蒸法，川芎半两，蚕砂二两，僵蚕因人年岁，一岁用一只，用水五六碗，煎至三碗，以厚纸封砂锅，中开一孔如钱大，病人就之以熏痛处，虽年久证，不过六七次即愈。"

清朝有个喜来乐（无考），本来在沧州行医出名，人称神医，可巧清宫六王爷的女儿（格格）患厥证，众太医束手无策，特邀喜来乐医治，喜来乐效仿许引宗治柳太后法治好了格格的病，也是采用了熏蒸法，喜坏了六王爷及皇上家，却引来了众太医的嫉妒，尤其是那个王太医，看过《神医喜来乐》电视剧的，自然明白了医道这一行当的艰辛了吧。

余于30年前，读《张氏医通》尤羡慕偏正头风熏蒸法，用药之精，方法之巧，临床亦喜用之，后方即本以此法，在应用上做了一些变动，并非标新立异。处方：川芎10~20g，防风10~20g，白芷5g，荆芥穗10~20g，当归10~20g，天虫10~20g，菊花10~20g。方不等，因病之轻重而定。用法：上药装入铁壶内，加水3大碗，将壶盖压紧不可透气，壶嘴上装一皮管，约1～1.5m，将壶置于火炉上煮开，热药气只需从管中冒出，以熏蒸患处，一次熏蒸30min，每日熏蒸2次，即换药1剂，熏后避风寒，其功效为散风通络，活血止痛。主治：伏风头痛、蓄血头痛、神经性头痛及风湿性腰膝关节痛等。

案1：张某某，男，46岁，河北景县人，农民，1961年1月患偏头痛，半年不愈，余诊之，亦无其他兼证，遂书川芎15g，防风15g，白芷9g，荆芥穗15g，当归20g，天虫9g，菊花9g，蜈蚣1条，嘱遵熏蒸法依次治疗，3天后，其子特来告之，病已显效，又予上方3剂，3次索方说此病已减去大半，又竟与原方6剂，嘱依法坚持用之。后来人告之，云其病共熏蒸15天，每熏蒸后，特感舒适，有时还会引起全身微微汗出。

案2：庞某，男，34岁，德州市干部，患偏头痛已8年之久，打针、服药，终未得瘳，某医院诊断为神经性头痛，又打针服药数月，其病时好时歹。余诊其脉来沉细而缓，余开方以调补肝肾，服药10数剂，效果略显小效，遂并熏蒸法与之，方用：川芎10g，防风15g，白芷6g，当归15g，荆芥穗10g，天虫20g，透骨草10g，羌活6g，大葱1棵，嘱遵熏蒸法，以次熏之，内外合治。半年后与之幸会，特问之答曰："服了6剂中药，效果亦微乎其微，用了熏蒸这一方法，1个星期，这偏头疼痛竟然不痛了，半年来，精神很好，思维也很好，老想登门拜谢"云云。

谈麻黄、葛根先煮去沫

《伤寒论》麻黄汤：麻黄2两（去皮），桂枝2两（去皮），甘草1两（炙），杏仁70个（去皮尖）。

上4味，以水9升，先煮麻黄减2升，去上沫，内诸药煮取2升半，去滓，温服八合。

葛根汤：葛根4两，麻黄3两（去节），桂枝3两（去皮），生姜3两（切），甘草2两（炙），芍药2两，大枣12枚（擘）。

上7味，以水1斗，先煮麻黄、葛根，减2升去白沫……。

按麻黄二两，所谓去皮，有的在麻黄一药下，又加了去节，麻黄怎样去皮，必是后人羼入之过。而云麻黄去节，尚可说的过去，可药房所用的麻黄没有一家是去节的，有的书中在麻黄后加了一个“杵”字，是比较正确些的。

麻黄入煮以后，所谓去沫是正确的，有的书注不去沫，则“吐人”二字。我在临床50余年中，确实发现麻黄如不去沫，可引起病人呕吐，或咳嗽。

葛根一药，入煮后，亦须去沫，葛根有2种：一种为粉葛根，多含有大量淀粉，入煮后，必须去其白沫，否则，容易引起脘腹痞满，恶心。一种为丝葛根，也称北葛根，筋络密集，切断后如麻绳切断一样，这种葛根，北方大夫最喜用之，一般不大出白沫。

北葛根纤维密集，其性辛甘，质轻气扬，功主升散，所谓先煮去沫，再煮，实则取其筋络之气以通行于人身之经腧与筋络而已。

猪肤汤方取、煮、熬法辨

猪肤汤方：猪肤一斤。

上一味，以水一斗，煮取五升，去滓，加白蜜一升，白粉五合，熬香，和合相得，温分六服。

功效：清热润燥，利咽止痛。

主治：少阴病，下利，咽痛，腹满心烦，脉虚数，无寒热，或但感咽干者。

辨：关于猪肤的取法，熬者方法。

吴绶：燖（音欠）猪时，刮下之黑肤也。

方有执：即谓肤，当以燖猪时，所起之皮外毛根之簿肤为是。

王好古：以为猪皮。

张路玉：主张用皮上白膏。

唐容川：主张用猪项皮。

尚论云：“若以为燖猪皮外毛根之薄肤，则签劣无力，且以熬香之说不符，但以外皮去其内层之肥白为是，若果以燖猪时毛根薄肤，则薄过于纸，且与垢腻同下，熬之有何香味，以意度之，必是毛根深处之皮，尚可称肤，试观刮去毛根薄肤，毛断处，毛根尚存皮内，所谓皮之去内层，极为允当，盖以猪为北方之水畜，肤近毛根，取其色黑而走肾滋肾。”

按：后人主用肥肉，非是，因肉煎之为油，有人主张猪肤干煎，干煎而焦臭非是，喻氏主张用之外皮与水久煮则化为胶汁，其味清香。再加白蜜、白粉煮之，其味更加清香适口，患者自然乐意饮也。

“引药”为汤剂中向导

《万病回春》有关脏腑之引经药，即引经报使之药。

肺经之报使引经药——白芷、升麻、葱白。

大肠报使引经药——葛根、升麻、白芷（上行）、石膏（下行）。

胃经报使引经药——葛根、升麻、白芷（上行）、石膏（下行）。

脾经报使引经药——升麻、酒浸白芍药。

心经报使引经药——独活、细辛。

小肠报使引经药——藁本、羌活（上行）、黄柏（下行）。

膀胱报使引经药——藁本、羌活（上行）、黄柏（下行）。

肾经报使引经药——独活、肉桂、盐、酒。

心包络报使引经药——柴胡、川芎（上行）、青皮（行下）。

三焦经报使引经药——柴胡、川芎（上行）、青皮（行下）。

胆经报使引经药——柴胡、川芎（上行）、青皮（行下）。

肝经报使引经药——柴胡、川芎（上行）、青皮（行下）。

《医学传心录》引经药："手足太阳经，藁本羌活行，少阳厥阴地，总用柴胡去，手足阳明经，白芷升（麻）葛根，肺（白）芷升（麻）葱（白）用，脾升（麻）白芍应，心经黄连使，肾独加桂灵，分经用此药，愈病即通神。"

按：初视这些引药，似乎有些道理，经过10～20年的临床观察，你会发现所谓的这些引药，已经不成定律。然而引药在方剂中的向导作用，更是不可非议的。《内经》云："主病之为君，佐君之为臣，应臣之为使"使即为引，引经报使也。引药入于剂之中，使药物可速达病所，提高疗效，另外还有娇正药物的气味，调和诸药以降低药物的毒性。

自《神农本草经》迄李时珍的《本草纲目》，直到今天的各家本草，及中药学，对于每味药物的归经，也可以说是一个重要的引药。更重要的是药物的升、降、浮、沉。李杲指出："气味薄者轻清成象，本乎天者亲上也，气味厚者重浊成形，本乎地者亲下也。"李时珍指出："酸咸无生，辛甘无降，寒无浮，热无沉。"如药物的花叶质轻，大都主升浮，如薄荷、辛夷、菊花、升麻等。如药物的质重，大部主沉降，如枳实、川楝子、苏子、炒莱菔子、龙骨、牡蛎等。所谓这升、降、浮、沉在一定条件下，又可相互变化，而不是一成不变的。李时珍又指出："升者引之以咸寒则沉而直达下焦，沉者引之以酒，则浮而上至巅顶，此非窥天地之奥而达造化之权者不能至此，一物之中有根升梢降，生升熟降，是升降在物，亦在人也。"《伤寒杂病论》之瓜蒌薤白白酒汤的宣痹通阳，涤痰散结，白酒即为引药。炙甘草汤，以清酒7L，水8L，以通阳复脉，清酒即为引药。麻黄醇酒汤，以美清酒5L，以宣郁透表，发散黄疸，美清酒即为引药，黄芪桂枝芍药苦酒汤以和营扶表，祛逐水湿，苦酒即为引药，由此看来，仲景应用白酒、清酒、苦酒、白饮、白粉、白蜜、烊胶纳饴，无一不属引药，又若甘澜水、潦水、井华水、泉水、浆水、地浆水等，亦无一不属引药也。《赵文魁医案选》把引药扩充的更加广泛，如诊慈禧皇太后脉案，内热新感鼻衄案，引用鸡内金3钱。感寒化热案，引用陈皮3钱。蓄滞下痢案，引用猪苓3钱。肝热胃饮呕吐案，引用一桧金1钱分冲服。宣统皇上案：风热在中焦案，引用生青果5枚。中州蓄饮，外受暑邪案，引用益元散3钱（包），三仙炭各3钱。瑞康皇贵妃案，肝胃有热，略感风邪，牙龈肿痛案，引用酒军3钱。肝胃结热，稍感风凉案，引用郁李仁4钱（研），橘红3钱。肝经有热，扰动神明，头晕心烦案，引用橘红3钱，冬桑叶1两，熬汤煎药。宣统十四年，谢妃脉案：肝热诸痛案，引用炒阿胶6分。肝热上冲鼻衄案，引用茜草2钱，木香3分。宣统六年老太太脉案，肝热留饮案，引用枇杷叶4钱（炙）。宣统十四年，春格脉案，伤风咳嗽案，引用酒芩3钱。宣统十四年平格脉案：肺经有热，外受浮风案，引用当归3钱。案二引用牡丹皮2钱。从以上御医赵文魁医案看，所谓引药已不成定律。更要紧的是，要对药物的升降浮沉以及归经方面搞得娴熟，方可用好引药。五六年前，我的学生治疗1例，白睛溢血，所用之药，皆一派清凉，服药3剂，寸效不显，复诊时，我教于方中加红花6g，赤芍10g，引用升麻6g，复诊时，病减大半，再进3剂而病愈。又一病人，咽喉肿痛，学生用生地黄、玄参、射干、牛蒡子、山豆根等，连服6剂，病不减，再请我诊视，与原方加引药赤芍、红花，连服6剂病愈。学生问之答曰："赤芍、红花活血化瘀，清火消肿而已。"所以说，引药为汤剂中之向导，是升降在物，亦在人也。

说"沙锅"

一提到沙锅，人们第一想到的就是沙锅炖豆腐，第二才是煮药。

不信您想邀几个朋友去你那里吃饭，就说沙锅炖豆腐，更不论是达官贵人，还是不起眼的老百姓，他准高兴的跟您去；假若说，铁锅炖豆腐，铝锅炖豆腐，甚至金锅炖豆腐，他准不去。

沙锅炖豆腐为什么这么吸引人，就是用它炖出来的豆腐清香甘淡适口，如果把锅里再放上几个虾仁、味精、胡椒粉，把豆腐炖成蜂窝样，汤是浓浓的，那味更是辛甘无比的了，就是酒足饭饱的人，也得再吃上几块豆腐，喝上几口汤才感到美滋滋呢。

煎煮药物，传统就是沙锅，因为沙锅是用粘土烧成的，它本身就含有土质的纯朴性味。用沙锅煮出的药味也纯朴，药是什么味，汤就是什么味，治病的效果就好。铁锅、铝锅就不太好了。《趣味中医》载有一则“选好药锅”的文章，意思是三国时，有个江湖混子来到许昌，名叫陆矜，听说曹操患头痛，正到处找名医，他认为这是天赐良机，赶到军营，许下包治的诺言，切脉后，开处方，用铜器为曹煎药，药熬好后，他亲自捧给曹操，曹操服了药后其病更加严重了，随军的大夫，告诉曹操，铜器熬药乃是医家的大忌，曹操听了连呼：“庸医又想害我也。”一怒之下，斩了那位陆矜。

所以煎煮中药，最好是要用沙锅，否则可以用搪瓷锅也可，万万不能用铁铜之锅。

说　土

有关土的说法《本草纲目》载有五六十种之多，以黄土为正土，云：“三尺以上曰粪，三尺以下曰土，凡用当去上恶物，勿令入客水。甘平无毒，主治泄痢，冷热赤白，腹内热毒绞结痛，下血，取干土，煮三五沸，绞去滓，缓服一二升，又解诸药毒……。”

时珍曰：“钱乙传云：元丰中，皇子仪国公病瘛疭，国医未能治，长公主举乙入进黄土汤愈，神宗召见问黄土愈疾之状，乙对曰，以土胜水，水得其平则风自退耳，上悦，推太医丞。”

至于各种土的治疗效能，本草之述备也，今只谈下土能疗水土不和病。我中土之人，不论出发去大江之南，或去黑水之北，东海之滨，西土之阳，临出行时，家人便于行李之中夹一块如手掌大的干燥土坯，到了异地之时，便擘下土坯如枣大一块，开水冲开，澄清后，一饮而尽，再食异地饮食，便无水土不和之患，如腹痛、呕吐、泻泄等。今人将忘却，故述而备焉。

灶 心 土

灶心土，又名伏龙肝，灶心赤土，《备急千金要方》名釜月下土。即灶底中心黄土，久经火炼而成之外赤中黄之土块，主入脾胃二经，其主要功效为温中止呕，和胃止血。主治呕逆反胃，腹痛冷痢，肠风下血，虚寒泄泻，及妇人崩漏带下之证。

《本经逢原》指出：伏龙肝乃灶中赤土，本经云，味辛微温，主妇人崩中吐血，千金名釜月下土，言正对釜脐处也，然必日用炊饮者良……盖以失血过多，中气必损，故取微温调和血脉也。消痈肿毒气者，辛散软坚也。日华子主催生者，取温中而镇重下坠也，其胎漏不止，产后下利，并宜煮水澄清去滓代水煎药，取温土脏和营血也……。《名医别录》：主妇人崩中吐血，止咳逆血，醋调涂痈肿毒气。

《金匮要略》：黄土汤（伏龙肝、甘草、白术、附子、干地黄、阿胶、黄芩）治下血。

类证治裁之比和丹（人参、白术、云苓、甘草、陈皮、砂仁、藿香、神曲、陈米、伏龙肝、姜、枣）治胃虚呕吐。

按灶中土，得草木化火之精，重点为温中暖脾之药，大凡草木经火化而生土，即所谓，火生土之意，今之医，大多应用于崩漏下血不止，疗效颇为显著。至于腹痛下痢、肠风下血、呕逆反胃以及疮痈肿毒，亦很少应用于此。余经常应用此品治疗崩漏下血及妊娠下血，较应用其他温中止血之品为优。举近来一妇，妊娠血漏不止，西医治疗束手，余与川断、寄生、白术、酸枣仁、台参、黄芪等。其效果亦不甚理想，后嘱患者每取灶中黄土 100g，开水冲搅，澄清后以水煮药，患者连服 3 剂，血即止，又连进 3 剂，一切康复。看来这一不起眼之物，疗效如此确切，实可证古人及仲景用黄土汤以疗下血的正确性。

说 钩 藤

钩藤一药，书方每用钩藤钩、净双钩、嫩双钩名之。其药性味，甘苦微寒，采集之季节，均在霜降、小雪之间，其性饱受霜雪秋降之气。主入肝与心包二经，足厥阴主风，手厥阴主火，风火相煽之病，非此不疗。功能：平肝清热，熄风定惊。主治：头目眩晕，小儿惊痫，抽搐痉挛，风温，麻疹，高热神昏。

《名医别录》：主小儿寒热，二十惊痫。

《本草纲目》：主大人头旋目眩，平肝风，除心热，小儿内钩腹痛，发斑疹。

《本草备要》：主治风热，定惊。

《本经逢原》：一名钩藤，甘微苦寒无毒，取钩用良。

《本草从新》：谓“祛肝风而不燥，庶几和中，故小儿科诊之，但性稍寒，无火者勿服，有刺类钓钩，故名。藤细多钩者良。去梗，纯用嫩钩，其功十倍。久煎则无力。俟他药煎就，方入钩藤，一二沸即起，颇得力也。圣惠方：治卒得痫疾，钩藤，炙甘草各二钱，水煎服效。”

按：钩藤的治疗效能，主要在藤之钩。古人之述备也。十数年前，我们把有钩之藤与无钩之藤送药检定性，其结果证明，有钩之藤有治疗效能，无钩之藤无有治疗效能。可见古人所谓“取钩用良”信不诬也。

唾　液

唾液中含有多种营养物质，如蛋白质、氨基酸、酶、钙、钾等等，这些物质有利于人的消化，益胃气，养精神等。

我国古代的道家，在练功之前，均以闭目养神，内视玄关，然后吞唾液，慢慢咽下，对于这种唾液，古称金液、玉液、金水、津液、神浆……参《史记·扁鹊列传》载有“饮上池水者”即指此法，中医学认为，这种唾液，有益于和胃降逆，以消痞满，滋润肺气，以平咳喘，调节神志，以安眠益脑，实为人身一宝。

醋

醋是酸味的调味品，也是一味中药，在用药与调味中有酸甘化阴之功用，烹饪也是一味良好的调味品。

人类对于醋酸味的性味与功用，早有记载。

唐代著名医学家，孙思邈在《备急千金要方·食治·谷米》中讲的很好，称酢，味酸，温，涩，无毒，消痈肿，散水气杀邪毒、血运。扁鹊云：“多食酢，损人骨，能理诸药消毒。”

明代李时珍《本草纲目》记载尤详，如：米醋，仓米所造，有多种类，如糯米醋、小麦酸、大麦酸、粟米醋、饧醋及糟糠醋等。仲景《伤寒论》中每每应用苦酒，实际上即是醋。

到了清代，这种造醋的方法更趋完善，对于醋的认识也更加提高了，各家著的本草中，也都提到醋的医药用法，如清代，张璐纂述的《本经逢原》就有如此的论述：“醋即酢，一名苦酒，酸寒无毒，凡制肝药，用为引导。专取米酿成者，味带酸苦。宗奭曰，米醋比诸醋最严，入药用之，谷气全也。仲景少阴病，咽中伤生疮，不能语言，声不出者，苦酒汤主之，内有半夏之辛，以发声音，鸡子之甘，以缓咽痛，苦酒之酸，以敛咽疮也，调敷药则消痈肿，制药味则敛毒性，诸恶狂妄，及产后血晕，烧炭淬醋，以辟恶气也，北人感冒风寒，用醋汤胡椒鸡麵热食，汗之则愈……。"

考醋，周朝有醯字及酢字，可能是古代的醋字，《广韵》为酢、浆也、醋也。《晏子春秋》有"醯醢盐梅，以烹鱼肉"，实际也是指的醋。有人报道，真正以粮食酿造的醋，最早的可靠记载是北魏时的《齐民要术》书中的"秫米酢法"、"粟米曲作酢法"等。诸书还说："酢今醋也。"

《中国烹饪文化》一书中还记载了二则有关醋的趣文。

例1：相传制作米醋最早是晋代的刘伶妻子，刘伶饮酒很出名，他的妻子吴氏怕他嗜酒败事，欲其节饮，于是每在酿酒的时候，以醋味合在酒内，使酒味酸，后人仿效以作醋，此虽传说，但米醋出现是在魏晋时，是有可能的。

例2：醋在北方地区有的省，还叫"忌讳"，因为吃醋二字与有些女子善妒也称吃醋关联，故以"忌讳"二字替代。至于吃醋的故事，唐·张鷟的《朝野佥载》有记，大意是：房玄龄妇甚妒，唐太宗将赐美女与玄龄，妇人执意不允，帝召玄龄妇人令曰："若宁不妒而生，宁妒而死?"指若要嫉妒所赐美女就让其死，让她选择"并酌酰（毒酒）可饮"。夫人取过酰当即一饮而尽，以示宁死也妒。其实所酌之酰乃苦酒，即醋也。吃醋之典出于此。

硫　黄

硫黄，性味酸温，有小毒，入肾经、心包经，内服之制法，放锅内同豆腐煮，豆腐成黑色，去豆腐，将锅内之硫黄倒入另一盆，中隔一筛，成细小之颗粒，名为鱼子黄，可堪入药。但亦有少量服生硫黄者，竟未见其有毒反映。

其主要作用为补火壮阳，杀虫利肠，主治寒湿冷痛等。

李时珍云：硫黄秉纯阳之精，赋大热之性，能补命门真火不足，且其性虽热，疏利大肠，又与燥涩者不同，盖亦救危妙药也。

《名医别录》云："疗心腹积聚邪气，冷痛在胁，咳逆上气，脚冷疼弱无力下部湿疮……。"

甄权云："下气，治腰肾久冷，除冷风顽痹寒热。"

张璐云："硫黄禀纯阳之精，助命门之火……，但热邪亢盛者禁用，湿热痿痹者，亦非所宜……"。

按硫黄，性主流通，主补肾中元阳之火，凡阴寒内盛者、阳痿滑泄者方可用之。如局方黑锡丹，用之以治脾肾虚冷，上盛下虚，气喘痰鸣。局方半硫丸以治虚寒便秘。景岳硫黄散用之以治湿癣痒痛。余几十年以来，凡遇阴寒腰痛、腿痛，经久不治者，恒用硫黄一味治之，其疗效出乎想像。例如，杨某，农民，冬天二九天气，水已结冰，其牛窜入湾中，怎样也赶不上来，无法，只得亲自下去，把牛牵了上来，后得两腿寒冷已成顽痹，多处治疗，寸效不显，余令其服食硫黄，每次服生硫黄 1g，日 3 服。后来患者一次竟服 3g，或 4～5g，亦未见不良反应，就这样连服 2 个多月，多年之寒痹竟除。后来又治愈了 2 例，饮食即吐，腰冷如冰等，均得痊愈，这样一味良药，医多不敢用，其埋没硫黄之功甚深矣。

淫 羊 藿

淫羊藿，又名仙灵脾、放杖草、千两金、鸡筋草，其性甘辛而温，主入肝肾心经，主要作用为补肾壮阳，强筋健骨，主治阳痿阴痿，腰膝无力，神疲健忘，风湿筋疼。大明，主丈夫阳绝无子，女子绝阴无子，老人昏耄，中年健忘，一切冷风劳气，筋骨挛急，四肢不仁，补腰膝，强心力。《本草纲目》，主能益精气，乃手足阳明三焦命门药也，真阳不足者宜之。余临床经常用之，体会本药的主要功能为：①益肾阳壮筋骨。②强心力，温血脉。

1. 益肾阳，壮筋骨。

本经引弘景曰："服之使人好为阴阳，四川北部有淫羊一日百遍合，盖食此藿所致，故名淫羊藿。"古人鉴之于此，故本品归经于肾经为主，现在人们常把此品视为"补肾抗衰老的首选药物"。人们治疗肾虚阳痿，神疲乏力之经常运用，张景岳之赞育丹方，其药为：熟地黄、当归、白术、枸杞子、杜仲、仙茅、巴戟天、山萸肉、淫羊藿、肉苁蓉、韭子、蛇床子、附子、肉桂。近人也经常用二仙汤取淫羊藿、仙茅、巴戟天、当归、黄柏、知母，调治妇人经血冲任不调，更年期综合征以取良效。另有人运用，毛姜及淫羊藿配为丸散以治骨折，促进骨质生长，功效也颇为良好。

2. 强心力，温血脉。

近来有人报道，淫羊藿成分中含量较高的是淫羊藿多糖和淫羊藿总黄酮，二者都具有较强的免疫刺激和抗衰老作用。且淫羊藿总黄酮又具有良好的促进心脑血管活性作用。

余在长期的治疗中，经常发现一些心脏病患者，其病与肾的关系甚为密切，又与奇经八脉中的阴维脉关系也十分密切。对于这类患者，中医又称之为肾心病，余自拟灵枢饮一方用生地黄、熟地黄、当归、川芎、白芍、生龟甲、牛膝、生龙骨、生牡蛎、淫羊藿以滋补肾阴，安神定志，达到治愈心脏病的目的。其方以龟甲二地，滋补肾阴以奠安足少阴肾，佐芎归芍以滋养少阴心血，更佐龙骨、牡蛎摄精气，牛膝活血通痹，惟用淫羊藿一点真火，斡旋于少阴心肾之间，并煦冲任，以强心力，益精气，为方中灵动枢运之品，以达调补心肾安神定志之效。

又阴维之脉，起于诸阴之交，隶属于足少阴，阴维之脉能引少阴精血上归于心。《难经》所谓："阴维为病苦心痛"，若肾之精血不足，阴维之脉不能导引精血以滋荣心脏，则易病"心中憺憺大动"，苦其心中疼痛，所以调补肾与阴维之脉亦是治疗心痛病的又一法门。

谈"人参果"

《医学心悟》有"人参果"一篇云："昔者纯阳吕祖师，出卖人参果，一纹一枚，专治五劳七伤，诸虚百损。并能御外邪，消饮食，轻身不老，却病延年，真神丹妙药也。"复又于"治阴虚无上妙方"篇云："天一生水，命曰真阴，真阴亏，则不能治火，以致心火炎上而克肺金，于是发热咳嗽，吐痰诸症生焉……必须取华池之水，频频吞咽，以静治于无形……此所谓以真水补真阴，同气相求必然之理也。"

按：这人参果究之何物，复言华池之水，所以又重复言之："华池之水，人身之金液也，敷布五脏，洒陈六腑，然后注之于肾而为精，肾中阴亏，则真水上泛而为痰，并将华池之水，一拥俱出，痰愈多而肌愈瘦，病成可畏。今立一法，二六时中，常以舌抵上腭，令华池之水充满口中，乃正体舒气，以意目力送至丹田，口复一口，数十乃止，此所谓真水补真阴，同气相求必然之理也。"所谓吞津液，即扁鹊列传所谓，饮上池水也。亦即国彭所谓人参果，别无二义。致于吞津液之方法，又须细研邱处机之颐身集，又必明集中十二段锦总诀。其诀谓：

闭目冥心坐，握固净思神，
叩齿三十六，两手抱昆仑，
左右鸣天鼓，二十四度闻，
微摆撼天柱，赤龙搅水津，
鼓漱三十六，神水满口匀，
一口分三咽，龙行虎自奔，

闭气搓手热，背摩后精门，
尽此一口气，想火烧脐轮，
左右辘轳转，两脚放舒伸，
叉手双虚托，低头攀足频，
以侯神水致，再漱再吞津，
如此三度毕，神水九次吞，
咽下汩汩响，百脉自调匀，
河车搬运毕，想发火烧身，
旧名八段锦，子后午前行，
勤行无间断，万病化为尘。

以上系通身合总行之，要依次序，不可缺，不可乱。这吞津之法，亦心悟之人参果法也。

谈甘麦大枣汤

20世纪60年代，一次在德州市城南二十里铺公社医院和刘元浩老先生聊天，他说某年有一次去临清一带出诊看病，发现有这么一回事，话说这个妇女患癔症，某医给开了一张甘麦大枣汤，患家交给我看了，方法是，甘草一两、小麦一升、大枣12个，大锅煮药，药煮好了却不能服。我问这是为什么，患家说一升小麦二斤，煮成了一锅腊八粥，无奈第二天便喂了鸡。我看过患妇，认为甘麦大枣汤亦为对症之方，便说，前医开的这个方子，确实对证，只是剂量不对，经书写的小麦确是二升，不过汉朝的升与当今之升不同，那时一升不过相当今之30g，我看就用60g小麦吧，其他药不改。该妇按法服药15天病就好了。可见对于经方的剂量问题，必须进行考究，我用了60g小麦也不一定就对，但病确实是治好了。

酸枣仁

酸枣仁，其实酸平，仁甘平酸，无毒，本经主心腹寒热，邪结气聚，四肢酸疼痛湿痹，久服安五脏。

《本草逢原》指出：酸枣仁味甘而润，熟则收敛津液，故疗胆虚不眠，烦渴虚汗之症，生则导虚热，故疗胆热好眠，神昏倦怠之症，足厥阴少阳本药，兼入足太阴脾经，按酸枣仁本酸而性收，其仁则甘润而性温，能疗肝胆二经之滞，故本经治心腹寒热，邪气结聚，酸痛血痹等症皆生用，以疏利肝胆之血脉也，盖肝虚则阴伤而烦心，不能藏魂，故不得眠也，伤寒虚烦汗多，及虚人盗汗，皆炒熟用之，总取收敛肝脾之津液也……但用煮粥，除烦益胆气，胆气宁而魂梦安矣，今人专以为心家药，殊昧此理。

又：《本经逢原》云："酸枣仁得木之气而兼土化，故其实酸平仁则兼甘，气味匀齐，其性无毒……专补肝胆以复醒脾，从其类也。"因其味酸，酸入肝胆，为肝胆家之正药。余几十年以来，一直本经方酸枣仁汤之意竟用酸枣仁即生枣仁二三两之多，有时竟用至五六两，以疗胆气郁滞、心悸、少气、烦冤不已等，均未发现其不良反应。《本经逢原》所谓生熟之别，昧其理也。

几十年之前，余每每发现夜半子时，发病尤怪，初以小柴胡汤治之，不大理想，后来又用正胆汤治之，效果优于小柴胡汤，二方相比，只是多了酸枣仁、代赭石，继之单取酸枣仁、甘草于发病前服之，取得了良好的效果，后见是证，均以酸枣仁、甘草治之，每收卓效，后集于余之试效方中，可供参考。

谈焦三仙之仙

德州城建局局长贾先生，博雅君子也，1973 年其女建华，先在青岛，因暴食韭菜猪肉水饺，旋即吐出，以后每食此物即吐，遍请名医调治，未见效果，来德后，市里的几位老医继续予以治疗，仍然不见效果，会诊后，嘱患家，仍包几个韭菜猪肉水饺，在火上炙为炭存性，让患者服下，以作脱敏之用，用之后，效果不显，从此再也不敢食此水饺。余有事适贾府，贾先生述及此事，求书一方，余诊其脉来弦滑，舌正常，只说每食水饺后心中嘈杂不安，不多时便吐出，吐出后，方感舒适。余度其情，随手书焦三仙各10g。连服3天再商，贾先生取回药来，随即投入高阁之上，心想，钱没花两角，何用之有。不久余过其门，询及此事，伪说没服，余再三叮咛必服。他家便怀着试试看的意思，晚服1次，早服1次，中午让其女食韭菜猪肉水饺3~4个，傍晚老伴二人在门口等女儿下班，见了女儿便问：吐了没有。其女答说“没吐”。第2天中午让女儿食同样水饺一碗，晚下班时二老仍在门口等待女儿的消息，其结果仍答说“没吐”。全家俱以为奇，第3天、第4天中午仍让其食水饺一大碗，其结果再也没吐。数年后余追访此事，一直宿疾未发。古人称这神曲、麦芽、焦楂为焦三仙，通过这一实践，可真的看出了这几味小药的仙性了。

服硫黄愈顽疾

昔，1960年某月日，隋先生（联合医院牙科大夫）向我等谈论服硫黄经过，无不感到惊讶！先生云：“四十八岁，患胃病，环区拜请名医医治，历时二年债台高筑，几乎倾家荡产，但病不已，肉脱骨立，憔悴枯槁，胃痛不可忍切，生不如死，众医皆嘱家人云其病入膏肓不久于人世，合家十分垂丧，余亦感到世之淡漠，人尝云，硫黄巴豆信，吃了就出殡，一日余到药铺买了一两硫黄，晚间趁家人都已睡去，便一次服下，躺在床上等死，以免活着受罪，可是服了大约一小时间，内里发烧，口渴已极，余忍之，渴欲甚，自觉昏迷了一小觉。睁开眼，未死了，但口渴欲烈，余想，可能药没发挥作用，便偷偷的下床，喝了一大瓢凉水，回到床上等死，又睡了一觉，睁开大眼看看，左顾，右顾，又未死了，但仍渴的要命，便又下床喝了两大瓢凉水，又回到床上，只望这次可能药会起作用了，不料一觉睡到大天亮，睁开眼睛看看家人都在各自干活，可当时胃竟不痛了，我当时不敢把这事告诉家人，自己也纳闷的很，心想，我可能气数未尽，不该死，从那天开始，我每天服如花生豆大一块硫黄，月余精神好转，身上也长肉长劲了，便一天天好了起来，一家人也喜欢多了，余把服硫黄一事的经过告诉了家人，他们无不喜悲交加，从那时起到今天不又是多活了近20年吗，古人云，硫黄服了即出殡，实为荒诞。”大家听了这一番话后，都感到惊奇，接着便又议论张锡纯服硫黄法来了……。

朱砂可治口腔炎

方法：取上好朱砂，不计多少，研为极细粉末，用筷子一只让患者张口，用筷子蘸口中，或舌下津水，再蘸朱砂少许，随即点于口腔炎疮之上，一日反复3~5次。3~7天即愈。若炎症特甚者，余再予知柏导赤散方，服之良。

生葱不能共蜜食吗

1961年，全国自然灾害严重，各级单位派人下乡搞生产自救，我被派到菜园劳动，负责种植各种蔬菜，说来走运，种的蔬菜想不到长得特别好，茄子2斤一个、南瓜40斤一个、大葱1米多高一棵，我们三个人住在那里，吃在那里，其中韩成康老大夫负责后勤，他家养了几箱蜜蜂，每天拿一小罐蜂蜜，大伙就拔生葱蘸蜜吃，一连数月，也都没有发病的迹象，反而吃得越加香甜，一日忽然想起《金匮要略》有一篇“果实菜谷禁忌并治”记载某某与某某不可共食，第二天取书查看，其中有“生葱不可共蜜食之，杀人”条，余通读了这一篇，发现了不少问题，如：“果子生食生疮”，“梨子不可多食，令人寒中，金疮，产妇，亦不宜食”，“樱桃、杏多食伤筋骨”，“胡桃不可多食，令人动痰饮。”“正月勿食生葱，令人面生游风”，

“五月勿食韭，令人乏气力”，“八月九月勿食姜，伤人神”，“十月勿食椒，损人心，伤心脉”，“黄瓜食之，发热病”。更有“妊妇食姜，令子余指”等等。这些说法是否正确，以余看来，仲圣之书，恐怕没有这篇之述，可能是后人羼入之作，通观仲景书，不论某一章节，皆不丁空处落笔。再者这些普通常食之品，根本就没有什么毒性，就是有，也微乎其微，不信细察，您看到有大葱与蜜共食有中毒的吗？果子生吃有生疮的吗？吃胡桃有动痰的吗？妊妇吃点姜就生余指的孩子吗？所以我认为，这绝不是仲景之作，但是这些论点，有志之士，有时间的话，还要加以研究，弄个水落石出才是。

谈　粥

《说文解字》云：“黄帝初教作糜，释名糜，煮米使糜烂也。”金东辰著《中国医史三字经》云：“炎帝神农氏（约公元前 2859 ~ 前 2691）……始教天下种五谷而食之，以省杀生，尝味百草，宣药疗疾，救夭伤亡命。”黄帝有熊氏（约公元前 2721 ~ 前 2591）……《帝王世纪》载：“帝使岐伯尝味草木，典主医药、经方、本草、素问之书咸出焉。”足以说明祖国在夏朝，至今有五千年之历史炎黄帝便教民做糜（糜即粥）。迨至春秋时期，烹饪技术得到了广泛的发展，醖造类之酒、醋、酱及脯鲊类、蔬菜类、笼造类、炉造类、糕饵类、汤饼类、斋食类、果实类、诸汤类、诸茶类及食药类等，洋洋大观，不可胜计。

汉朝张仲景把这一粥法应用于临床，有热粥法、冷粥法、大麦粥法、小麦粥及糜粥自养法等。今分述之。

仲景用于热粥法：桂枝汤方后注：“……服已须臾，啜热稀粥一升余以助药力，温覆令一时许，遍身漐漐微似有汗者益佳。”桂枝加黄芪汤方后注：“……温服一升，须臾进饮热粥一升余，以助药力，若不汗，更服。”瓜蒌桂枝汤方后注：“……

不汗出，食顷，啜热粥发之。”大建中汤方后注：“……如一炊顷，可饮粥二升，后更服，当一日食糜，温覆之。”理中汤方后注：“……服汤后，如食顷，饮热粥一升余，自温之，勿发揭衣被。”以上五方，虽然啜热粥的时间与用量不同，但起的作用均是助药力发挥效能，所以不同的是理中、建中二方，饮粥之意只是温养中焦之气，所以仲景告之“理中者理中焦”，其他三方，啜热稀粥，取其微似有汗以发散表邪，同一饮粥而稍有不同。

冷粥与热粥法：《金匮要略》三物小白散方后注：“……若下多不止，饮冷水一杯则定。”《伤寒论》将桔梗白散用于寒实结胸，其方后注“右三味为散，内巴豆于臼中杵之，以白饮和服，强人半钱匕，羸者减之，病在膈上必吐，在膈下必利，下利进热粥一杯，利过不止，进冷粥一杯。”以上二方，方药同而名异，实为一方，所不同是进热粥以助巴豆之力，进冷粥乃缓解巴豆峻猛之性。

小麦汁与大麦粥法：《金匮要略》白术散方后注：“服汤后，更以醋浆水服之，复不解者，小麦汁服之，已后渴者，大麦粥服之，病虽愈，服之勿置。”是以小麦汁除腹痛而止心烦，大麦粥以生津液而止渴，服大麦粥病愈，服之勿置以调中而补脾，另有甘麦大枣汤是以小麦善养心气。枳实芍药散方，以麦粥（大麦）之下，是以大麦粥佐枳实以下气，佐白芍以补血。硝石矾石散，以大麦粥汁和服以宽和胃气而益脾。厚朴麻黄汤治咳嗽脉浮用小麦1L者，以其小麦甘平无毒。至于十枣汤方后注：“糜粥自养”又非小麦与大麦粥法，即谷米粥也，当以别之。

2003年10月27日，《中国中医药报》第8版，费振中先生报道一篇“话说宋朝的粥”十分有趣，文中记录了费衮《梁溪温志》记云：“张文潜粥记，赠潘老云，张安道每晨起，食粥一大碗，空腹胃虚，谷气便作，所补不细，又极柔腻，与肠腑相得，最为饮食之良妙，斋和尚说山中僧每将旦，一粥甚系利害，如或不食，则终日觉脏腑燥渴。盖能畅胃气生津液也，今劝人每日食粥，以为养生之要，必大笑。大抵养性命，求安乐，亦无深远难知之事，正在寝食之间耳。或者读之，果笑文潜之说，然予观《史记》阳虚候相赵章病，太仓公诊其脉口，法五日死，后十日乃死，所以过期者，其人嗜粥，故中脏实，中脏实，故过期。师言曰，安谷者过期，不安谷者，不及期。由是观之，则文潜之言，又似有证。后又见东坡帖云，夜坐饥甚，吴子野劝食白粥，云能推陈至新，利膈养胃，僧家五更食粥，良有以也。粥既快美，粥后一觉，尤不可说。”……又陆游《老学庵笔记》亦记道：“护圣养老说，被当今正方，则或坐或睡，更不须觅枝头，此言大是。又云，平旦粥后就枕，粥在腹中，暖而宜睡，天下第一乐也。予虽未之试，然觉其言之有味，后读李端诗云，粥后复就枕，梦中还在家。则固有知之者矣。”

作者费振钟接着说“……宋元丰年间陈直的《寿亲养老新书》……宗旨在于老人，但检视书中所列粥方，却十分详尽精当，如马齿实拌葱豉粥方、乌鸡肝粥方、苍耳子粥方、栀子粥方、鸡头实粥方、蔓菁粥方、莲实粥方、竹叶粥方、鲫鱼粥方、薤白粥方、黍米粥方等等……明清两代的《粥谱》一类的专著，其粥方无论怎样品类繁多，花样翻新，但立方的标准和实用价值大抵不出《寿老养亲新书》之左……”。

九、养　生

谈 养 生

《素问·异法方宜》指出："中央者，其地平以湿天地所以生万物也众，其民食杂而不劳，故其病多痿厥寒热，其治宜导引按蹻。故导引按蹻者，亦从中央出也。故圣人杂合以治，各得其所宜，故治所以异，而病皆愈者，得病之情，知治之大体也。"按上一个中央指中央盛产之地，物资丰富，人们往往不劳而杂食。下一个中央是指杂食入腹，好逸恶劳，由胃腑发达于四肢痿厥，人们便采取了一种导引按摩的方法作为治病的重要措施。《吕氏春秋·古乐》又云："昔陶唐氏之始，阴多滞伏而湛积，水道壅塞，不行其原，民气阏而滞著，筋骨瑟缩不达，故作舞以宜导之。"上古之人，利用 3 种简单的运动来疏通血脉，通达关节，调节内腑郁滞等，这种导引方法，发展成了现代的体操、按摩术等。至于养生的方法，古人积累了大量的经验。如老子所说的"人法地、地法天、天法道、道法自然。"即是说人身的生理与自然界的变化是息息相关的，人们必须适应自然的规律才能够健康长寿，亦即"顺天者昌，逆天者亡。"《素问·四气调神大论》指出："春三月，此为发陈，天地俱生，万物以荣，夜卧早起，广步于庭，被发缓形，以使志生，生而勿杀，予而勿夺，赏而勿罚，此春气之应，养生之道也。逆之则伤肝，夏为寒变，奉长者少。夏三月，此为蕃秀，天地气交，万物华实，夜卧早起，勿厌于日，使志勿怒，使华英成秀，使气勿泄，若所爱在外，此夏气之应，养长之道也。逆之则伤心，秋为痎疟，奉收者少，冬至重病。秋三月，此为容平，天气以急，地气以明，早卧早起，与鸡俱兴，使志安宁，以缓秋刑，收敛神气，使秋气平，无外其志，使肺气清，此秋气之应，养收之道也。逆之则伤肺，冬为飧泄，奉藏者少。冬三月，此为闭藏，水冰地坼，无扰乎阳，早卧晚起，必待日光，使志若伏若匿，若有私意，若已有得，去寒就温，无泄皮肤，使气极夺，此冬气之应，养藏之道也，逆之则伤肾，春为痿厥，奉生者少。”以上四节经文，是人们养生的基本方法，本文强调了人体内在环境和外在环境的春生、夏长、秋收、冬藏的气候变化规律必须相适应，才能保持人体的健康，如果不论在哪一个时季违背了这些养生的方法，都会影响身体的健康，甚至发生疾病，这一篇经文，更重要的是，它含有预防疾病，却病延年的思想。

著名道家邱处机著有《颐身集》，详述了春夏秋冬的摄养方法。继之又有明·冷谦著《修龄要旨》、清·汪昂著《勿药元诠》，江晸著《寿人经》、方开著《延龄九转法》、潘霨著《内功图说》，对于导引吐纳之法可谓“详而且尽”。为医者以及养生者，对于此等方法，当三致意焉。

邱处机的养生观

邱处机，字通密，号常春子，山东登州栖霞县滨都宫人。生于金（1148～1228年），享年81岁，对祖国医学研究颇深，对于阴阳五行、脏腑经络、辨证施治都很精通，尤其对《黄帝内经》的养生之道，造诣更加深邃。公元1192年，元太祖西征，奉召从莱州经阴山，喜马拉雅山，行程万里，路经之地为人民治病，深爱群众称颂。于撒弥罕朝见成吉思汗，问长生久视之道，则告以清心寡欲之要。著有摄生消息论，见后人所集之《颐身集》中，重点介绍了调情志，养精神，节饮食，慎起居，锻炼身体，预防外邪。在该书中他把人身各脏腑组织的生理病理变化、疾病的发生，认为无不受自然环境的影响。在生活方式、思想活动、锻炼身体方面，都必须与外界环境的变化相适应，相协调，才能维护人体的健康长寿。下集四时摄生消息，以供观摩。

1. 春季摄生消息。

当春之时，食味宜减酸益甘以养脾气。其病若稍觉发动不可便行疏利之药，恐伤脏腑，别生余疾。惟用消风，和气，凉膈化痰之疾，或选食治方中情稍凉，利饮食，调停以治，自然通畅。若无疾状，不必服药。春日融和，当眺园林亭阁，虚敞之处，用摅滞怀以畅生气，不可兀坐以生抑郁，饮食不可过多，米面团饼，不可多食致伤脾胃，难以消化。老人切不可以饥腹多食……天气寒暄不一，不可顿去棉衣。

2. 夏季摄生消息。

夏三月……当夏饮食之味，宜减苦增辛以养肺，夏至后半夜一阴生，宜食热物，兼服补肾汤药，夏季心旺肾衰，虽大热不宜吃冷淘冰雪、密冷冰、凉粉、冷粥。饱腹受寒，必起霍乱。少食瓜茄生菜，原腹中方受阴气，食此凝滞之物，多结癥块。老人尤当慎护，平居檐下、过廊弄堂、破窗，皆不可纳凉。此等所在寒凉，贼风中人最暴，惟宜虚堂、净室、水亭、木阴洁静空敞之处，自然清凉。每日宜进温补平顺丸散，饮食温暖，不令太饱，宜桂汤豆蔻熟水。其于肥腻当戒。

3. 秋季摄生消息。

秋三月……饮食之味宜减辛增酸以养肝气。立秋之后，稍以和平将摄。又若患积劳、五痔、消渴等病，不宜吃干饭，炙煿，并自死牛肉、生鲙鸡猪、浊酒陈臭、咸醋粘滑难消之物，及生菜、瓜果、鲊酱之类。凡风气冷病，痃癖之人，亦不宜食……秋气燥，宜食麻以润其燥，禁寒饮并穿寒湿内衣。

4. 冬季摄生消息。

冬三月……宜服酒浸药，或山药酒一二杯以迎阳气，寒极方加棉衣，以渐加厚，不得一顿多加，饮食之味，宜减酸增苦以养心气。

另外，该论中还涉及到相肝脏病法、相心脏病法、相肺脏病法、相肾脏病法，其论述亦多精良。为医者尤当重视，庶可得其真谛。

医疗、食疗与神疗

医疗不如食疗，食疗不如神疗。先贤亦有“药补不如食补，食补不如神补”的说法。所以然者，人之病成而后求假医药，或发表宣发风寒之邪从肌肤而解；或疏通积滞于脏腑而下之，或疏通经腧于血脉之内，或调补脏腑之亏虚不足，或……不得已而为之也。病初见而调其饮食，勿使壅滞于内。身则无积郁之患，腑气通畅，脏气固秘，五内安和而疾不得成矣。以上二者，总不如平素注意神气清爽，四肢百骸五脏六腑，十二经腧，各得其治。故经云：“阴平阳秘，精神乃治”。关于神疗的记载，还推之为《内经》，现摘其要者述之于后，可见一斑矣。

“上古之人，其知道者，法于阴阳，和以术数，饮食有节，起居有常，不妄作劳，故能形与神俱，而尽终其天年，度百岁乃去。”“夫上古圣人之教下也，皆谓之虚邪贼风，避之有时，恬淡虚无，真气从之，精神内守，病安从来。”篇中有真人、至人、圣人、贤人的养神方法，篇末云“将从上古合同于道亦可使益寿而有极时。”于第2篇复云其四气调神大论，详述一年四季的调养方法，篇末告诫：“从阴阳则生，逆之则死，从之则治，逆之则乱……是故圣人不治已病治未病，不治已乱治未乱，此之谓也。夫病已成而后药之，乱已成而后治之，譬犹渴而穿井，斗而铸锥，不亦晚乎。”深刻的说明了养神、神疗的重要性。

再谈食疗

中医经典《素问·上古天真论》中就讲得十分剀切。云：“饮食有节，起居有常，不妄作劳，故能形与神俱，而尽终其天年，度百岁乃去。”其意是指饮食要有节制，起居要有规律，这样才能身体健壮精神充足，就能享受到应有的天年，甚至百岁有余的寿命。经典这段经文，就是饮食与保健的基本基础。

最早提出食疗的是唐代孙思邈的《备急千金要方》，专列“食治篇”云：“安身之本必资饮食，救疾之速，必凭于药，不知食宜者，不足以存生也。”又说：“夫为医者，必须动晓病源知其所犯，以食治之，食疗不愈，然后命药。”说明惟有饮食有节，才是健康的保证。医生一是要以食疗为主，注意节制，否则才可以药疗之。

元朝忽思慧是元文帝的太医，撰写过《饮膳正要》。书中再次提到孙思邈：谓其医者，先晓病源，知其所犯，先以食疗不瘥，然后命药十去其九，故善养生者，谨先行之摄生之法岂不为有裕矣。取其性味补益者，集成一书名曰《饮膳正要》。该书中还谈到：“先饥而食，食勿过饱。先渴而饮，饮勿令过，食欲数而少，不欲顿而多，夜不可多食……酒味苦甘辛，大热，大毒……少饮尤佳，多饮伤神、损寿。”更谈到了食物中毒的现象，是一部食疗养生的好书。明代李时珍于万历六年，写成了药学巨著《本草纲目》，书中包括了食疗本草、食物疗法，还谈到“甘属土，肾疡勿多食甘。咳嗽、水肿、消渴，盐为大忌。”他的这些论点，当时已居世界领先了。

孔子"食不厌精"说

春秋战国时期，诸子蜂起，百家争鸣，各种学说及各个学派的饮食观点，也都发展到一个很高的水平，就饮食来讲，影响最为突出的就算孔子的儒家学派了。

孔子对于饮食方面的观点，在《论语·乡党》主张"食不厌精，脍不厌细"对于饮食方面提出了更加详细的要求，使饮食文化发展到了一个更高的层次。详见以下各节。

食饐而餲，鱼馁而肉败不食——本意是指粮食坏了变成臭味了，鱼和肉也都腐败烂臭了，都不可吃。

色恶不食，臭恶不食——食物已变得不是好色了不食，变得气臭难闻的不食。

失饪不食——烹调坏了的不食。

不时不食——就是说不到该吃的时候，不符合时令的也都不食。

割不正不食——是说不按一定方法割解的肉。如生病的肉不食。

不得其酱不食——不按规矩，调以酱醋味的食物也都不吃。

肉虽多，不使胜食气——肉鱼一类的东西做的过多，但也不能超过所吃的主食。

惟酒无量，不及乱——饮酒虽然无量的阻止，但也不能喝醉，引起神志不清，语无伦次。

沽酒市脯不食——到集乱市上买来的酒和肉菜，很不卫生，恐怕吃出病来，也就不能食。

不撤姜食，不多食——也就是说吃完饭后，不撤姜，也不能过多食用，因姜有调和胃气的功能，吃点便可。

食不语，寝不言——吃饭的时候，不可大叫大嚷，胡乱说话。既然睡觉了，不要胡思乱想，好好休息不说话。

虽疏食菜羹，必祭，必齐如也——就是说虽然是糙米饭、淡菜汤，也一定要先祭一下，恭恭敬敬的如同斋戒一样。要爱惜食物，当思来之不易。

席不正不坐——也就是坐席，席不端正，不坐。

乡人饮酒，杖者出，斯出矣——也就是同地方上的老人在一块吃饭，吃完了要等老人或拄拐杖的人都出去了，自己才能出去，这样就会体现出儒家“礼”的思想，谦让的礼貌。

孔子的这种饮食观念，历来都被认为是圣人的言行，应当遵行，同时也反映了孔子时代，中国已具备了相当高的烹调技艺和饮食礼节。后来欲加发展。如黄庭坚的《士大夫时食五观》，明·周履靖的《易牙遗意》，明·高谦的《饮馔服食笺》，清·朱彝的《食宪鸿秘》，清《养小录》，清·袁子才的《随园食单·序》，清·曾懿之《中馈录·序》等等都阐述独特，各有特色。进一步发展了以孔子“食不厌精”的饮食文化。

《医衡》论养生（节录）

养生主论：“……《内经》有一言而可尽废诸书者，则不治已病治未病是也，此说一出，而后世都以养生为言。不知夫修养与保养，原自有异，修养则涉于方外玄远，而非恒言恒道。保养则由乎日用饮食而为可法可经。如运气之术，运任督者，久则生痈。运脾土者，久则腹胀。运丹田者，久则尿血。运顶门者，久则脑泄。其余丹砂烹炼之说，遗祸累累。然则修养之与保养，不大径庭哉。请述保养之法，‘上古天真论’曰，饮食有节，起居有常，不妄作劳，精神内守，病安从来，故能形与神俱，而尽终其天年，度百岁乃去，此保养证宗也。盖有节有常则气血从轨，而无俟于搬运之烦。精神内守，则身心凝定，而无俟于制伏之强。形与神俱，而神不离形，形不离神，而无亏损天年之虞，保养既若是之易且显，何今日夭者多而寿者少与，盖香醪美味陈于前，虽病所忌也而弗顾，情况意兴动于中，虽病且兴也而难遏，贪名竞利之心急，虽劳伤过度而弗觉，何况心神百结，斫伤多端……万物眩曜，以惑一生，生能无伤乎……收敛精神安居静养者，而又不识百年机括，希求不死，虽终日闭目，只是一团私欲，静亦动也。若识透百年分定，而事事循理，不贪、不躁、不妄，斯可以却未病而尽天年矣……而心静神悦，不求静而自静，此吾所以但言保养而不言修养也，然则保养之法，不亦尽废诸书乎……。”

十、杂　谈

中医要研究点社会学

一日与友闲谈，友云：“今病难治，譬如胃病，以前用几味白术枳壳、神曲麦芽则已，而今大量用之则不效，难也哉。”余云：“要从历史看问题，又必须研究点社会学。如金元时期，战乱频仍，民不聊生，民有饥色，野有饿莩，李东垣著《脾胃论》，其中一个名方补中益气汤，把这个方剂的量加起来只二钱八分。迨至明清，或者至20世纪70年代，人们也只是粗粮淡汤，过个节或过个年，或多或少吃点肉食，人们的脾胃非常薄弱，就是有点食滞气结，也只与白术、枳壳、神曲、麦芽，病即得愈。当今盛世日隆，人们生活大部好转，尤其是达官贵族，大腕老板，日日酒肉充腹，以妄为常，耗失精气，而病胃者广矣。举例：胃好比是个罐子，单若是盛米面瓜菜，就是罐子脏了，用点水一涮，就会干干净净；今天这个罐子盛的都是鱼虾腥臭，酒酪火热之物，用点水是涮不干净的，必须加上大量的碱面、沙子，用力的冲撞才能干净。”友人听了哈哈笑了起来。余又云：“饮食入胃竟是鱼虾酒肉之腐气，上转于脾肺，下输于膀胱肾，而酒气又先入肝胆，五脏六腑皆处在这臭腐雾气之中，人身经络、四肢百骸，皆受其害，人有不病者何，怪不得现今之病难治，如萎缩性胃炎、乙型肝炎、丙型肝炎、肝癌、肾病、尿毒症、性病等等，不胜枚举。就说这几种病，但靠一般药是治不好的，例如以上所说的萎缩性胃炎，白术、枳壳、神曲、麦芽已不济于事，临床经验证明，必须采用大方复制法，组方法度，必须行气、温中、化滞、降火、活血化瘀、化痰、止痰、宣透、运脾、止血、止酸、化腐排脓、解毒、驱虫等等，又各有偏重，冶于一炉，方可治之，否则徒劳无益。治乙型肝炎、肝癌，治肾炎、尿毒症，均非柴胡舒肝，六味地黄可疗，亦须采用大方复制方，方可显效，不一而足。”其病与社会的关系是密切的，所以我主张中医要研究一下社会学。清·徐灵胎在《医学源流论》有一篇“病承国运论”很是值得一阅。其文曰：“天地之气运，数百年以更易，而国家之气运亦应之，上古无论，即以近代言，如宋之末造，中原失陷，主弱臣驰，张洁古、李东垣辈立方，皆以补中宫，健脾胃，用刚燥扶阳之药为主，局方亦然。至于明朝，主暗臣专，膏泽不下于民，故丹溪以下诸医，皆以补阴益下为主，至我本朝，运当极隆之会……大权独揽……惠泽旁流，此阳盛于上之明徵也，又冠饰朱缨，口燔烟草，五行惟火独旺，故其为病，皆属盛阳上越之症。数十年前，云间老医知此义者，往往专以芩、连、知、柏挽回误投温补之人，应手奇效，此实与运气相符。近人不知此理，非惟不能随症施治，并执宁过温热，毋过寒冷之说……至于讬言祖述东垣，用苍术等燥药者，举国皆然，此等恶习，皆由不知天时国运之理，误引旧说以害人也。故古人云：‘不知天地人者，不可以为医。’”

中医书写处方必须规范

作为一位良好的中医师，除四诊望、闻、问、切，全面细致，辨证论治，熟思准确之外，书写处方必须规范。余在临床治疗时，经常遇到有的患者携带一些服用过有效的、无效的药方，发现有些处方很不规范。

一是潦草从事，字迹混乱，毫无章法，根本辨别不出主次，君臣佐使若说成一塌糊涂，亦不过分。

二是乱用错别字，如黄芪写成黄七，半夏写成半下，枣仁写成早人，紫菀写成子元，石斛写成十户、炒莱菔子写成卜子，鳖甲写成别甲，龟版写成归板等。

三是利用药物的功能代替药名，如把甘草写成国老、和中；把当归写成养血；把黄芪写成补气。就有这么一张单子上写有补气 20g，养血 15g，国老 15g，真令人哭笑不得。

四是对于剂量的概念不准确，如某某药一勺，某某药一把，某某药几段、几寸、几尺、少许、少量。尤其对于古今剂量的折算不准确，甚至有的人就不懂。有一次会诊，大家都认为这位患者应当用炙甘草汤。请某某大夫写这张处方，方子写成了，大家一看都目瞪口呆了。“生地”竟写成“一斤”，问之答曰，经方明明写的是一斤吗。会诊后，我深思了一下，应用经方，而不懂折算的人恐怕还很多呢。

以上诸多原因，无外乎有的医生，在医德医风问题上，太不审慎，马马虎虎，潦草从事，也可能是为了处方外流影响个人的收入。无论怎么讲，一个医生，开方遣药，人命系之，焉能不慎，我认为纠正这些错误的作法，惟一的方法是加强医德修养，端正服务态度。根本用不着开化名药，玩弄文字机巧，打灯谜。说来说去，怎样才算是一个正规的处方呢，请看医圣张仲景的第一张处方桂枝汤，药物用常用药名，煮药方法写明“以水七升，微火煮取三升，适寒温，服一升……若不汗……半日许令三服尽。”禁忌方法：“禁生冷、粘滑、肉面五辛、酒酪、臭恶等物。”现在的大部分医生，在方剂下面只是写个“水煎服”。另嘱患者一切注意事项，这也算是未尝不可。但处方的格式必须规范。

字迹要工整，药名要通俗，用法要明确，只有这样习以为常，处方才能规范化。

简谈合病与并病

打开《伤寒论》一看，就会发现其中的条文，有云“合病”者，有云“并病”者。

所谓“合病”即言二经或三经的症状，同时出现的就叫“合病”。所谓“并病”即言一经的症状还没有痊愈，又添见到另一经的症状出现，就叫“并病”。

1. 合病

“太阳与阳明合病者，必自下利，葛根汤主之。”（32条）

“太阳与阳明合病，不下利，但呕者，葛根加半夏汤主之。”（33条）

“太阳与阳明合病，喘而胸满者，不可下，宜麻黄汤。”（36条）

“太阳与少阳合病，自下利者，与黄芩汤，若呕者，黄芩加半夏生姜汤主之。”（172条）

“阳明少阳合病，必自下利……有宿食也，当下之，宜大承气汤。”（256条）

“三阳合病，脉浮大，上关上，但欲眠睡，目合则汗。”（268条）

2. 并病

“二阳并病，太阳初得病时，发其汗，汗先出不彻，因转属阳明……。”（48条）

“二阳并病，太阳证罢，但发潮热……大便难而谵语者。”（220条）

“太阳与少阳并病，头项强痛，或眩冒，时如结胸，心下痞鞕者……。”（142条）

按：以上“合病”、“并病”都是阳经病。而阴经未曾言及

“合病”、“并病”四字，这是因为三阴病，都属里虚寒证，太阴为脾胃虚寒证；少阴为全身虚寒；厥阴为寒热胜复的上热下寒。例如桂枝加大黄汤、麻黄附子细辛汤，亦就含有合并症的意义了。

话五脏之父与子

一日与同科室几位老大夫闲谈，我发问了一个问题：肺为肾之母，肾为肺之子，其父是谁？众皆话塞，鸦雀无声，都在思索着，一时答不上来。要说这是个很简单的问题，为什么一时都答不上来，还得经过深思吗，突然有个学生说，肾之父是不是大肠！几位老大夫这才恍然大悟。

这也无怪乎，医书上的五行生克，都是讲的母子相生与相克，从来也没有讲到父与子的关系，李东垣的书里面，出现过一次“子行父令”一词。看书的人也未必没有看过，可就是在这问题上没有留神而已。这话要说到底，可就不是个小问题了，既知母子生克之道还远远不够，还要再加上一个父子生克，这对于我们的临床治疗手段及方法就必然的又开阔了另一大半天地。他如淋痛之病，大都是膀胱湿热太甚，治疗时的滋阴清热不能说不对，但这一方法，又可以说是治肺，肺为肾之母，母性慈爱，溺爱其子是不能教训儿子的，这个儿子太捣蛋，必须让他父亲痛打他一顿，方可解决问题，那就得用大黄一类的药去解毒，木通一类的药去利水，才可解决。脏腑之间，都有这样一层关系，不知你研究了吗？没有，那最好还是研究一下才好。

《医衡》论“乾坤二水义”

《医衡》“三消从火断”后短文附有“乾坤二水义”论之可观。具文曰：“坎☵乾水也，气也，即小而井，大而海也，兑☱坤水也，形也，即微而露大而雨也，一阳下陷于二阴为坎，坎以气潜行于万物之中，为受命之根本，故润万物者莫润乎水，一阴上徹于二阳为兑，兑以形普施于万物之上，为资生之利泽，故说万物者莫说乎泽，明此二水，而后可治三消，三焦为无形之火，内热烁而津液枯，以五行有形之水制之者，兑泽也，权可也，吾身自有上池之真水，亦气也，亦无形也，天一之所生也，以无形之水，沃无形之火，又常而可久者，是为真水火既济而渴自止也。"

按：《医衡》以三焦从火断，论及乾坤二水义，及饮上池水。有关"饮上池水"之说，垂近二千年，众说纷纭，人云亦云，莫中于事，有云"树林之树凹处之水，可以疗疮"，然而既可疗疮，必所有毒，可饮否，非也；有云"竹篱笆或竹头上之露水"，然而此水，能几何，非也。也有人说"扁鹊饮了长桑君送的上池水"就更属无稽之谈了。今引《颐身集》一段话以破之。

水潮除后患：

平明睡起时，即起坐定，精神息虚，舌舐上腭，闭口调息，津液自生，渐至满口，分作三次，以意送下。久行之，则五脏之邪火不炎，四肢之气血流畅，诸疾不生，久除后患，老而不衰。

诀曰：津液频生在舌端，寻常救咽下丹田，于中畅美无凝滞，百日功灵可驻颜。

中医的地理学说

中医学说之"天人相应"是万古不易之言，意思是说人与自然的关系是息息相关的，由于地理环境的不同，其发病也不一样，作为中医大夫，必须明白这其中的道理，才能因地制宜，因人制宜，处治四面八方的疾病。《素问·异法方宜论》重点阐述了这一问题，其云："医之治病也，一病而治各不同，皆愈，何也。"岐伯对曰："地势使然也。"接着说："东方之域，天地之始生也，鱼盐之地，海滨傍水，其民食鱼而嗜咸……鱼者使人热中，盐者胜血，故其民皆黑色疏理，其皆为痈疡……”。鱼性属火，食之热气积淤于中，盐多吃了，又会伤害人的血气，这个地区的人们，多会发生肿痈痒疡的疾病。“西方者，金玉之域，砂石之处……其民陵居而多风，水土刚强，其民不衣而褐荐，其民华食而脂肥，故邪不能伤其形体，其病生于内”，意思是这个地区的人们，陵居而裘服，吃的多是酒肉酪酥，酒肉充腹，多发生内脏疾病，亦所谓“饮食自倍，胃气乃伤”。“中央者其地平以湿……其民食杂而不劳，故其病多痿厥寒热。”意指此地之人，多处潮湿之地，食杂而恶劳，筋骨虚弱，其病多是寒热、痿痹之类。“南方阳气所盛处也，其地下，水土弱，雾露之所聚也，其民食酸而食胕，其病挛痹”，意思是这一区域的人们多食腐烂的东西，并加气候的雾露，最易发生湿热郁结的病，如筋脉麻木不仁等。“北方者……其地高陵居，风寒冰冽，其民乐野处而乳食，脏寒生满病。”意思指这一地区为牧区生活，外界风寒侵袭，内服的又都是牛羊乳肉，人们易生满病。古人根据这些不同的区域以及发病的主因，提出了不同的治疗方法：东方其病痈疡者，其治宜砭石（针灸）；西方华食杂人，内游毒气，所以多采用解毒之药以疗之；北方易生脏寒满病，其治疗多采用灸法；南方易病四肢痹痛之病，故多采用针法治疗。中央之区，发病多复杂；所以应采用多种方法予以治疗。总之，由于地理位置的不同，发病不同，治法也就不同，中医应当掌握这一地理学说而采取不同的治疗方法，若不了解这一地理学说，临床治疗上就会无所适从。几千年之前的古人，就明白这一道理，所以说，这千古不易的道理，医生必须掌握。

服药与饮食及诸果菜之忌

饮食与诸谷果菜的气味，与中药同，也有寒、热、温、凉之性，辛、甘、酸、苦、咸之味，五味可入五脏，如酸入肝，苦入心，甘入脾，辛入肺，咸入肾。如果五味有所偏嗜，就可伤及五脏。如酸伤筋，苦伤气，甘伤肉，辛伤皮毛，咸伤血等，又有肝病禁辛，心病禁咸，脾病禁酸，肾病禁甘，肺病禁苦之说，在临床上也是必须注意的重要环节。如结核病，必须忌辛辣食品，否则动火伤络，引起咳血、吐血。脾肾之病，必忌咸盐，否则可以引起水肿；肝脏病必须忌辛辣，如辣椒、胡椒、飞禽动火动风之品；服参类补药，必须忌寒下之品如萝卜之类；服泻下之药，不可食酒肉腥臭之品……饮食与诸果菜等，亦应当注意其宜忌。每类的饮食瓜果对于疾病同样有利有弊，有利者可补之，无利有弊者必须禁忌。今举类于下：

1. 辛辣类　葱、蒜、韭菜、辣椒、生姜、烟、酒。不利于胃肠病、腹痛、泄泻、水肿、血证、咳嗽、目赤、温病发热、痔漏等。

2. 生凉类　包括生冷蔬菜、瓜果、冰糕、冰激凌等，不利于胃脘痛、泄泻痢疾、水肿等，当禁忌之。

3. 油腻类　油腻类之食物如油麵、油条等，因其味厚腻而滞涩，有损于胃肠的蠕动与转输，故黄疸病、胀肿病及湿温外感等，均当禁忌之。

4. 质硬类　不容易消化之物，如生麵烤饼、油炸食物、烤肉等，凡肠胃有病者尤当忌之。

5. 鱼虾类　诸鱼虾蟹，咸寒而腥臭之物，还有石花菜、海蚌、海带等，多食之有损肠胃，还能引发宿疾，故肠胃虚弱者、宿有旧疾者当禁忌之。

6. 荤食类　如公鸡肉、猪头肉、动物内脏等，均为动火生痰之物，所以素有内热，肝阳亢盛者，当忌之。

以上只是说了一些主要的禁忌，对于一般常见病，宜食清淡而富有营养的饮食，如小菜粥、面条、鸡子汤。素菜如青菜、菠菜、扁豆、白菜、豆腐等。

作为一名中医更当对此有所了解，临证可相应的嘱咐患者当食当忌，这当然又对你的治疗，可助一臂之力了。《内经》所谓："美其食"，"饮食有节"，"虚则补之，药以祛之，食以随之"及"谷肉果菜食养尽之"，"五谷为养，五菜为充，五果为助，五畜为益"。治病从某种意义讲，并非单靠药物的治疗作用，在饮食的配合上，避开应当禁忌之物，对于疾病的治疗也是一个重要的环节，这些应当禁忌的方方面面，都应当注意到。

陶隐居曰："服药不可多食生葫荽及蒜鸡生菜，又不食滑物果实等，又不可多食肥猪犬肉、油腻肥羹、鱼鲙腥臊等物。"

孙真人曰："凡服药三日常忌酒，缘汤忌酒故也。"又曰："凡服药，皆断生冷、酢滑、猪犬鸡鱼、油面蒜及果实等，其大补丸散，切忌陈臭宿食之物。"

六陈不可太陈

中药里面的六种所谓陈药有：枳壳、半夏、陈皮、麻黄、吴茱萸、狼毒。历史上的一些医生、药师均认为这些药物越存的陈久了，效果就越好，《珍珠囊药性赋》有六陈歌赋，云："枳壳陈皮半夏乔，麻黄狼毒及吴萸，六般之药宜陈久，入药方中奏效奇。"

说实在的，再好的药材放的陈久都会变坏。记得20世纪70年代，医院清仓，发现了两麻袋陈皮。一袋已变了色，另一袋虫蛀了，一半变成了粉末。也真怪，虫蛀的一袋，虫子专吃陈皮外面发红的外皮，瓤子也就粉了，用水冲了一茶杯，半小时后，尝了尝，基本上没有陈皮的辛苦了。另有一麻袋半夏也一年多了，大部分也化为粉末了。我主张尽须销毁，院方也就同意了我的意见。从此以后，医院的半夏不得超过1年，陈皮不能超过1年半，过期不用，形成了中药库房的制度。

2002年12月11日，《中国中医药报》，报道了一篇谭庆佳先生的“六陈之说不科学”我看了，才引起我说这段往事。我同意谭庆佳先生的看法。其云：“将药材长久存放，会导致挥发油自然消耗，长期受日光、空气、温度、湿度的影响，而发生霉变、虫蛀造成一定损失，陈皮……当年产品挥发油为3.02%，存放一年后为1.54%，二年后为1.01%，三年后为0.73%，3年后，几乎损失殆尽。不符合《药典》规定（药典规定，挥发油不少于3%）充分说明古人提出的中药六陈之说，是无科学根据的。”

我认为这个问题，中医、中药管理的药师，应当引起广泛的注意，以保障药物的疗效。

话鲫鱼利水优于他鱼

话说鲫鱼之功能，药用只是取其利水，或下奶汁。多年前余治疗妊娠水肿，恒用千金鲤鱼汤，合并其他利水药，其效果并非不可，嗣后偶尔用鲫鱼，也因当时只有鲫鱼而无鲤鱼，这一偶然的治法，竟然发现鲫鱼的利水消肿之能优于鲤鱼，以后凡是遇到妊娠水肿的患者，或其他原因引起的水肿，如肾病水肿、脾病水肿、肝病水肿，都用鲫鱼，不用鲤鱼，时间长了，便肯定了鲫鱼利水的作用，优于他鱼。至于鲫鱼利水之优点又在何处。遍查了一些资料，《本草纲目》对于鲫鱼云其“所在池泽有之形似小鲤，色黑而体促，肚大而脊隆，大者至三四斤；鲫喜偎泥，不食杂物，故能补胃，冬月肉厚子多，其味尤美”郦道元《水经注》云：“蕲州广齐青林湖，鲫鱼大二尺，而食之肥美，辟寒暑”；东方朔《神异经》云：“南方湖中多鲫鱼，长数尺，食之宜暑而辟风寒”；《吕氏春秋》云：“鱼之味美者，有洞庭之鲋（鲋即鲫）观此则鲫为佳品自古尚矣。气味甘温无毒，温中下气……调中益五脏，消水肿……”朱震亨曰：“诸鱼属火，独鲫鱼属土，有调胃实肠之功。”张玉路《本经逢原》指出：“鲫鱼甘温无毒，乌背者其味最美，以其居浊水中虽肥不无小毒，然此恒有食品，未尝见其有毒伤人”，余不赘。话说到这里，我们也就明白了鲫鱼属土，土能克水的道理。千年之前的古人们，能把鲫鱼属土这个问题搞清楚，可见其艰辛，亦可感其伟矣。

一妇，李某某，23岁，黄河涯人。1962年秋，怀孕2个月。

当初患妊娠呕吐特甚，余与桑叶、竹茹、丝瓜络等，连服5剂而平。刻下下肢水肿，按之凹而不起，下肢不温，步履困难。面色苍白不华，脉细软无力。余嘱：取鲫鱼，每日半斤，去肠肚，纳香茶于腹内，去鳞，扎紧，清汤煮之烂熟，加盐少许，味精少许，香菜少许，吃鱼喝汤。7日后，下肢浮肿消退大半，继以此方服之，半月浮肿尽褪，届期生一男孩。

一妇赵某某，33岁，陵县抬头寺乡人，1963年6月，妊娠3个月。下肢浮肿，行走不便，并心悸畏冷，不欲饮食，大便溏泻，脉来细滑，舌淡苔白。余与白术、云苓、山药、莲子肉、党参、缩砂仁、甘草，每日服药1剂，并嘱服鲫鱼法，调治半月，下肢浮肿消退大半，精神饮食亦旺，大便溏泻亦止。

一男孩15岁，河北景州人，患慢性肾炎，面浮跗肿长期不已。余与小剂量之济生肾气汤，并嘱服鲫鱼法。半年后，因咳嗽不已来诊，述前肾病服鲫鱼3个多月，后去医院检查，尿蛋白早已消失云云，后来，余广泛地应用于肝硬化腹水，一有鱼腹纳茶者，一有鱼腹内纳胡椒者，均获得良好效果。

话黄柏末外敷治疗痈肿

黄柏一药，性味苦寒，有清热、泻火、燥湿、消肿之功。此不说内服之功，单话外用之能。

1973年春，理发师之子邵福德，12岁，住火车站街，因小儿玩耍，击伤头顶，不一日，整个头部痈肿，第2天肿势加重。下及目部，眼不能开，肿部如发面饼样，按之有嘶嘶之声，市人民医院外科怀疑头颅部有塌陷之危，只给点消炎药了之，第3天，肿热不消。余用黄柏500g，研为细末，香油调和，并嘱剃净头发，以黄柏香油膏敷于整个头部，药厚约1cm许。敷药一昼夜，痈肿退一半，目已能开，全家甚喜，继敷一日，肿消大半，以此方法，5日后，痈肿尽消。秋7月又遇一儿，晚间去池塘洗澡，后患两肘红肿热痛，余予此方，患家听邻人说用鸡蛋清调和黄柏末好，用之3日，红肿益甚。余询之，患家以实情告说，药敷以后，约2小时，药即干燥脱落。余责之，嘱仍以香油调和药末外敷，并内服清热散风之药。7日后，肿势已差，坚持用此外敷之药半月，病瘥。

按鸡蛋清调黄柏末，外敷红肿热痛之处，法不可采，因不如香油调和之法，湿润时间长久，药可持续发挥效能。从此2例之后，余每遇此类病者，尝与香油调黄柏末敷之，其效十分爽手。

钓小红鱼

德州市建设街顾先生，素爱医学，历代方书多所涉猎，神思敏捷，淡薄仕途。天命之年，竟以一车一驴，掺于车夫之中以营生，以谈笑无束为乐。话说早年治一田姓大户少爷，患梦遗，已遍请诸医医之，均以封藏健肾之药杂投，竟至危殆。无奈其妻涕泪请顾先生救之，顾闻其情，揣度片刻，对其妇云："如此！如此！"翌日顾以绫锣身着至其家，俨然一大先生姿态，气势甚为威严，诊脉毕，厉声喝云："此病不日即死，不可与药！"甩袖便走，全家流泪挽之，众呼救命，先生坐定说："用我法性命可保，否则必死无疑，自明日起，左右扶至自家后花园池塘边，自钓小红鲫鱼数尾，每日用2～3只，五味子少许炖汤，晚服1次，天天如此，不可有误，匝月必有起色。"田某头3天用人扶之池边坐定，执鱼竿钓之，当日即钓10余尾，单单无有红色的，扫兴而归，请示顾先生，答曰鱼背发紫者即可，明日继续钓之。自此田某一心一意钓小红鱼，夜睡梦中也是钓小红鱼，如此近月，钓了近百只小鱼，放养在大荷花缸内，红者无几。一日顾先生突然至其家，全家甚为之喜。询少爷其病如何，答曰：“多亏先生奇法，其病已瘥，我等正筹划与先生送一大匾以谢之矣。”先生拒之而归。后来有人问及钓小红鱼一事，竟治好如此之疾，其理安在。顾先生云：“远其所念，疏其所欲耳，别无他巧。”

咯出血团，宿疾竟除

德州出版局编辑科长周先生，博雅君子也。余因《孙鲁川医案》一书的出版发行与之相识、相熟。一日闲谈，述及其妻，多年前曾患胸闷，咳喘，脘腹满闷。遍请医治之，久久不愈。几年过去了，身体逐渐消瘦，甚至精神昏愦。忽一日咯出血团一块，如大山楂一样，当日即感胸脘爽快，精神愉快。从那一天起，连多年之腿痛也好了。可是1个月余，前症又渐渐而来。忽一日，又咯出血团一块，一连3个月，咯出血团3块，形色同第1次一样，从那时起到现在已20余年了，宿疾未作。余当时也感到这事愕然。从那天起，我又重温王清任之《医林改错》，从中可以看出王清任老先生创血府逐瘀汤、膈下逐瘀汤等，确属正确，开活血化瘀之先河，厥功伟矣。从此认为祖国医学谓之积块的成因，除却血管之外，还另有气滞痰郁、恶血等，亦即郁积于身之脏腑间隙的瘀血，都可以形成积块，从现代病理学观察，肿块、恶血等都是由局部之血瘀及变形而成之。周先生之述，可能就是瘀血既久而形成之血团，咯出则病除，亦可以看出这活血化瘀之法，是足以消除肿块瘀血的。近年来，各报纸杂志报道的材料亦甚多，便可见一斑焉。闲谈这件事的时间是在1979年间。

金 凤 于 归

打开中医的书籍，对于五脏之喻，总是觉得少了点什么，如东方甲乙木，以青龙喻之，南方丙丁火以朱雀喻之，西方庚辛金，以白虎喻之，北方壬癸水，以真武喻之，惟中央戊己土，不知以何物喻之。问之左右，多所不知。后来在阅览道家之书，始知中央脾以金凤喻之。按：道家黄老学说，始于中国，博大精深，奥秘难穷，此不复赘。看京剧时，对于这个问题则更加明白了。皇帝的角色一旦出现，每每伴从而出的就是皇后，请看皇后，她富丽堂皇，身着凤冠霞帔，黄帝喻真龙天子，皇后就喻为金凤了。不信请看京剧《龙凤呈祥》，孙尚香头上的那一重要标志不就是金凤冠吗。皇宫之宫字，即中央，中央主土，黄色，历代帝王的宫殿以及身着都以黄色为主色，脾主中央土，黄色属阴气用事，主内，五脏属脾，主为胃行其津液。这就是脾主金凤的缘故，故曰“金凤于归”。

六味地黄丸可防治食管癌

20 世纪 80 年代，曾见《健康报》报道，六味地黄丸可防治食管癌的消息，因为这个方法很简单，一般引不起人们的注意，余曾治疗 3 例患者，均取得了良好的效果。

例 1：柴某，59 岁，经理。初觉食管有阻塞感，继则阻塞益甚，并有灼热感，精神十分紧张，去某某医院检查，钡剂不畅，有 2cm 断裂残缺，医院欲留住院，进一步检查，准备手术治疗。一日向余报告，余嘱服六味地黄丸。柴某半信半疑，但还遵嘱，每日含化此丸，10 天过去，感到阻塞感轻了许多，就这样，继续含化，匝月之中，食管之阻塞感消失，又去医院钡剂透视。结果食管完好。

例 2：张某，经理，亦发现食管有 1cm 半破裂残缺，应用此方 1 个多月，食管恢复正常。

例 3：干部疗养院化验室王主任，余之老友。发现食管有近 2cm 破裂缺损，医院领导亦十分重视，一方面积极治疗，一方面注意有无发展，不已便手术治疗。一日来我处叙说此事，精神十分淡漠。余拍案相告："勿怕，余以最简单之法治好 2 例不用手术。"予六味地黄丸含化，不可间断。王主任含化近 1 个月，再检查食管完好，医院领导感到惊讶，王某亦十分高兴。这 3 位老友，至今已有八九年了，食管完好。

剖疝而目盲

裴先生，博雅之士，家住德州市南郊卢庄，一日来诊病，述一奇事。说多年患疝气，痛不可忍，1961 年 12 月间，去人民医院外科手术治疗，手术结束，立即右目失明，寸光不见，问医生何故致此，答说，与手术无关！出院后，请眼科专家治疗未效，去天津、北京治疗，亦未效，从此失掉一目，你说奇怪不奇怪。裴君走后，我问马巨川先生、盖其钧先生，都说与肝经经脉有关。手头有《针灸聚英》一册，余便读给他们听："足厥阴之脉，起于大趾丛毛之际，上行足跗内廉，去内踝一寸，上踝八寸，交出太阴之后，上腘内廉，循股入阴中，环阴器，抵小腹，挟胃属肝络胆，上贯膈，而胁肋，循喉咙之后，上入颃颡，连目系，上出额，与督脉会于巅，其支者，从目系下颊里，环唇内，其支者，复从肝，别贯膈上注肺，交于手太阴经。"二位先生皆云："所谓肝开窍于目，刀割其经脉，经络受损以致目盲，理之因然也"，云云。余沉默良久，突然问二位先生，唐、宋、元、明、清，宫里的宦官，都阉割的比此还厉害，怎么一个瞎子也没有。大家笑了一大阵。这个问题至今还是个谜。

鸡蛋黄油治疗褥疮

1. 制作方法　先将 3 个大鸡蛋煮熟，掰开将鸡蛋黄取出，捏碎，放大铁勺内，置于火炉上干熬，另用竹筷不停的搅动，待到鸡蛋黄变黑如炭时，即有黄油析出，将蛋黄油，倒入杯内备用，渣滓弃掉。

2. 用法　褥疮面用盐水或酒精棉棒拭干，再将鸡蛋黄油涂到疮面上，敷紧。一日换药1次。下次换药时，先用棉球轻轻去除疮面脓液，再用盐水棉球拭过，然后再将蛋黄油涂于疮面，敷紧固定。不久肉芽丛生，逐渐形成皮肤。余曾治疗数例褥疮患者，皆取得良好效果，现举一例重者于下。

乔老太太，住德州进步街，58岁，体胖，患中风，半身不遂，卧床治疗月余，不得翻身，病将愈，发现腰部紫晕褥疮，溃破后，外科治疗，越治疮口越大，待我诊视时，褥疮面如掌大，深约10m，已看到道道白筋，痛苦不可名状。余提供鸡蛋黄油方，治之。

在敷蛋黄油过程中，患者初感疼痛大大减轻，1周后，每次敷黄油后，已无疼痛之感，就这样，坚持不到1个月，肉芽逐渐丛生到长平皮肤为止。皮肤长好了，局部有痒感，嘱患家，每日热敷1次，按摩数次，不久康复。

火被土覆而热愈长久

张志聪《侣山堂类辨》有“姜附辨”一篇，论述实为中肯，今录之以备参阅：“干姜、甘草、人参、白术、黄芪补中益气之品也，是以吐伤中气者，用理中丸，乃人参、甘草、干姜、白术四味。附子乃助下焦生气者也，是以手足厥冷，脉微欲绝者，用四逆汤，乃附子、干姜、甘草三味。夫启下焦之生气者宜生附。盖元气发原于下。从中焦而达于四肢，故生气欲绝于下者，用下焦之附子，必配中焦之甘草、干姜，或加人参、白术。若止伤中焦，而下焦之生原不伤者，只用理中而不必附子也。不格物性中下之分，不体先圣立方之意，有以生附配干姜，补中有发，附子得生姜则能发散之说者，有以附子无干姜不热，得甘草则性缓之说者，盖以干姜为同类疑惑后人，误事匪细。如生气欲绝于下，所当急温者，若不用附而以姜试之则不救矣。”元如曰：不敢用附而先以桂代之者，亦误事不浅。”张志民《伤寒论方运用法》指出：“伤寒论方，我以干姜伍生附子，以生姜伍炮附子。干姜守而不走，宜于亡阳之症，生姜辛散走表，宜于挟水之症，阳虚挟水而身疼痛者，宜炮附子与生姜，不宜生附子与干姜。”

按：附子乃一团烈火，干姜乃守火之工，譬如家庭做饭之火炉，用时火愈旺，不用时则压紧炉之火口，关闭炉之通气孔，则火伏藏于内而热愈长，再用时打开炉盖，抽开通气孔，火则又燃了起来。这个道理，可以说是，家喻户晓。附子乃下焦之火种，干姜、甘草、白术等乃中焦之土化。中医治病乃宗天地万物，造化之玄秘而为之，至微至大，所谓，大道简而不繁也。

余少年时在农村，常与小伙伴们玩耍于田间，中秋时节，大伙在地中挖一土坑，也叫土窖，把大的土块排在上头，拾些干柴，点烧于窖内，一定要把土窖周围的土块烧的火热，这时再把刚从地里扒出来的白薯续到窖内，打破土块，再覆以干土，二个小时后，大家回来，挖开小土窖，每个人便会得到一块美味香甜的熟白薯吃。这不就是火被土覆所取得的效应吗。读者欲晓这附子、干姜、甘草治于一炉的道理，还请阅一下郑钦安所著的《医理真传》，他是一位后人称之为火神的中医大家。

谈甘澜水

《伤寒论》有作甘澜水法；“取水二斗置大盆内，以勺扬之，水上有珠子五六千颗相逐，取用之。”

考甘澜水，又称千里水、东流水、劳水。李时珍说：“气味甘平无毒，主治病后虚弱，扬之万遍，煮药最验，主五劳七伤，肾虚脾弱，阴盛阴虚，目不能瞑，及霍乱吐利，伤寒欲作奔豚。”仲景于苓桂甘枣汤下，亦说明此法。历代医家多述之，有云：“扬之有力，不助肾邪也”，“甘而轻，取其不助肾邪而益脾土也”，“甘澜水状似奔豚，而性则柔弱，故又名劳水”，“水性本咸体重，劳之则甘而轻，取其不助肾气，而益脾胃也”。现代科学认为“水分子结构有多种丛样或链样模型，如能使水处在运动状态，打破其丛或链，水分子就可呈游动自由状态而成活化水，用机械手段，如高速叶轮将水搅动，就得到活化水，实验证明，活化水有利于动植物的生长，用之灌溉西红柿、黄瓜等蔬菜，增产可达百分之十五至二十，用之喂猪，比普通猪体重增加百分之十五，鱼卵在活化水中受精，孵化率可增加一倍。”由此可以看出，古人认为水扬之万遍动之其性属阳，尽管是朴素的，但功效确是真实的，并在实践中取得了广泛的证实。

浅谈伤寒论七日愈、六日愈、十二日愈

原文“病有发热恶寒者，发于阳也，无热恶寒者，发于阴也；发于阳七日愈，发于阴六日愈，以阳数七，阴数六也。”(7条)

原文“太阳病，头痛至七日以上自愈者，以行其经尽故也。若欲作再经者，针足阳明，使经不传则愈。”(8条)

原文“风家表解而不了了者，十二日愈。”(10条)

译释云：“……奇数为阳、偶数为阴，七日为奇数，六日为阴数，然而这仅是推理的一种方法……。”

柯韵伯曰：“阴阳指寒热，勿凿分营卫经络……已发热即是发热恶寒，未发热，即是无热恶寒。……阳明病，病得之一日，不发热而恶寒，斯时寒邪凝敛，身热恶寒全然未露，但不头痛项强，是知阳明之病发于阴也，推此则少阳往来寒热，但恶寒而脉弦细者，亦病发于阴，而三阳之反发热者，便是发于阳矣。寒热者水火之本体，阴阳之征兆也，七日合火之成数，六日合水之成数，至此则阴阳处和故愈……若直三阴，无一阳之生气，安得合六成之数，至此则阴阳自和故愈。……若直三

阴，无一阳之生气，安得合六成之数而愈耶。”

又曰：“不了了者，余邪未除也，七日表解后，复过一候（5天）而五脏元气始充，故十二日精神慧爽而愈……如阳明二日发、八日衰、厥阴至元日发、十二日衰，则六经皆自七日解而十二日愈也……。”

按七日天气行足，方与天合度，（易）曰：“七日来复，以见天心。”七日再加一候（5天）为12天，故仲景曰：“十二日愈。”病有发于阳，发于阴，是以寒热分阴阳，柯注“不可凿分”是正确的。

桂枝加龙骨牡蛎汤治低热

赵某某，女，53岁，居民，工人新村，1972年4月4日初诊。

初患感冒，头痛，咳嗽，周身酸楚，打针输液，半月尚瘥，旬日以后，又发下午烦热，不时汗出，心中悸惕不安，精神倦怠，不欲饮食，服牛黄解毒片，初服有效，后报不效，迄今已3个月余，低热不已，身体日渐消瘦，乏力，脉虚数，舌淡，苔薄。

辨证治疗：感冒数月，虚热不瘥，以致汗出心悸，此乃少阴气血两虚，营卫之气不得和谐之征也，拟桂枝加龙骨牡蛎汤，敛阴和阳，调和营卫。

桂枝12g，白芍12g，甘草12g，生龙骨18g，生牡蛎18g，生姜10片，大枣10枚（去核）。

上药以水3杯，煮取1杯半，药渣再煮，取汁1杯半，日分3次温服，忌食生冷瓜果、油腻之品。

二诊：上药连服3剂，体温增高，由37.7℃增至38.1℃，特意找上门来，将欲责之一二，余说再服低热必缓缓而下，仍与上方继服3剂。

三诊：患者遵嘱服药2剂后，低热不发，又服1剂低热仍未发，汗已敛，脉已复，精神好。停药，嘱以“食养尽之”。

按徐忠可曰：“桂枝芍药，通阳固阴，甘草姜枣中和上焦之营卫，使阳能生阴，而以安肾宁心之龙骨牡蛎为辅阴之主……岂知阴凝之气非阳不能化也。”

《串雅》起黄，实属荒诞

原文：“扛连纸一张，裁为四条，笔管卷如炮竹，或口上糊粘固，外用黄腊一两，铁杓将纸筒四围浇匀，不可使腊入内，患者仰卧，筒套脐上，外以面作圈，护定勿倒。头上点火，烧至面所，剪断，加换新筒。看脐中有黄，水如鸡子饼者取出，轻者四五根，重者六七根，取尽黄为度。”（《串雅外编·杂疗门》）

德州市商业街孟广平先生，80余岁，患肝癌晚期，遍体暗黄，呼吸迫粗，病已危殆。其子甚孝，广求其治，所谓“家中有病人，不得不信神”。请来了一位起黄的先生。来到后，拿了几张黄表纸，一只黄腊，把纸摆开，点燃了黄腊，黄腊一滴滴涂到纸上，然后卷成筒，按在患者的脐上，用面作圈加以固定，点着了卷成的筒头，待筒着燃到脐部而自灭，看脐上尽是黄粉，一连用了四五个，这就算是第一次起黄了。患家便设宴款待先生。

当时我与八中黄秀岭老师在场，亲自观看了这一起黄过程，都认为这是一个奇事，黄老师和我在另一间屋内，也作了这样几个腊筒，黄老师在他的大腿上按了一只点着，待腊纸筒燃尽，打开一看，天大的奇事出现了，黄老师也长黄了！同样是一堆黄粉末。接着黄老师又把这样的腊筒，按在一个大白碗内，用面固定，点着腊筒，待腊筒燃尽，打开一看，都大笑起来了，原来这碗底也有一堆黄粉末，这大白碗岂不也长了黄了吗。后来看书发现《串雅外编》竟有如此记载，真是荒诞！

话胎前宜凉，产后宜温

中医对胎前宜凉、产后宜温这句话，从历史上讲已形成了一句格言，或说是定律，从生理上讲，孕妇妊娠期，气血以养胎为主，血聚生热，阴津不足者多，故治之宜凉者多。产后血虚为主，故多宜温补之药以补之。这只是一般的常法。然而产前水肿尤甚或则小便不利就不应当进以清凉了吗？产后瘀血不尽而发热者，就应当宜补而又以清热、化瘀了？《古今医鉴》有清热调血汤则是一例，就是常法当中之变法。

扢头皮，白发变黑

陵县张申庄张培友，年方 40 岁，头发发白已参多半，经常扢头皮，不到一年，头发变为黑色。

搓手治愈胼胝亦是张培友发明因其经常作木匠活，手掌发生一厚层老茧。亦用搓法，数月脱净。

重视医学的宋朝皇帝

中国历代重视医学的皇帝，莫过于宋朝，宋太祖赵匡胤曾召医官重修“官修本草”，他也曾为他的弟弟赵光义针灸治病，看来他本身也是一位懂得医学的人物。宋太宗赵炅召翰林医官，编纂了《太平圣惠方》100 卷，接着又编了《神医普救方》一千卷。真宗赵恒为了普及医学知识曾向民间传播，翰林医官赵自化，德州人，曾编著了一部《四时养颐录》，宋真宗皇帝曾为其改名为《调膳摄生图》并为之作序。宋仁宗赵祯命查访历代本草，又编成了《嘉佑本草》、《图经本草》，到仁宗时，王惟一校定了经络俞穴，铸成针灸铜人，随即编著了《铜人腧穴针灸图经》。宋徽宗虽是一位亡国之君，但他对于医学是非常重视的，曾编成了《政和本草》，又对《和剂局方》进行了修定，编著了《圣济经》推行医学教育，建立医校。当然他们的贡献不只是这样，这里只简单的做一下介绍。

脏腑证治要览

心脏证治

病证	主症	治法	方药
心虚证	心悸、怔忡、失眠、自汗、神志虚弱、舌淡脉细	补心安神	柏子养心汤、七福饮
心热证	烦热、口渴、小便赤涩、脉数舌红	生津除热	黄连温胆汤、麦门冬汤
热传心包	壮热烦躁、神昏谵语、舌红脉洪数	清营凉血	黄连解毒汤、清营汤
痰扰神明	神志昏迷、不省人事、癫狂、发热、苔腻浊、脉洪大或沉滑	凉血解毒	紫雪散、清宫汤

小肠腑证治

病证	主症	治法	方药
小肠虚寒证	小腹疼痛、大便溏泻、消化不良、小便频数、舌淡红、苔薄白、脉细弱	温中祛寒	理中汤
小肠实热证	心烦、小便赤涩、茎中痛、脐腹胀、舌红苔黄、脉滑数	清热利水，泻火	导赤散、黄连汤
小肠气痛	小腹胀痛、牵连脊背、控引睾丸、苔白、脉沉弦	行气疏肝散寒止痛	天台乌药散、橘核丸

肺脏证治

病　证	主　症	治　法	方　药
肺气虚	气喘、言语微细、面色白、常自汗出，脉弱、舌质淡白	燥湿化痰、益气补肾	二陈汤、金水六君煎
肺气燥	干咳无痰、咽喉痛、口鼻干、或咳血、失音、脉浮细而涩、舌红少津、舌质干	清燥润肺、生津润燥	清燥救肺汤、沙参麦门冬汤
肺气热	咳痰黄稠、气息迫粗、鼻干、口干、咽喉肿痛、大便干燥、脉洪数、舌红苔黄而干	清热化痰	清气化痰丸、贝母瓜蒌丸、麻杏石甘汤
肺寒	咳痰白稀、胸背畏冷、喘息不畅、脉迟细、舌质胖大、苔白滑	温肺化痰	苓甘五味姜辛汤、三子养亲汤、止嗽散

大肠腑证治

病　证	主　症	治　法	方　药
大肠虚寒证	腹痛、肠鸣漉漉、便溏，或暴泻如注、久利、肛坠、手足不温、喜暖、舌淡苔白滑、脉迟、涩、细	涩肠固脱	真人养脏汤、桃花散、大建中汤
大肠实热证	便秘、腹痛拒按、大便秽臭或下利脓血、赤白杂下、脉滑沉实、舌红、苔黄厚而干	峻下热结	三承气汤、大黄牡丹皮汤、痢下通治法（化滞汤）

脾脏证治

病证	主症	治法	方药
脾气虚弱	少食、腹胀便溏，四肢无力、消瘦、浮肿、便血、崩漏、脉虚、舌淡苔白	益气补中、健脾养胃	四君子汤、参苓白术散
脾阳不振	腹痛、泄泻清冷、四肢不温，小便不利、脉沉迟，舌淡白、质胖	益气升阳	补中益气汤、升阳益胃汤
湿困脾土	头重、乏力、胸闷不饥或黄疸脉濡缓、苔腻	温化水湿、祛风胜湿	实脾饮、苓桂术甘汤、羌活胜湿汤

胃腑证治

病证	主症	治法	方药
胃寒证	胃脘疼痛、吐清涎、喜温喜按、痛甚四肢厥逆、脉沉迟、舌苔白滑	温中祛寒	理中汤、吴茱萸汤
胃热证	口渴多饮、口臭齿龈肿痛，或出血、舌赤少津、脉滑数	清胃凉血	清胃散、芍药汤、泻黄散、玉女煎
胃虚证	胸脘痞闷、嗳气、不欲食、或食不化、大便不实、脉弱、舌淡少苔、或苔剥	和胃降逆、开结除痞	半夏泻心汤、生姜泻心汤、附子泻心汤等
胃实证	脘腹胀满、疼痛拒按、嗳气吐酸、大便不通、脉大或沉实，苔黄厚	峻下热结	三承气汤、济川煎

肝脏证治

病 证	主 症	治 法	方 药
肝火证	目赤、烦热、多怒、夜寐不安，口苦口干，小便黄赤、舌质红赤、脉弦数	泻肝清热、通利三焦	龙胆泻肝汤、当归龙荟丸、左金丸
肝阳上亢	眩晕、面赤易怒、头重脚轻、头痛、胁痛、手指麻木、脉弦、舌红	重镇安神	朱砂安神丸、磁朱丸、六味地黄丸
肝风证	头目昏花、肌肉麻木蠕动、抽搐、角弓反张、舌歪、脉弦或虚	镇肝熄风	镇肝熄风汤
肝郁证	头痛目眩、胁腹胀痛、女子月经不调、舌稍红、苔腻、脉弦数	疏肝行气	柴胡疏肝散、四逆散、逍遥丸
肝寒证	疝气、阴囊引痛、头顶痛、呕吐清涎、舌青苔滑、脉弦迟	行气舒肝、散寒止痛	天台乌药散、暖肝煎

胆腑证治

病 证	主 症	治 法	方 药
胆寒证	胸脘烦闷、头晕呕吐、夜寐不安、舌淡白、脉弦细或迟	和解少阳、理气和中	小柴胡汤、二陈汤加味
胆热证	口苦易怒、胸脘烦闷、呕吐苦水、往来寒热、夜寐不安，舌边红、苔黄腻	清胆利湿、和胃化痰	黄连温胆汤、丹栀逍遥散、蒿芩清胆汤、黄芩汤

续表

病 证	主 症	治 法	方 药
胆虚证	头晕、视物不清、虚烦不眠、胆怯易惊、舌淡少苔、脉细弦	养血安神	安神定志丸、酸枣仁汤、温胆汤
胆实证	易怒、脘闷、胁下胀痛、常默默而喜睡眠、舌红苔黄、脉弦实	和解少阳、内泻实热	大柴胡汤、逍遥丸

肾脏证治

病 证	主 症	治 法	方 药
肾阴虚	遗精、腰腿酸软、阳痿、耳鸣耳聋、头目眩晕，或夜热盗汗、咳嗽咳血、脉细而数、舌质红、少苔	滋阴补肾	六味地黄汤(丸)
肾阳虚	精冷滑泄、阳痿、腰冷、痿软浮肿、五更泄泻、腹部胀满，或两足厥冷、气逆喘息、舌质胖嫩、苔黑而润、脉沉迟而虚	滋补肾阳	金匮肾气汤(丸)
命门火旺	阳强易举、多梦少寐、夜半口干、小便短赤、舌红少苔少津、脉沉数、两尺尤甚	滋阴降火	知柏地黄丸(汤)

膀胱腑证治

病　证	主　症	治　法	方　药
膀胱实热	小便短涩、尿黄、浑浊不清、尿时茎中热痛、淋漓不畅、或见脓血、或夹砂石、舌红苔黄、脉多沉数或沉弦	清热去湿、利水通淋	八正散、萆薢分清饮
膀胱虚寒	小便频数、澄彻清冷、或小便不利、浮肿、面色发黑、或小便约束不固而遗尿、淋漓不禁、舌淡、苔白滑、脉沉细、两尺尤弱	温阳化气	五苓散、肾气丸（汤）

三 焦 证 治

部位	经	主　症	治　疗		
上焦	肺（手太阴）	发热恶寒、自汗头痛而咳嗽	轻清	解表宣肺	银翘散、桑菊饮
	心包（手厥阴）	舌红绛，神昏谵语、或舌蹇肢厥	宣透	清心开窍	竹叶石膏汤、清营汤
中焦	胃（足阳明）	发热不恶寒、汗出口渴、脉大	清凉	清热养津	白虎汤、白虎加人参汤
	脾（足太阴）	身热不扬、体痛体重、胸闷呕恶、苔腻脉缓	透泄	清热化湿	三仁汤、藿朴夏苓汤、王氏连朴饮

续表

部位	经	主症	治疗		
下焦	肾（足少阴）	身热面赤、手足心热、心躁不寐、唇裂舌燥	潜镇	养血滋阴	羚羊钩藤汤、黄连阿胶汤
	肝（足厥阴）	热深厥深、心中憺憺、手足蠕动、甚则抽搐	滋填	养肝熄风	大定风珠、三甲复脉汤

医贵思维致理

孔子尝使子贡，久而不返，占之遇鼎。弟子皆言无足不来。颜回掩而笑。孔子曰：“回笑是谓赐必来也。”因问曰：“何以知赐来?”对曰：“无足者，盖乘舟而来，赐且至矣。”明旦，子贡乘潮至。

医生看书，临床辨证，都应当广其思维，推其至理，治疗立方遣药，更应无厌细到，力求灵巧。举其一二以飨读者。

1. 周慎斋赏月启悟。

《存存斋医话》中记载：周慎斋先生，名子干，安徽太平县人，生于明朝正德年间，中年以后得了腹部胀满症，痛苦难以忍受，到处求访名医治疗都无效果。又广泛收集验方，却又不敢盲目试用。

一天晚上，先生强打精神，坐在院中欣赏明亮皎洁的月光，突然，一眨眼间乌云遮盖了月亮，周先生感到非常憋闷，不大一会，清凉之风，缓缓吹来，天空乌云散去，月光明朗，周先生突然感到胸部开朗，恍然大悟说：“云属阴气，风属阳气，阳气通畅，阴气必很快消失，我的病大概就与这风云相似吧。”因而自拟药物，制成了和中丸，吃了不到1个月的时间，腹部胀满就好了。后来，周慎斋先生，竟成了当时很有名气的医生。

2. 喻嘉言一针救二命。

《牧斋遗事》说过：北城以外，有一些破旧的房子，居民大都在这个地方存放棺材，喻嘉言先生从此路过，突然看见一口好像新停放的棺材底缝流出鲜血，他吃惊的询问邻居，邻人说："刚才某某的妻子死了，把棺材放到这里。"喻嘉言便急忙找到死者的丈夫，告诉他说："你的妻子没有死，凡是人死血色黑暗，活人血色鲜红，我看到你妻的棺底流出的血是鲜红色的，快快开棺救治！"原来这位妇人因为临产失血过多，昏迷了一天一夜，她的丈夫认为他的妻子已经死了，就把她殡殓起来。听到喻嘉言先生这么一说，立即打开了棺材。喻嘉言急诊妇人之脉，果然脉息未绝，于是就在她的心胸之间扎了一针，针还未拔出来，就听到呱呱地哭声，婴儿分娩了，妇人得救了，她的丈夫背负复活的妻子，怀抱着新生的婴儿，喜气洋洋地回家去了。

破执着

从前有位丹霞禅师到一个寺院里去挂单，因为夜里住在大殿中觉得很冷，就从佛座上取下几尊木像，烧了烤火。这事被寺院主持发现，惊讶不已，责问丹霞禅师为何烧佛，丹霞禅师说："我在烧舍利。"主持问："木佛焉有舍利？"丹霞禅师说："没有舍利，那就多烧几尊看。"

禅师所以说：佛在灵山莫请求，灵山只在汝心头。人人有个灵山塔，好向灵山塔下修。

这个典故，说明佛教徒不崇拜偶像而在于破执着，若执着于偶像，心外求佛，势必将永远无法认识心中的无相佛，天下学习中医的人太多、太多，执着者，计有多少？不管有多少，犯有执着者大有人在，其结果大都过于崇拜某人，某某书。中医之书汗牛充栋，浩如烟海，如果以某某之偶像观点，一味执着，其偏见则为甚矣，所说：读书贵乎间得，有书不如无书也。

避　讳

提起避讳之事，在中医的书中也不断出现，略举一二供诸参考。

真武汤是汉代张仲景著《伤寒杂病论》的一个方剂名称。实指北方主水之神的。到了唐代，为了避讳唐代皇帝的名号，便把真武汤改成了玄武汤。

到了宋代又为避讳宋朝皇帝的名号，医生就又将玄武汤改了回去，仍呼真武汤。

宋钦宗，讳亶，亦云完，其音与丸相近，故南宋椠本医书，皆把丸字，改成圆，如地黄圆、柏子养心圆等。

薯蓣——是一种中药，因唐代黄帝名预，就把薯蓣改成了山药。宋英宗名署，也不能称薯蓣，只好也就又众呼山药了。

胡瓜——是一种蔬菜之瓜，张骞通西域得种，隋时又为了避讳石勒之名称，便改称为黄瓜。

按：这类的问题，已是一个历史问题了，我看改一下也未尝不可，因为这里面还有一个“礼节”的问题，应当注意。

十一、医案选编

眩　晕

1. 阳虚眩晕

钟某某，男，58岁，干部，1995年11月诊。

头目经常眩晕，甚则视物旋转，两目昏花。病经年余，经多方治疗，其病时好时歹，终未得痊。目前：眩晕如立舟车之上，耳如蝉鸣，有时呕恶，口吐清水，精神疲倦，下肢痿软，心中悸惕，自汗畏冷。脉象沉缓，舌苔白滑。

辨证治疗：观舌诊脉，结合诸证分析，此乃脾肾阳虚眩晕之征，治以煥焃脾肾，温阳化气，待阳气布化，眩晕自可无虞。方用真武汤意。

处方：熟附子15g，云茯苓25g，白芍药10g，焦白术20g，缩砂仁10g，生酸枣仁40g，生姜10片，甘草10g，生黄芪20g，台党参10g。

上药以水4杯，煮取1杯，药滓再煮，取汁1杯，日分2次温服。忌食寒凉之品。

二诊：上药连服3剂。眩晕减却大半，精神振定，饮食已馨，呕恶清水已蠲，自汗已收，心悸稍安，脉来不若前甚。肾阳渐化，脾阳已有布化之机，此佳象也，仍守上方续进，俾火旺土强，眩晕可定。

处方：熟附子 15g，云茯苓 25g，炒白芍 10g，炒白术 10g，缩砂仁 10g，生酸枣仁 40g，台党参 10g，生甘草 10g，生姜 10 片。

上药以水 4 杯，煮取 1 杯，药滓再以文火久煮，取汁 1 杯，2 杯合，日分 2 次温服。

三诊：继服上方 5 剂，病若失，惟感下肢乏力，脉亦较前有力。仍守上方，佐以强腰脊，健筋骨之品以善其后。

处方：熟附子 10g，云茯苓 20g，炒白术 20g，台党参 10g，川续断 20g，菟丝子 20g，生甘草 10g。

上药以水 4 杯，文火煮取 1 杯，药滓再煮，取汁 1 杯，日分 2 次温服。

2. 痰饮眩晕

杨某某，男，46 岁，农民，1982 年 5 月 10 日初诊。

头目眩晕，心悸，呕吐清涎，两耳蝉鸣，不欲启目，启则天旋地转，或如坐于舟车之上。曾住天津某医院，诊断为梅尼埃病并治疗 1 个月余，病稍轻而回家。回家不过 7 天，病又发作，医予维生素B_6、肌内注射阿托品，病虽减而终不能痊之，必请中医治疗。患者目前精神萎靡，面色苍白，脉细缓，舌质淡青，舌苔白薄湿润。

辨证治疗：脾虚生痰，肾虚生饮，病原主在脾与肾，脾脏运化水湿的功能不足，涉及到肾的阳气不足，以致水湿停聚，化为痰涎，痰气上泛于清灵之府而作眩晕，中医在几千年之前早已认识了这个病，即“无痰不作眩”，中医治其痰涎，痰涎得蠲，而眩晕必瘳。此不易之理，并非西医梅尼埃病的弟子们所能理解。

处方：白茯苓 30g，炒白术 20g，桂枝 10g，陈皮 20g，半夏 30g，泽泻 20g，淡干姜 10g，甘草 10g，酸枣仁 50g，防风

10g，台参10g，川朴6g，代赭石20g，天麻10g。

上药以水3大杯，煮取1杯，药滓再煮，取汁1杯，日分2次缓缓温服。忌食生冷、水果、腥臭之品。

二诊：前进温中祛寒、散湿健脾、和降胃气3剂，眩晕及呕吐痰涎减轻大半，心悸及精神已趋好转。病虽然好转，但扪其下肢不温，患者仍有畏冷之感。治疗又当于肾中求其治本，待少阴肾，少火生气，太阴脾得以温煦，其病必得痊愈。方加真武意于上方中，冀望机转。

处方：白茯苓30g，炒白术20g，桂枝15g，陈皮20g，泽泻20g，淡干姜10g，甘草10g，酸枣仁50g，台参10g，川厚朴6g，代赭石20g，天麻10g，附子10g，菟丝子20g。

上药先煮附子半小时，后入他药，煮2遍，取汁2杯，日分2次温服。

三诊：上药迭服6剂，下肢畏冷已除，周身均感温暖，精神、饮食正常，脉来不若前甚。略书苓桂术甘汤意，以善其后。

处方：白茯苓20g，桂枝尖10g，白术15g，砂仁6g，甘草10g。

上药水煮2遍，取汁1大杯，日分2次温服。予3剂。

3. 痰饮眩晕

顾先生，年轻经商，性豪放，好施舍，挥金如土，业余爱好医学，对张锡纯《医学衷中参西录》及喻昌《医门法律》比较崇拜。后因联合经商失兴，遂买一毛驴一单车，靠搞运输为生，每日酒肉充腹。1967年4月25日劳累渴甚，饮冷水两大瓢，2天后患眩晕，心下筑筑，悸惕不安，腹胀哕呃，四肢麻木乏力，自拟《医学衷中参西录》中理痰汤原方，服药3剂，眩晕、腹胀、哕呃不减，遂2剂并作1剂服下，症状略有小减。后以四消丸下之，下之后，一时腹胀减，他病却不见起色。5月4日晚来舍问难，因与我家关系甚厚，遂置酒相待，相谈甚洽。并答曰："张锡纯理痰汤，配伍谨严，乃治痰饮之佳方，殊不知该方乃治痰涎郁塞胸膈，挟肝火上升为眩晕者方可用之。张锡纯以陈皮、半夏、云茯苓、芡实为理脾肾之痰，复以柏仁、黑芝麻兼补少阴，尤白芍一药，乃平肝为用，汝之病由过饮冷水引起，水停心下，湮没脾胃之阳气，以致浊阴不降，清阳不升而眩晕，此乃《金匮要略·痰饮咳嗽病脉证并治》之"心下有支饮，其人苦冒眩"之症。"先生悦。余出方予之。

处方：泽泻45g，白术25g，砂仁壳10g，云茯苓30g。

上药煮2遍，每遍以水3大杯，煮取1大杯，早晚各服1杯。

7天后，先生邀余至其家说："张仲景真乃神医，服上方1剂，翌日眩晕即减轻大半，又连服4剂而诸症痊愈。"临行，先生赠我《三家医案合刻》、《资治通鉴》及《易经》数册。

4. 眩晕症

韩某某，男，50岁，农民，1986年9月20日初诊。

患者素有小小眩晕之病，甚不在意，仍坚持繁重的农业耕种。一日在田间劳动展衣受风，眩晕特甚并头痛仆倒。去某诊所取西药治之罔效转来门诊。目前：头晕头痛，项硬，眼前发花，血压正常，脉来浮大，舌质舌苔均正常。

辨证治疗：素有小小眩晕病史，今感外来风邪，袭于头之诸阳之会，耳目为清空之窍，表阳与清空之道皆受其冲击而发病，推之实属气虚重感之形。治当重剂祛邪，不可须臾有缓。

处方：桑叶60g，葛根40g，僵蚕20g，甘草10g，升麻10g。

上药以水4大杯急火煮之，取汁2大杯，中午11点温服1杯，晚服1杯，翌日服法同。

二诊：服药2剂，头晕、头痛、项硬均瘥，精神振定，患家赞其"神效"。余对实习生指出："风为阳邪，善行数变，袭人亦速，病在表，当重剂祛之。不尔，风邪直中风府脑户，变为头风，治之不易，当须识此。”遂书一小方，以调补气虚眩晕之虚。

处方：炒白术10g，半夏10g，天麻10g，当归6g，川芎6g，桑叶20g，甘草10g。

上药水煮2遍，取汁2大杯，日分2次温服。予3剂。

5. 眩晕

同事张某，不惑之年即患脑动脉硬化之病，10多年来一直头目眩晕，两耳蝉鸣，着急生气则言语不序，甚则易怒，经常服用苯妥英钠、谷维素等维持治疗。日前由于外出工作，被雨淋湿，身体酸楚，服发散药而病减，半月以来仍感肢倦眩晕，口吐咸涎，服六味地黄丸不效，后改服金匮肾气丸略显小效。1977年4月20日诊其脉，沉细略弦，舌胖大，质淡尖红，苔白腻，后根罩灰。余谓：六味地黄丸为滋阴补肾法，主治肾阴不足，虚火上炎，眩晕耳鸣之症；金匮肾气丸又为偏补肾阳不足，肾得温煦，是以略显小效；所以终于不得痊愈者，此症乃因雨淋受湿，虽得解表发散而湿邪未能尽除，肢倦乏力实为其候，湿邪未得尽散而内渗，困于脾肾，脾湿肾水泛溢于廉泉，是故口吐咸涎而不辍。谅其体虚而邪实，若单利湿，恐益其虚，若补阳，又恐助阴中之火，思之良久，法以缓引水湿下行，兼滋肾中真阴。出方予之，望其机转，再商调治。

处方：泽泻30g，白术10g，熟地黄30g。

上3味，以水4大杯，煮取1大杯，药滓再煮，取汁1大杯，日分2次温服。

药进3剂，口咸辍而涎止，复进3剂，诸症悉退。

学生问：“泽泻汤，蠲饮而止眩，其意易明，加熟地黄一药甚感费解，愿知方法之妙处。”余曰：“泛泛之水，利之可也，惟恐伤其真阴，得不尝失，故加熟地黄以摄之，此宗‘肾主五液’之意耳。”

心　悸

1. 心悸（心气不足）

赵某某，男，51 岁，营业员，1988 年 12 月诊。

罹心悸、胸闷 1 年半，有时胸内掣痛，经某医院诊断为冠心病，中西药杂投，乍轻乍差，未得病愈。目前，不时心中悸惕不安，出虚汗，胸中憋闷，上腹经常痞胀，不欲饮食，有时晚饭后，腹胀尤甚至夜半后方消，寐劣多梦，易惊易恐，甚则如有人将捕之之感。经常服丹参片以求暂缓。脉弦细，间有结脉出现，舌正苔略黄腻。

辨证治疗：病来年余，胸闷憋气，乃为心气亏虚之形，易惊胆怯，实为胆气郁滞之象，中脘痞胀，乃胃气不降。综合观之，实为心胆气滞，胃气失和。《医学入门》指出：“心与胆通，心病怔忡，宜温胆为主，胆病战栗癫狂，宜补心为主。”胆主枢机，枢机郁而不达，感召于心而心悸，感召于胃而胸闷痞胀。调胆气以正枢机，降胃气以宽胸闷，方以正胆汤方加味调之。

处方：陈皮 25g，半夏 25g，云苓 30g，甘草 10g，竹茹 10g，炒枳实 25g，酸枣仁 40g，柏子仁 10g，生代赭石 25g，远志 10g，炒麦芽 15g，小青皮 10g，生姜 6 片。

上药以水 3 杯，煮取 1 杯，药滓再煮，取汁 1 杯，今晚明晨，分温服之。

二诊：上方连服 4 剂，胃脘痞胀消失大半，胸闷显宽，舌苔黄腻消失大半，食有香味，脉来不若前甚。通盘观之，枢机启动，既有效机出现，原意勿庸更改。

处方：陈皮 25g，半夏 25g，云苓 25g，甘草 10g，竹茹 10g，炒枳实 25g，酸枣仁 30g，柏子仁 10g，生代赭石 20g，远志 10g，炒麦芽 20g，生姜片 6 片，太子参 10g。

上药以水 4 杯，文火煮取 1 杯，药滓再煮，取汁 1 杯，今晚明晨分温服之。

三诊、四诊：上药连服5剂，胸闷掣痛之感消失，夜寐转酣，饮食基本正常。仍不耐劳，劳则汗出多，加生龙牡各30g，药进3剂，汗已敛，易惊易恐已消失大半，病已入夷，略书一小方调之善后。

陈皮10g，半夏10g，云苓15g，甘草10g，枳实10g，麦芽10g，当归10g，川芎6g，太子参15g。

上药水煮2遍，取汁2杯，每晚睡前服1杯。

2. 心气不足（冠心病）

傅某某，男，56岁，干部，1983年9月11日初诊。

据述：患冠状动脉粥样硬化性心脏病，经某医院中西药治疗数月，显效甚微，医嘱学点太极拳，只练了几天，亦无起到辅助治疗效果。目前，胸宇苦闷，不时作痛，痛时左侧较重，有沉重感，每逢天气阴云，疼痛更加频繁，经常出虚汗，形寒畏冷，四肢不温，以脊背畏冷较重，过力劳动则心悸汗出，气短似喘，口淡乏味，食谷不香，二便调。诊其六脉沉细，舌质淡白不华，舌苔薄白。根据《伤寒论》第323条“少阴病，脉沉者，急温之，宜四逆汤”，着手调之，冀望机转乃幸。

处方：甘草6g，干姜3g，炮附子3g。

上3味以水3碗，微火煮取1碗，药滓再煮，取汁1碗，日分2次温服，避寒就温，勿食寒凉。

患者持方一阅，微微冷笑说：“如此小小药方，能有几分药力。”余郑重相嘱：“俗云药力大乎虎力，岂在乎药量大小？《太极拳》有‘四两拨千斤’的说法，望勿疑虑，必当以法调治。”患者抱着试试看的态度，服药3剂，诸症均感减轻，又继服3剂，来诊述及“胸部已宽舒，疼痛已基本消失，四肢脊背畏冷亦减轻大半，活动过力，仍感气短。”诊其脉来沉细不若前甚，量其初获效果，方症不悖，仍步上方略佐养血益气之品，缓缓调之。

处方：甘草 6g，干姜 3g，炮附子 3g，当归 3g，人参 3g。

上 5 味，以水 3 碗，微火煮取 1 碗，药滓再煮，取汁 1 碗，日分 2 次温服，忌生冷寒凉之品。

连续服药半月，脉转冲和，气力增加，胸痛消失，后数月，发现该患者不断将此小方赠给患有心脏病者。

3. 心气不足（冠心病）

陈某某，男，51 岁，干部，1978 年 3 月 3 日初诊。

左胸膺部不时作痛，甚则循腋下而痛至无名指及小指。心电图及心向量图均示为冠心病。服西药数月，其病时轻时重，终未痊愈，精神萎靡，四肢倦怠，脉象弦细，时见代脉出现，舌淡少苔，拟瓜蒌薤白汤加味治之，依法服药半月，其症不增不减，余再度其脉象气色，别无发现异样，遂改服血府逐瘀汤。7 天后患者来诊，其病如故，并无起色，交谈中，患者谈及“服药多剂，始终未治了我这心中冷，甚则脊背冷。”余恍然忆及候氏黑散有“心中恶寒不足者”句，再三斟酌，拟四逆汤。小小剂量，缓缓图治，观其所以，再拟治法。

处方：附子 3g，干姜 3g，甘草 3g，当归 6g，川芎 6g。

上 5 味，以水 3 碗，煮取 1 碗，药渣再煮，取汁 1 碗，日分 3 次温服。避风寒，勿食寒凉之品。

治疗经过：7 天后，患者来诊。按其脉律，亦趋正常，心中恶寒之感已除，疼痛消失，精神振作。余仍书原方 7 剂，嘱其隔日煮服 1 剂以巩固疗效。半月后追访，病愈。嗣后余忆起《医理真传》的一段话，今录之案末，质之高明：“附子是一团烈火也，凡人一身，全赖一团真火，真火欲绝，故病见纯阴。仲景深通造化之微，知附子之力能补先天欲绝之火种……干姜……荡尽阴邪，迎阳归舍，火种复兴，而性命立复，故曰回阳。甘草之甘，以缓其正气，缓者即伏之意也，真火复藏命根永固，又得永生也……”。

4. 心悸（心气不足）

刘某某，男，50岁，干部，1989年8月20日初诊。

罹冠状动脉粥样硬化心脏病已4年，一直靠吃西药维持治疗。近旬以来，由于工作紧张，心脏病发作尤甚，虽经治疗，显效甚微。目前：胸宇苦闷，不时作痛，日夕及阴天左胸有沉重感，形寒畏冷，经常有心中恶寒不足之感，四肢不温，背冷，动则心悸汗出，气短，食欲不振，口淡乏味，大便有时溏薄，脉来沉细，舌淡，苔白滑。

辨证治疗：综观脉证，如此心脏气血不足之象，但靠西药扩冠，实犯“虚虚之戒”。倘若心脉气血丰满，蓬蓬勃勃，若再现心气不足等现象着，未之有也。《伤寒论》指出：“少阴病，脉沉者，急温之，宜四逆汤。”今遵之。

处方：甘草10g，附子6g，干姜6g。

上3味，以水3大杯，文火煮1小时，取汁1杯，药渣再煮，取汁半杯，日分3次温服。嘱勿食寒凉之品。

患者持方良久，说：“我闻先生之名，百里而来，这方……”余嘱“千里迢迢而来者，亦是此方，7日后见。”

二诊：患者喜形于色，服药5剂后，通身均感温暖舒适，心不痛，心中怕冷已去。诊其脉，不若前甚，仍守上方，再佐养血之品。

处方：甘草15g，附子6g，干姜6g，红参10g，当归10g，川芎10g。

上药以水3杯，文火久煮，取汁1杯，药渣再煮，取汁1杯，日分2次温服。

三诊：继服上方7剂，周身舒适有力，饮食馨香，睡眠转酣，脉息有力，辄书养血益气之方予之，不必复诊。

处方：台参10g，云苓10g，白术10g，甘草10g，当归10g，川芎10g，白芍10g，生地黄10g，柏子仁10g，酸枣仁20g。

上方以水3杯，煮取1杯，药渣再煮，取汁1杯，日分2

次温服。

5. 心悸（心阳不足）

赵某某，男，60岁，干部，1984年10月6日初诊。

去岁患心脏病，某医予生脉饮治之，病情一直平稳。今秋以来，原病又发，医与生脉饮法，调治旬月不愈，后又与生脉饮合炙甘草汤，服药10余日，病稍轻，终未得其全痊，转来我院门诊。目前：心区不时闷痛，精神萎靡，四肢倦怠，背冷，不时气短，但得深呼引长为快，面色苍白不华，脉象沉弱，结脉与代脉不时交替出现，舌质暗淡，苔白薄滑润。

辨证治疗：综合脉象分析，实乃心之气血不足之形，尤为心阳不足为甚，治当调补心阳，兼顾心血为法。

处方：附子6g，干姜6g，桂枝6g，甘草20g，当归15g，川芎10g，党参10g。

上7味，以水3杯，文火久煮，取汁1杯，药渣再煮，取汁1杯，日分2次温服。忌食生冷、水果、饮料等。

二诊：上药连服6剂，脉来不若前甚，代脉消失，精神好转，心区闷痛亦减。惟背冷不蠲，又当责其心阳尚不能温暖心俞，仍步上方续进。

处方：附子10g，干姜10g，桂枝15g，甘草20g，当归15g，川芎10g，党参15g，羌活6g。

上药以水3杯，煮取1杯，药渣再煮，取汁1杯，日分2次温服。嘱每服药后，再以棉被护其背，若有小汗出益佳。

三诊：上方增量，附加一味羌活以通经俞，复以棉被护其背，果然背部有小汗出，温煦舒适，背冷得温，通身皆感温暖。心中闷痛及结脉消失，患者精神振作。病已痊愈。再以四逆汤合归脾汤化裁调治近月，康复。

6. 心悸（心肾阴虚）

李某某，女，59岁，1996年4月4日初诊。

心绞痛病史6年，断续发作，服硝酸甘油等维持治疗。刻下：胸痛憋气不时发作，痛时窜及肩臂，不时心烦，精神萎靡，夜寐盗汗，咽干，动则心悸乏力，头晕，舌质偏红，舌苔薄黄，脉细数，重按无力。血压157/97mmHg，EKG示：窦性心动过速，冠状动脉供血不足。综合脉症分析，证属心肾阴虚，虚阳上越，心血暗耗，治以滋补肾阴，潜纳浮阳，养血益维，安神定志，方以灵枢饮加味调之。

处方：生地黄30g，熟地黄30g，当归10g，丹参30g，川芎10g，白芍20g，生龙骨20g，生牡蛎20g，怀牛膝20g，生龟甲20g，淫羊藿10g，甘草10g。

上药水煎2遍，取汁300ml，日分2次温服。

连服9剂，胸闷减轻，心绞痛及心烦、眩晕、盗汗均减大半，精神转佳，脉来不若前甚。续进7剂，心绞痛渐渐消失，他症亦随之减轻。原方减量，隔日服药1剂，继续治疗1个月，诸症消失，EKG示大致正常。

7. 心悸（心力衰竭）

邹某某，男，50岁，1993年10月11日初诊。

患心脏病已6年，曾2次病重住院抢救治疗，刻下：逢冬病进，心悸加重，四肢畏冷，呼吸迫促，面色苍白，唇青神衰，言语低微，动则汗出，不欲饮食，有时胸中掣痛彻背，舌正苔淡白，脉细微。

辨证治疗：病来数年，血气衰微，结合诸症及脉象综合分析，实属心力衰竭病危之危候。若非补气补血，不可为救治矣，拟《止园医话·大补气血法》急治之。

处方：大当归身30g，红参25g，生黄芪20g，酸枣仁60g，柏子仁15g，炒白术20g，龙眼肉30g，甘草15g，川芎15g，阿胶10g（烊化）。

上药以水5杯，文火煮取1杯半，药滓再煮，取汁1杯半，3杯合，烊化阿胶，日分2次温服，每服兑黄酒50g。

二诊：上方连服3剂，每次服药后，通身感觉暖气煦煦，微微汗出，胸背彻痛未作，精神较前振作，呼吸亦较前稳定，脉来不若前甚。方药合拍，仍步上方踵步。

处方：大当归身 30g，红参 20g，生黄芪 30g，酸枣仁 60g，柏子仁 15g，焦白术 20g，龙眼肉 30g，甘草 10g，川芎 10g，阿胶 10g（烊化），陈皮 10g。

水煮方法同上，仍兑黄酒，每次 30～50g。

三诊～五诊：三诊后，服药 5 剂，精神大振，呼吸均匀，卧寐已酣，面唇已显红润，脉来较前有力，再步上方，改为隔日服药 1 剂，每剂又加陈皮 20g，枳壳 10g，以防式补太过。四诊后，饮食增加，体力增强。仍步上方出入。

处方：大当归身 20g，红参 15g，生黄芪 20g，酸枣仁 30g，柏子仁 10g，川芎 10g，龙眼肉 20g，甘草 10g，陈皮 20g，炒枳壳 10g，云茯苓 10g。

上药以水 4 杯，文火煮取 1 杯，药滓再煮，取汁 1 杯，日分 2 次温服。

六诊：病已出险入夷，诊其脉浮中沉，均匀有力，为了巩固疗效，改服丸剂以善其后。

处方：炒柏子仁 100g，枸杞子 100g，熟地黄 80g，当归 80g，川芎 60g，麦冬 60g，云茯苓 60g，党参 60g，黄芪 50g，酸枣仁 50g，阿胶 50g，龙眼肉 50g，白术 50g，陈皮 50g，甘草 50g，远志 20g，五味子 20g，丹参 30g，生山药 50g，浮小麦 30g，龙骨 30g，牡蛎 30g，大枣肉 50g。

上药共为细末，炼蜜为丸，每丸 10g，每日服 2 次，每次 1 丸。

按：1 案赵某，属心气不足，实则心胆互滞为病，治者采用正胆汤一方出入，乃调整少阳枢机而达到调理气机，安心宁胆，并调降胃气而收功，非苦寒降气，养血安神之剂可比。2 案傅姓、3 案陈姓、4 案刘姓、5 案赵姓之冠心病，实属心阳不足，气血衰少，治者采用小小剂量之四逆汤加味，旨在温煦心阳，振奋心神，小方缓用，以达到“少火生气”之目的。6案李姓之心悸，乃属肾心病例，心肾阴虚，虚阳上僭，心血暗耗。治者采用灵枢饮一法，旨在潜纳浮阳，养血以调补阴维之脉，借阴维之脉启发肾之精血上达于心以疗心痛，以使水火阴阳，平衡固密。7案邹姓之心悸，实属心衰危候，治者参考《止园医话》采用了罗氏之大补气血法，缓急以调之，终使气血复生出险入夷。以上7案，也只是治者治疗心脏病的部分方法，读者致此，当三致意欤，庶可得其要领也。

痢 疾

1. 湿热痢疾

周某某，男，38岁，工人，1998年9月11日初诊。

腹痛痢疾已4天，里急后重，便下如鱼冻，一日10多次，自服呋喃唑酮（痢特灵），腹痛便涩益甚，转来中医治疗。目前腹痛拒按，痢下艰涩难出，脉弦滑，苔黄腻。

辨证治疗：湿热郁滞于肠胃而便痢，更服西药呋喃唑酮（痢特灵）以致艰涩难出，里急后重，此犯“治痢忌补”之戒，所以痢下不但不愈，反而后重难消，此西药之所短也，欲缓其急，必须疏通其滞，方可无有留弊，治以“治痢通治法”。

处方：当归30g，白芍20g，槟榔20g，木香10g，炒莱菔子30g，焦楂30g，炒枳壳20g，黄芩15g，车前子40g（包）。

上药以水3杯煮取1杯，药滓再煮，取汁1杯，日分2次温服。

二诊：上药服3剂，痢下赤白甚多，白多红少，大便通畅，里急后重基本消失，腹痛亦微，脉来弦滑，舌苔黄腻略减，再以原方继进。

处方：当归20g，白芍15g，槟榔15g，木香10g，炒莱菔子20g，焦楂20g，炒枳壳15g，黄芩10g。

上药煮服方法同上。

三诊：继服上方2剂，腹痛下坠均除，惟胃气一时不和，卧寐不宁。

处方：当归10g，白芍10g，半夏10g，陈皮10g，云苓10g，甘草10g，生姜6片。

上药水煮2遍，取汁2杯，药滓再煮，取汁半杯，日分2次温服。

2. 湿热赤痢

王某某，男，54岁，干部，1979年8月20日初诊。

患痢下脓血，腹痛难忍，住某医院输液、打针，内服小檗碱（黄连素）、四环素等，九日不愈，转来中医治疗。目前：身热下痢脓血，里急后重，肛门灼热，下痢日30余次，腹仍疼痛难忍，大腹膨大，拒按，小便短赤涩痛并呕恶不欲饮食，卧寐不安，脉滑数，舌红，苔黄。

辨证治疗：下痢脓血，旬日不愈，湿热郁结，气滞不通，再经西医消炎止泻，气滞郁结更甚。对于如此痢下，中医只是用通因通用之法，绝对不可用兜涩之法以犯其戒。治必化滞行郁以调其气机，气机得调则后重自除，又必和血终以止痛，血气得和则大便脓血可止。陈士铎指出："古人治痢无补法，信不诬也。"今宗之。

处方：白芍60g，当归20g，黄芩10g，炒莱菔子30g，槟榔15g，炒枳壳15g，生甘草10g，焦山楂30g，白头翁15g，金银花20g，车前子30g（布包入煮）。

上药以水4杯，煮取1杯半，药滓再煮，取汁1杯半，日分3次温服，忌食鱼肉虾蟹、水果饮料、糕点之品。

二诊：服药1剂，腹鸣如雷，漉漉不止，随即脓血俱下，腥臭难闻，傍晚又连下2次，腹痛减轻，大腹膨大已软。再服1剂，身热退，呕恶已止，里急后重已轻，肛门尚有灼热之感，卧寐稍安，脉来已不若前甚，仍守上方续进，不留余滞，病可痊愈。

处方：白芍 30g，当归 20g，黄芩 10g，炒莱菔子 30g，槟榔 10g，炒枳壳 10g，焦山楂 20g，金银花 20g，车前子 30g（布包入煮），甘草 10g。

上药以水 3 杯，煮取 1 杯，药滓再煮，取汁 1 杯，日分 2 次温服，禁忌同上。

二诊：连服 3 剂，里急后重及肛门灼热均除，大便色转黄软，卧寐已安，胃气和而欲饮食。再书调和胃肠之方与之，并嘱米谷自养。

处方：白芍 10g，当归 10g，炒枳壳 10g，焦山楂 10g，怀山药 15g，生甘草 10g。

上药水煮取 2 遍，取汁 1 杯，日分 2 次温服，

3. 疫毒痢疾

刘某某，男，20 岁，学生，1968 年 9 月 22 日初诊。

身热痢下赤白，里急后重，一日 30 多次，在某医院已查出阿米巴原虫，治疗 5 日不效，准备赴济南治疗，同乡李某，邀余诊治，病已 7 日，精神疲倦，不欲饮食，大腹胀大，按之痛甚，里急后重，甚则下痢红白点滴，身热，体温 38.8℃，脉沉细数，舌质偏红，舌苔薄黄而腻，度其证候，属《类证治裁》中所谓“症由胃腑湿蒸热壅，致气血凝结……化脓血下注，或痢下赤白”之症。急以清热，解毒，通腑，方用黄芩汤加味。

处方：黄芩 15g，白芍 24g，甘草 9g，槟榔 24g，炒枳壳 24g，炒莱菔子 30g。

另，鸦胆子 30 粒，打破取仁，以桂圆肉分裹 2 包。

上 6 味，以水 5 杯，急煮取汁 1 杯，药滓再煮取汁 1 杯。晚服 1 杯，送服鸦胆子 1 包；余 1 杯明日早晨空腹温服，送服鸦胆子 1 包。

二诊：9 月 23 日。上药以清热、杀虫、解毒、通腑，服药 2 小时后，腹部漉漉作响，疼痛不减，夜半后，大便泻下 2

次，每次约半便盆，腥臭已极，其色灰褐稠粘，至天明，腹痛减轻，又进第二服，大便泻下减少，而下坠减轻。周身微微汗出，腹胀大减，体温36.7℃，脉来仍沉细数，精神更加萎靡，虑其体弱，不任其攻伐，方以黄芩汤合陈世铎治痢通治法斟酌调之。

处方：黄芩15g，白芍30g，当归24g，甘草12g，槟榔9g，炒枳壳12g，炒莱菔子18g，车前子30g（布包）。

上8味，以水5杯，煮取1杯，药滓再煮，取汁1杯，日分2次温服。嘱食糜粥，忌食鱼肉、粘腻之品。鸦胆子仍按上法，每包10粒，每服1包。

三、四诊：10月4日来诊。上药服2剂，大便通畅，小便增多，腹痛大减，腹胀已减；四诊时脉来较前有力，精神渐渐好转，饮食略进，取大便仍送某医院化验室，未找到阿米巴原虫，停服鸦胆子。

处方：黄芩9g，白芍15g，当归15g，甘草9g。

上4味，以水2杯，煮取1杯，药滓再煮，取汁1杯，日分2次温服。

7日后，病愈。

4. 挟热下痢

于某某，男，11岁，学生，1972年9月14日初诊。

体质素虚，夏暑以来，常以瓜果梨枣塞其腹而短其食。月前曾患泄泻，服土霉素等药得效，近四五天来，病又复作，服土霉素已不显效。刻下症见身热头痛，下痢赤白，白多赤少，腹痛腹胀，里急后重，日夜20余次，小便短少，形神倦怠，不欲饮食，脉象弦滑而数，舌苔白腻，中后显黄。

湿热郁滞于胃肠，和降失司，气血不和，变化而为痢疾，便下赤白，湿热郁闭于内，内外不相维系，最易夹感而头痛，治以清热解毒，化湿导滞，佐以解表。

处方：黄芩9g，白芍12g，甘草9g，葛根9g，金银花

9g，桑叶12g。

上6味，水煮2遍，取汁2碗，日分3次温服。忌食鱼肉、粘滑之品。

二诊：8月17日。身热头痛均除，腹痛腹胀十去其七，里急后重减而未瘳。药已中病，仍守原方去桑叶。

煎煮，服药，禁忌等方法同上。

三诊：8月21日。继进3剂，腹痛腹胀、里急后重均除，而大便次数仍多，小便短少，脉弦滑而乏力，舌苔已退大半，饮食渐进。度其病情：素虚之体，不任其连续泻下，否则又易伤阴多变，再以化湿利尿之品调之。

处方：黄芩6g，白芍6g，黄连6g，云茯苓15g，甘草6g，车前子20g（布包）。

上6味，水煮2遍，取汁2碗，日分2次温服，忌食鱼肉、粘滑之品。

四诊：8月24日，服药3剂，小便清长，大便日行一二次，脉来较前有力。

处方：黄芩6g，甘草6g，当归6g，云茯苓9g，白芍6g，太子参9g。

上6味，水煮2遍，取汁2碗，日分2次温服，忌食鱼肉、粘滑之品。

5. 休息痢

董某某，女，44岁，干部，1985年8月19日初诊。

每逢夏秋之交，辄发痢疾，迄今已4年。宿疾复发，再服呋喃唑酮（痢特灵）、小檗碱（黄连素）等药已无效果，追询其病，4年前，患痢疾，服呋喃唑酮（痢特灵）显效，兹后经常小腹不适，饮食稍不加意，则腹痛、腹胀、腹泻，恃其体壮亦未介意，今痢下赤白已六天，日重一日，腹痛，里急后重，形体憔悴，精神疲惫，口干，口苦而不欲食，舌红，苔黄腻，脉弦数。

辨证治疗：古人治痢无补法，此证当初即犯“兜涩太早”之戒，湿邪羁留肠中，缠绵不已，以致届时反复发作，遥遥无望痊期，今若不荡尽宿积根蒂，来年痢必复作。拟白头翁汤合《石室秘录》治痢通治法化裁。

处方：白头翁 15g，秦皮 15g，黄连 6g，白芍 30g，当归 20g，槟榔 20g，炒莱菔子 30g，木香 6g，焦山楂 30g，炒黄芩 9g，甘草 6g，车前子 40g（布包）。

上 12 味，以水 4 碗，煮取 1 碗，药滓再煮，取汁 1 碗，日分 2 次温服，忌食鱼肉、粘腻之品。

二诊：9 月 22 日。上药服 3 剂，腹鸣漉漉，泻下秽浊腥臭之物甚多，几至于脱，继服 2 剂，泻下反而减少，而小便增多，里急后重，减轻大半，腹痛亦差。脉来不若前甚，舌红略轻，苔亦渐薄。上药既已显效。仍守前方化裁续进。

处方：白头翁 10g，白芍 30g，黄连 6g，当归 30g，槟榔 20g，炒莱菔子 20g，木香 6g，焦山楂 30g，炒黄芩 9g，甘草 6g，车前子 40g（布包）。

上 11 味，以水 3 碗，煮取 1 碗，药滓再煮，取汁 1 碗，日分 2 次温服，禁忌同上。

三、四诊：9 月 28 日，上药服 3 剂后，又泻下秽浊腥臭之物 3 次，腹痛、腹胀、里急后重均除。上方去白头翁、秦皮、槟榔，继进 3 剂而诸症若失，食欲增强，嘱糜粥自养。

后七八天，体质逐渐增强，1986 年 11 月 20 日，其夫出差来德州，告其痢疾未发。

6. 休息痢

范某某，男，60 岁，工人，1978 年 9 月 2 日初诊。

罹痢五六年，每年 8～9 月间即犯此病，里急后重腹痛，每日 10 余次。天天服黄连素，7～8 天则止。今年已半月不愈，特请中医诊治。目前：痢下赤白，里急后重，腹痛拒按，肛门灼热，小便短赤，精神疲倦，口干，口苦，不欲饮食，脉弦数，舌质偏红，苔薄黄。

辨证治疗：休息痢的特点就是每年届期辄发，这都是用涩补药或用过寒苦之药留下的病根，前贤有云："兜涩太早"之故。中医治疗该病是用通因通用法，泻尽痢之根，可以永久不再发病。一旦治之不已，早用止涩药，使病毒滞于肠间，当时看来好了，日后还会有腹痛、腹胀、绵绵不已的后遗症状不断发作，今若不祛除宿积根蒂，来年还会重病。患者听了，诺诺。

处方：当归 30g，白芍 50g，焦山楂 30g，槟榔 20g，炒莱菔子 20g，木香 6g，黄芩 15g，甘草 10g。

上药以水 3 杯，煮取 1 杯，药滓再煮，取汁 1 杯，日分 2 次温服。忌食鱼、肉、腥臭之品。

二诊：上方连服 4 剂，1、2 剂服后，肠鸣如雷，泻下腥臭秽物数次，接服 3、4 剂，泻下逐渐减少，里急后重除，腹亦不痛，上药既显效力，仍守上方加减。

处方：当归 20g，白芍 20g，焦山楂 20g，炒莱菔子 20g，黄芩 10g，泽泻 20g，甘草 10g，车前子 30g（布包入煮）。

上药以水 3 杯，煮取 1 杯，药滓再煮，取汁 1 杯，日分 2 次温服。

三诊：连服上方 6 剂，小便增多，泻下减少十分之七，腹部柔软，按之不痛，饮食转佳。再书以小方善后。

处方：当归 10g，白芍 10g，条芩 6g，焦山楂 10g，甘草 10g，云茯苓 15g，陈皮 10g，枳壳 10g，炒麦芽 10g，神曲 10g。

上方水煮，取汁 1 大杯，日分 2 次温服。

胁　痛

1. 胁痛（慢性胆囊炎）

胡某某，男，64 岁，工人，1982 年 7 月 12 日初诊。

罹胆囊炎迄今月余，初由肝气不舒引起，曾经注射青霉素、链霉素及中草药治疗，其病时好时歹，未能根除。目前症见心下作痛，右胁近心窝处痛重，按之心下痞胀。经常呕吐苦水，绿如菜汁，腹胀满，不欲食，心中烦，悸动不安，夜寐多梦，易于惊醒，喜静恶躁，胸闷气短，精神萎靡，四肢倦怠，脉细弦，舌质偏红，苔黄腻，拟以大柴胡汤加味。

处方：柴胡 10g，白芍 20g，半夏 20g，黄芩 10g，炒枳实 10g，炒大黄 6g，川楝子 10g，郁金 10g，代赭石 20g，酸枣仁 20g，生姜 7 片。

上 11 味，以水 3 碗，煮取 1 碗，药滓再煮，取汁 1 碗，日分 3 次温服。

二诊：7 月 15 日。上方服 3 剂，3 日来，泻下粘稠秽浊之便 4 次，腥臭难闻。目前症见上腹部作痛已十去其三，痞硬亦减，呕吐未作，他症尚未起色，脉仍细弦。上方既显小效，虑其方亦对症，不过病重药轻而已。仍步上方，加重剂量，冀望药到病却。

处方：柴胡 10g，白芍 20g，半夏 20g，黄芩 10g，炒枳实 25g，生大黄 12g（后下），川楝子 15g，郁金 20g，代赭石 20g，鲜姜 10 片。

上 10 味，以水 3 碗，煮取 1 碗，药滓再煮，取汁 1 碗，日分 2 次温服。

三诊：7 月 18 日。上方连服 3 剂，腹鸣，泄泻七八次，大便仍有腥味，腹已不痛，按之柔软，夜寐转安，精神振作，食欲增加，进食觉有香味，舌苔退化大半，脉亦较前有力。

处方：柴胡 6g，白芍 10g，甘草 10g，云苓 15g，当归 6g，薄荷 6g，白术 10g，生姜 10g，酸枣仁 30g。

上 9 味，水煎 2 遍，取汁 2 碗，今晚明早分温服之。患者按此方出入，又连服 7 剂，病愈。

2. 胁痛（慢性胆囊炎）

周某某，女，55岁，干部，1989年11月6日初诊。

诊毕，余详述其病情及治疗方法，提到服中药，患者说："患胆囊炎已数年，当初服过中药，一服即吐，以后最怕服中药了，就连中药丸也不能服，只能服西药片或打针，迁延数年，其病始终未得根除，每月发作一二次，上腹痛，经常心烦，夜寐不安，甚则呕吐苦水，绿如菜汁……"亲属劝之，无奈，只好答应服几剂中药看看。

处方：柴胡10g，白芍20g，炒枳实20g，黄芩10g，半夏20g，大黄6g（后下），川楝子20g，胡黄连12g，吴茱萸3g，生姜15片。

嘱以水3碗，煮取1碗，药滓再煮，取汁1碗，2碗药汁合和再煎，取汁1碗半，日分3次温服。并嘱药虽苦，每次服药时，先服一口，以适应胃气，待5～10分钟再将余药服下。连服5剂，患者胸脘胀满显减大半，上腹偏右按之亦不太痛，心烦亦止，夜寐也较前好转。11月12日，便亲自找上门来，说："这次服药效果不错。"接着又问服几天能好？余答之："少者半月，多者三个星期，便可治愈。"患者诺诺，又按原方加酸枣仁30g，煎煮方法、服药方法同前。5天后，来告病已痊愈，精神饮食均恢复正常，要求再服几剂，以求巩固。余诊其脉象、气色均正常，遂嘱怡情自遣，慎起居，不复与药，又数月，病已不发。

3. 胁痛（胆管结石）

王某某，男，42岁，工人，1989年6月21日初诊。

患者乃一酒客，体丰个高，好食羊肉串、炸鸡腿等，春初患胃脘痞胀作痛，因其痛轻，未加介意，近7日来胃痛不止，并右胁下作痛难忍。经医院B超诊断为胆管结石，打针输液五日，痛不止。转中医治疗。目前：胃脘胀痛，拒按，右胁下按之痛甚，脉象弦数有力，舌质红，舌苔黄腻。

辨证治疗：酒客湿热郁滞久矣，所谓"酒气先入肝胆"。

郁积愈久，气机愈滞，以致胆胃同病，治当疏通肝胆，更佐降和胃气为治。

处方：胡黄连 10g，吴茱萸 5g，金钱草 30g，茵陈 30g，青皮 15g，陈皮 30g，半夏 30g，郁金 25g，醋香附 25g，胆南星 10g，生地炭 30g，川楝子 25g，醋炙五灵脂 10g，龙胆草 6g，炒大黄炭 10g，鸡内金 20g，槟榔 15g，甘草 15g，炒麦芽 10g。

上药以水 4 杯，文火煮取 1 杯半，药滓再煮，取汁 1 杯半，日分 3 次温服。

二诊：上方服 2 剂，大腹漉漉如雷鸣，继则大腑通畅，排出大便腥臭难闻，脘胁痛减，按之尚痛，继与原方续进。

三诊：接服 3、4 剂后，大腹仍漉漉有声，日便 2～3 次，再按脘胁有小痛，大腹松软，身感疲倦，脉来不若前甚，舌红差，苔减大半。上方既见效机，又防诛伐太过，原方减量服之。

处方：胡黄连 6g，黄连 6g，吴茱萸 3g，郁金 10g，生地炭 15g，陈皮 15g，半夏 15g，云苓 15g，酸枣仁 30g，甘草 10g，车前子 30g（包）。

上药水煮 2 遍，取汁 2 杯，日分 2 次温服。

四诊：右胁下按之亦无痛感，惟胃气尚差，多食则不消，脉来冲和，经 B 超诊断，肝胆未见异常，未见结石。略书和中饮方调之。

4. 寒饮胁痛

周某某，男，40 岁，1973 年 9 月 10 日初诊。

患者职业为铁匠，工作不避寒暑，寒秋仍袒胸赤臂打铁不止，汗出浃背，不时感寒，患左胁下痛，西医诊断为肋间神经痛，吃药打针半月，其痛不止而转甚，感风寒则痛重，近温暖则痛减，有时饮点酒则痛更减。患者饮食、睡眠正常，脉弦，舌质淡白，少苔。

辨证治疗：铁匠打铁，袒胸赤臂是经常之事，不避寒暑，风邪直入血络，伏而不出，滞之而为之疼痛，西药无通经活络之药，又不明中医之经络学说，所以治之无效。此病无咳嗽又无胁下痛而引缺盆，当与悬引有别。中医认为，胁乃肝胆经络之域，治当于经络之中求其原，于风寒之中求其治标，病已在络，气血为之痹阻不通，不通则痛，其治法不宜缓，药不宜静，散风寒以通痹，祛湿饮以通络。一鼓作气，不可停辍。

处方：柴胡 20g，姜黄 10g，白芥子 6g，桂枝 10g，当归 10g，川芎 10g，木香 10g，香附 15g，防风 10g，陈皮 15g，半夏 10g，赤芍 10g，红花 6g。

上药以水 5 大杯，煮取 2 杯，药滓再煮，取汁 1 杯，日分 3 次温服。并嘱患者，每服药后，辄取被角覆盖于左肋下以使微微汗出为佳。

二诊：上药连服 3 剂，左肋下疼痛减轻大半，精神振作，饮食正常。病情虽减，减而未辍，药不宜轻，直捣络窠，待邪却络静，可无虞也。

处方：柴胡 20g，姜黄 10g，白芥子 3g，桂枝 10g，当归 10g，川芎 10g，香附 25g，防风 10g，陈皮 10g，半夏 10g，赤芍 10g，红花 6g，丝瓜络 10g，甘草 10g。

上药以水 3 杯，煮取 1 杯，药滓再煮，取汁 1 杯，日分 2 次温服，每服药时，药中加黄酒 30g 为引。将息之法同上。

三诊：上药又连服 3 剂，胁痛止。脉与舌象均正常，略书小方以养其血，活其络。

处方：当归 6g，川芎 6g，红花 6g，丝瓜络 10g，赤芍 10g，甘草 6g，大生地 15g。

5. 络热胁痛（肋间神经痛）

王某某，男，45 岁，1965 年 5 月 15 日初诊。

肝气怫郁，久久不得伸展，串两胁下作痛，有时热痛不已，某医院诊断为肋间神经痛，打针不效，医又与中药，方用柴胡疏肝散，服2剂，疗效平平，又换一方为逍遥散，病仍平平不愈，始转来门诊。目前：脉弦滑而有力，舌质偏红，苔淡黄，其人善怒，每每饮酒解忧，以致病不减而病进，并口苦咽干，心中烦热，二便亦热滞不畅。

辨证治疗：患者胁痛，实属肝火实盛，郁发其络而胁痛，火盛鸱张于脏腑，通调失司。前医先与柴胡疏肝汤，本应取效，而失之于守方，又失之于化裁用之，对于这个问题，一般来讲，都是西学中的大夫浅尝辄止之故。今仍用柴胡疏肝汤加味调之，冀望应手。

处方：柴胡15g，陈皮10g，白芍30g，川芎6g，枳实20g，醋制香附15g，郁金15g，黄芩15g，大黄10g，胡黄连10g，丹皮10g，栀子10g，瓜蒌30g，鸡内金15g，红花6g，丝瓜络10g，甘草6g。

上药以水4大杯，煮取1大杯，药滓再煮，取汁1大杯，日分2次温服。忌酒、肉。

二诊：上药连服3剂，大腑通畅，小便由深黄变为浅黄，两胁作痛亦减轻大半。由此可见，前法时可遵守，惟在扩充得宜，继用上方化裁续进。

处方：柴胡15g，白芍30g，川芎6g，枳实20g，醋制香附20g，郁金20g，黄芩15g，胡黄连15g，丹皮10g，栀子10g，鸡内金10g，红花6g，丝瓜络10g，甘草6g，生地黄20g，麦冬20g，川楝子20g。

上药以水3大杯，煮取1杯，药滓再煮，取汁1杯，日分2次温服。忌酒、肉。

三诊：上方再进3剂，两胁痛热均止，脏气通调，患者精神振作，饮食增加，口苦已愈，有时尚感咽干，睡意尚差，方更为一贯煎加减善后。

处方：沙参15g，麦冬15g，生地黄15g，白芍20g，黄芩10g，川楝子10g，甘草10g，生酸枣仁30g，肥玉竹10g。

上药以水3杯，煮取1杯，药滓再煮，取汁半杯，晚睡服1杯，翌晨服半杯。

按：此病之治，云守方柴胡疏肝汤，而加味之药大大超过本方，似乎喧宾夺主，然而方药之加再多，仍守柴胡疏肝汤疏肝解郁之旨，又有何喧宾夺主之意呢。

浮　肿

1. 浮肿（急性肾炎）

黄某某，女，16岁，学生，1985年7月22日初诊。

体质素虚，患感冒未已，继而周身浮肿，经某某医院诊断为急性肾炎，治疗半月，其病时好时歹，不能痊愈，转来求诊，目前症见周身浮肿，以面部及跗踝部尤甚。化验小便：蛋白（++），红白细胞少许，面色苍白，精神不振，伴头晕，背冷，食欲不振，脉象细数，舌质胖大，白嫩不华，苔薄白。

病由感冒引起，虽经多日治疗，而外感证候未已，背冷，脉细数为其特征，治以温阳、解表、利水，方用五苓散加味。

处方：桂枝12g，茯苓25g，猪苓25g，炒白术20g，泽泻20g，麻黄6g，当归10g。

上7味以水5杯，微火煮取2杯半，药滓再煮，取汁1杯半，日分3～5次温服，每次服药后，半小时许，饮稀粥一碗，以助药力，俾身得微微汗出为宜，避风寒，忌冷饮。

二诊：7月28日。患者以法服药，每服药或喝稀粥后周身微微汗出，感觉温煦舒适，小便增多，服3剂后，肿势消退大半，患儿家长又按原方以法迭进3剂而肿势尽退。目前精神振作，面色已转红润，饮食馨香，头晕、背冷均除，脉来已趋和缓，惟感腰膝软弱乏力。此乃邪却而正气欠复。斟酌上方，去麻黄加大熟地30g，以大补精血。

患儿连续服此药半月，一切症状消失，化验小便：尿蛋白（—），红白细胞均（—），嘱其定期复查，以防反复。

2. 浮肿

顾某某，女，28岁，市民，1968年11月10日初诊。

产后将近1个月，失于调养，动则汗出，3天前室外活动受风，身汗止，2天来反而身觉微热，面目浮虚，胃冷，倦卧乏力，口渴，不欲饮食。服发散药将息失宜，而致周身浮肿，小便少，精神倦怠。脉浮数，按之无力，舌淡苔白薄。《伤寒论》谓："若脉浮，小便不利，微热消渴者，五苓散主之。""发汗已，脉浮数，烦渴者，五苓散主之。"此产后失养，迭复外感，以致营卫不和，三焦气化不利，体质已虚，不任发汗可知，拟五苓散法。

处方：猪苓（去粗皮）60g，茯苓60g，白术60g，泽泻60g，桂枝30g，当归15g。

上6味，轧为细末，分作九包，每以稀米汤一碗，趁热冲服1包，日3次，以身得微汗出为度。

二诊：11月11日。昨日按法服药，每服药后则通身温煦汗出，小便通畅，面目及周身浮肿显消，余药按前法续服。

三诊：11月16日。身肿尽除，脉和，纳谷馨香，同时乳汁已多于往日。

3. 咳喘浮肿

程某某，女，45岁，1985年4月7日初诊。

肺气肿3年，近年夹感，周身浮肿，下肢尤甚，按之没指，咳嗽喘促，吐白痰，心下筑筑，痞胀不欲食，小便不利，大便稀薄，发热不渴，精神倦怠，脉浮滑，舌淡苔白。法宜宣肺平喘，散热，利水。无奈患者经年服药，闻药而有恶心欲呕之感，厌恶再服汤药，今拟五苓合小青龙法。

处方：苍白术各50g，泽泻40g，猪苓40g，桂枝40g，云苓100g，甘草30g，干姜30g，麻黄30g，细辛90g，半夏40g，五味子30g，白芍30g，当归60g。

上药共轧细末，分作45包。每次服1包，日3服。白米汤温服。

治疗经过：药进3日，外感病解，浮肿渐消，咳喘亦减，10日后，浮肿基本消退，傍晚尚有跗肿，咳喘渐平，吐痰量少，心下痞胀显宽，食有香味，药服尽剂，浮肿悉退。肺气肿之咳喘已十去其七。

4. 浮肿（水湿泛滥）

周某某，男，69岁，教师，2001年7月26日初诊。

前有糖尿病史10余年，肾气早衰，经常面浮跗肿，刻下全身浮肿，按之没指，下肢尤甚，腰背痛楚，但欲卧，不欲饮食，小腹寒冷，阴囊水肿如茄，精神疲倦，面色苍老，有时咳喘，大便溏薄，脉沉细无力，舌质淡白，苔薄。

辨证治疗：命门之火式微，无力温化脾阳，脾土愈虚又无力制水，以致水气泛滥，形成肿胀。水气上凌于肺而咳喘。小腹寒冷，阴囊肿大，面浮便溏等症无一不属肾脾本衰，三焦壅滞，决渎无权也。治当益火之源，急以利水消肿，若再迁延数日则殆也，方拟疏瀹肾气汤。

熟地黄30g，山萸肉25g，炒山药20g，泽泻30g，云茯苓30g，杏仁5g，麻黄10g，炮附子10g，甘草10g，车前子80g（包煮）。

上药以水4杯，煮取1杯半，药滓再煮，取汁1杯半，日分3次温服。

二诊：7月28日。药进2剂，小便比前日溲多，肿势依然，脉仍沉细无力，仍步上方继进，以宣肺，温肾，利水。

熟地黄30g，山萸肉25g，炒山药20g，泽泻40g，云茯苓40g，杏仁5g，麻黄10g，炮附子15g，桂枝尖10g，甘草10g，车前子100g（包煮）。

上药以水4杯，文火久煮，取汁1杯半，药滓再煮，取汁1杯半，日分3次温服。

三诊：7月31日。上药频服3剂，小便增多，全身肿胀消退近半，咳喘已平。阳气有来复之渐，阴气有克化之望也，再以原方续进。

熟地黄 30g，山萸肉 25g，炒山药 25g，泽泻 40g，云茯苓 40g，杏仁 12g，麻黄 10g，炮附子 15g，桂枝尖 10g，丹皮 10g，甘草 10g，车前子 100g（包煮）。

上药煮药方法同上，服药方法亦同上。

四诊～六诊：8 月 10 日，上方断续服药 6 剂，肿胀已消退大半，可以下地慢步，饮食渐进，精神转旺，脉来不若前甚。阳气有鼓荡之力，浊阴已无泛滥之机，仍守上方再进，病却指日可待。

熟地黄 30g，山萸肉 25g，炒山药 25g，泽泻 30g，云茯苓 30g，麻黄 6g，炮附子 10g，桂枝尖 6g，丹皮 6g，甘草 10g，陈皮 15g，车前子 80g（包煮）。

上药以水 3 杯，煮取 1 杯，药滓再煮，取汁 1 杯，日分 2 次温服。

七诊：8 月 15 日，上方迭服 6 剂，浮肿尽退，食欲倍增，腰背疼楚已减大半，惟阴囊部尚有轻微肿意，小便清长，大便尚稀，脉来尚未充盈，重按无力，谅其脾肾久虚之躯，当缓缓图之。

熟地黄 25g，山萸肉 25g，炒山药 25g，泽泻 25g，云茯苓 25g，炮附子 10g，菟丝子 25g，陈皮 15g，甘草 10g，当归 6g，土炒白术 15g，带壳砂仁 6g，台参 10g。

八诊：8 月 25 日。上方再进 6 剂，腰痛止，囊肿消，脉来尚弱，精神振作，大便调。予上方小其制剂，隔日服药 1 剂，并嘱：避寒适温，节制饮食，怡情自遣可也。

5. 水肿（水湿泛滥）

梁某某，男，55 岁，职工，1963 年 8 月 19 日初诊。

患者于 1960 年有过营养不良水肿，后经治疗得愈。近月以来，经常跗肿，至今已周身浮肿，下肢为甚，腰腹寒凉，阴囊肿大，面浮苍老，精神萎靡，有时咳喘气短，食欲不振，大便稀溏，脉沉无力，舌淡苔白，胖大。

辨证治疗：综观全局，肾之阳气将已告匮，脾气日虚无能运化水湿，水气泛滥，形成水肿。水气泛于肺而咳喘，整个三焦阳虚，以失决渎之权司。治疗急当益火之源，利水消肿，不可须臾缓待。方用济生肾气汤法。

熟地黄 30g，炒山药 20g，泽泻 30g，山萸肉 24g，云茯苓 24g，炮附子 9g，生麻黄 9g，杏仁 15g，甘草 12g，车前子 60g（布包入煮）。

上药以水 4 大碗，水煮取汁 1 碗半，药滓再煮，取汁 1 碗半，日分 3 次温服。

二诊：上方连服 3 剂，肿势不消，脉仍沉细无力。余再三思之，急加大益火之源之药，观其所以。

上方加大附子为 18g，麻黄 12g，茯苓 49g，车前子 90g，桂枝 15g。煮服方法同上。

三诊、四诊：服药 3 剂后，小水通利，浮肿显消，咳喘减轻，四诊仍守上方继服。

五诊：连服上方 6 剂，全身浮肿消退大半，综而观之，肾火发动，决渎有权，阳气有来复之渐，阴气在克化之中，病势虽缓，仍在险途，治疗不可呆缓。

熟地黄 30g，山萸肉 24g，丹皮 6g，泽泻 30g，云苓 30g，附子 15g，麻黄 12g，杏仁 15g，甘草 9g，桂枝 12g，蝉蜕 12g，山药 24g，车前子 60g（布包入煮）。

上药以水 3 碗，煮取 1 碗，药滓再煮，取汁 1 碗，日分 2 次温服。

六诊：上方连服 6 剂，水肿消退十分之八，精神振作，可以下地步行，阳气鼓动渐旺，浊阴泛滥无机，仍守原方出入。

熟地黄 30g，山萸肉 24g，泽泻 24g，云茯苓 24g，附子 12g，麻黄 9g，杏仁 15g，甘草 9g，桂枝 12g，蝉蜕 12g，山药24g，白术9g，党参9g，车前子60g（布包人煮）。

上药以水3碗，煮取1碗，药滓再煮，取汁1碗，日分3次温服。

七诊：连服上方6剂，浮肿消退，咳喘平，饮食增加，精神振作，活动正常。惟跗部按之，尚有肿意，脉象不若前甚，但尚按之无力，谅其脾肾久虚之人，当补之以缓，所谓王道无近功也。

熟地黄20g，山萸肉15g，白术15g，党参12g，薏苡仁24g，茯苓15g，泽泻15g，附子6g，杏仁9g，桂枝9g，甘草6g，当归6g。

上药水煮2遍，取汁1碗半，晚服1杯，早服半杯。连服10剂，如无他症，不必复诊。

肾输尿管结石

1. 肾结石

刘某，男，23岁，经理，1993年7月12日初诊。

右肾结石2块，均0.3～0.4cm，经常腰痛，懒于动转，迄今已3个月余，经多方治疗无效。

目前腰痛乏力，精神萎顿，面色苍老，食欲减退，少腹有时胀满，小便黄赤，脉来沉细数，舌质略红，少苔，谅由操劳过度，饮食不节，肾失气化，气阴不及以致此病之作，治以育阴益气，调补肾脏以利气化，清湿热于州都。

熟地黄20g，山萸肉20g，龟甲20g，炒穿山甲10g，冬葵子30g，云茯苓20g，泽泻20g，牡蛎20g，石斛20g，瞿麦15g，金钱草20g，甘草10g。

上药以水3杯，煮取1杯，药滓再煮，取汁1杯，日分2次温服。

二诊：7月18日，上药连服6剂，腰痛好转，精神渐复，饮食较前增加，他症尚无起色。

熟地黄20g，山萸肉20g，龟甲20g，杜仲15g，桑寄生20g，川续断20g，菟丝子15g，炒穿山甲10g，冬葵子30g，云茯苓20g，泽泻20g，金钱草30g，甘草10g。

上药以水3杯，煮取1杯，药滓再煮，取汁1杯，日分2次温服。

三诊：7月21日。上药续服3剂，腰痛甚微，腹满亦瘥，患者以为石出，去某医院检查，发现肾中之石移至输尿管中段。脉来不若前甚。上方重佐桑、杜、菟丝、川断，肾气渐转充盈，再守上方踵步。

熟地黄20g，山萸肉20g，龟甲20g，杜仲15g，桑寄生20g，冬葵子30g，云茯苓20g，泽泻25g，炒穿山甲10g，瞿麦20g，滑石15g，金钱草30g，甘草10g。

上药水煮2遍，取汁2杯，日分2次温服。

四诊：7月24日。上药继服3剂，结石排出，其色灰褐而硬，脉来较为冲和，重按无力，大病已去，真气渐复，治当顺而调之。

熟地黄15g，山萸肉15g，龟甲15g，山药15g，丹皮15g，泽泻15g，云茯苓15g，甘草10g，白茅根20g。

上药以水3杯，煮取1杯，药滓再煮，取汁1杯，日分2次温服。7剂，隔日服药1剂。

2. 输尿管结石

王某某，男，45岁，干部，1993年8月20日初诊。

经常腰痛，中西药杂投，其症时好时歹，未能全瘥。上月在某医院检查尿液，发现蛋白（+），白细胞（+），上皮细胞（+），医院按肾炎治疗半月无效。目前：腰痛，少腹痛，有时小便不畅，其色混浊，急送检验室检查，尿液同前。经B超检查，发现左输尿管上1/3处，有0.8～0.9cm钙化阴影，诊断为左输尿管结石，诊断既已明确，与冬葵排石汤治之。

冬葵子30g，熟地黄25g，炒穿山甲6g，石韦10g，萹蓄

10g，泽泻 20g，云茯苓 15g，金钱草 20g，杜仲 15g，川续断 20g，滑石 10g，琥珀 10g，甘草 10g，白果 10g。

上药以水 3 杯，煮取 1 杯，药滓再煮，取汁 1 杯，日分 2 次温服。

二诊：8 月 24 日。连服上药 3 剂，腰痛减轻，小便混浊略清，溲时仍有堵塞不畅之感，再步上方继续服之，加大剂量，冀以增液排石之力。

冬葵子 40g，炒穿山甲 10g，熟地黄 30g，石韦 20g，石斛 20g，泽泻 30g，云茯苓 30g，金钱草 30g，滑石 20g，川断 20g，山萸肉 20g，琥珀 10g，甘草 6g。

上药以水 5 杯，宽汤煮取 1 杯半，药滓再煮，取汁 1 杯半，日分 3 次频服。

三诊：8 月 28 日，上药服至第 3 剂，腰痛止，小便混浊虽清未净，今晨小溲时，发现茎中堵塞，努迫之尿出结石一块，堵塞畅通，尿液盈盆，盆中结石如黄豆粒大，褐色。顿觉精神畅快，而来告之，诊其脉尚弦数，舌质偏红，再拟养阴清热之药以复其阴。

生地黄 20g，山萸肉 20g，冬葵子 15g，泽泻 15g，云苓 15g，石斛 20g，龟甲 20g，白芍药 15g，麦冬 15g，生甘草 10g。

上药以水 3 杯，煮取 1 杯，药滓再煮，取汁 3 杯，日分 2 次温服。隔日服药 1 剂。予 5 剂。

痹　证

1. 寒湿痹痛证

杨某某，男，50 岁，农民，1968 年 11 月 6 日初诊。患双下肢作痛，行走困难 3 月，由受风湿引起，曾在当地医院检查为风湿病，经多方医治，中药西药吃的不少，迄今病不得愈，特来求治。刻下下肢痹痛，浮肿，寒冷，走步困难，每逢阴雨天气病重，重则麻木不仁，全身不适，脉象沉缓，舌淡苔白。

辨证治疗：本例患者，系属血虚。寒湿阻滞经腧，营卫之气不得流通，筋脉失却荣养所形成之寒湿痹证。治当温阳启痹，活血通经之法调之，方拟鸡血藤汤加味。

鸡血藤60g，当归30g，丹参30g，桃仁10g，红花10g，薏苡仁30g，豨莶草30g，威灵仙30g，牛膝20g，蜈蚣2条。

上药以水3杯，煮取1杯，药滓再煮，取汁1杯，日分2次温服。

另：生硫黄100g，研为细末，每服2g，日服3次（饭前服）。

二诊：上药连服3剂，下肢浮肿减轻，寒冷之感亦觉减轻，他症尚无起色，仍守上方出入续进。

鸡血藤60g，当归30g，丹参30g，红花10g，薏苡仁30g，豨莶草40g，威灵仙20g，牛膝30g，防己20g，防风10g，蜈蚣2条，独活6g。

上药以水4杯，煮取1杯半，药滓再煮，取汁1杯半，日分3次温服。

生硫黄末，服法同上。

三诊：续服上药6剂，浮肿消失，下肢亦感温暖舒适，可下地缓行。惟麻木不仁症不瘥，脉来较前有力，再守上方继进，望其应手为幸。

鸡血藤80g，当归30g，丹参30g，薏苡仁30g，红花10g，蜈蚣2条，黄芪20g，鹿角霜20g，甘草10g，牛膝30g。

上药以水3杯，煮取1杯，药滓再煮，取汁1杯，日分2次温服。生硫黄末照服，依前法。

四诊：上方连服半月，下肢麻木不仁感消失，走步基本正常，走2里地以外尚感劳累，为巩固疗效，拟以丸方，嘱回里疗养。

鸡血藤150g，当归100g，丹参100g，薏苡仁120g，蜈蚣

10条，黄芪100g，鹿角胶50g，牛膝100g，桑寄生60g，杜仲60g，威灵仙60g。

上药共为细末，炼蜜为丸，每丸9g，日服3次，每次1丸，白开水兑黄酒各半冲服。

2. 骨痹（腰椎骨质增生）

李某某，男，41岁，农民，1970年6月3日疏浚河道受寒湿，腰腿痛已2年余，一年比一年疼痛加重，几乎不能劳动，上月在石家庄某医院拍片，诊断为腰椎骨质增生，治疗半月无效，转来医治，目前：左下肢疼痛如锥刺，行走困难，腰部反而痛轻，下肢疼甚时，有麻木抽筋之感，怕冷，得温稍缓，精神萎顿，脉来沉缓无力，舌质淡白，少苔。

寒湿既久，浸渍肾之外府，以致骨质为之增生，阳气被阻，督脉之经气亦滞不通，治当温阳解凝，祛湿通络，活血止痛之法调之，拟鸡血藤汤加味调之。

鸡血藤60g，当归20g，丹参30g，桃仁10g，红花10g，狗脊20g，毛姜10g，川断20g，土鳖10g，鹿角胶10g（烊化）。

上9味，以水3杯，煮取1杯，药滓再煮，取汁1杯，2杯药汁合煎，烊化鹿角胶尽，分3次温服。

二诊：上药连服5剂，下肢疼痛减轻，麻木抽筋亦减轻，他症如故，再守上方继进。

鸡血藤60g，当归20g，丹参30g，桃仁10g，红花10g，狗脊20g，毛姜10g，川断20g，土鳖虫10g，白芥子6g，鹿角胶10g（烊化）。

上药，煮服方法同上，嘱注意腰腿不要着凉。

三诊：上方续服9剂，下肢畏冷消失，已显温和之象，痛如锥刺大减，可缓步行走，精神振作，脉来较前好转。上方已显效机，阳气有来复之渐，仍守上方序进。

鸡血藤80g，当归30g，丹参30g，桃仁10g，红花10g，毛姜 10g，川断 10g，土鳖虫 10g，白芥子 6g，鹿角胶 10g（烊化），川牛膝 15g，蜈蚣 2 条。

上药煮服及禁忌方法仍同上。

四诊：上方断续服药 15 剂，腰腿疼痛消失，活动自如，走步正常，精神饮食正常，可以参加劳动，逢阴天时，腰部只感到稍有下坠感，他无不适。为巩固疗效计，与大活络丹 3 盒，每晚服 1 丸，由开水兑黄酒各半冲服。

1970 年 9 月 20 日，患者家眷来诊头痛时告知其夫之证一直未再发作。

3. 骨痹案（腰椎骨质增生）

蔡某某，女，44 岁，农民，1983 年 4 月 13 日初诊。

患腰椎骨质增生已 2 年，腰痛，腿痛不断，服骨质增生药片、小活络丹、骨仙等药，维持治疗，也曾针灸、拔火罐等，不利，特来中医治疗。目前：步行趑趄，站立不稳，左腿跨直通外踝，发作时，形如锥刺，疼痛难忍，用暖水袋暖之疼减，脉沉弦，舌淡少苔。

辨证论治：病来既久，经气为之不濡，左腿大胯直通外踝，为阳跷之直阳之脉，王启玄指出："直阳之脉则太阳之脉，挟脊下行，贯臀至腘循臑过外踝之后，条直而行者，故曰：直阳之脉也，跷为阳跷所生，申脉穴也。"风寒湿之邪中于其经而痹痛，久则气血两虚，跷阳失养，而发屈伸不利，或麻木不仁，治当祛痹邪，益气血，温通阳跷之脉为法，宜鸡血藤汤加味调之。

鸡血藤 60g，丹参 30g，桃仁 10g，红花 10g，薏苡仁 30g，土鳖虫 10g，大蜈蚣 2 条，鹿角胶 10g（烊化），牛膝 15g，甘草 10g。

上药以水 3 杯，煮取 1 杯，药滓再煮，取汁 1 杯，日分 2 次温服。

治疗经过：上方连服 7 剂后，大跨直通外踝之直阳之脉感到疼减，站立已稳，效不更方，继续服药又12剂，步行可以，惟腰腿部尚感沉着，原方再加白术20g，又连服上药12剂，一切症状消失，嘱服大活络丹。

奔豚病

1. 奔豚气

吕某某，男，80岁，1988年4月20日初诊。

通经史子集，任教多年，善健谈，耄耋之年尤喜医学，为人治病，多有奇中，余甚慕其博雅。患感冒服复方阿司匹林，因发汗过多，几致于脱，后觉脐下悸惕不安，甚则有脐下之气如拳上撞之感，发则有恶心感，多在傍晚或夜间发作。自服香砂六君丸、金匮肾气丸，虽有效而病不除，前来商治。余诊其脉，虚软无力，观其舌，质淡苔白薄。余打开《金匮要略·奔豚气病脉证治》第八“发汗后，脐下悸者，欲作奔豚，茯苓桂枝甘草大枣汤主之”呈之。吕先生看后，拍案大声云：“大哉！仲景真乃中医之圣人也。”

处方：云茯苓40g，甘草10g，桂枝20g，大枣15枚。

吕老先生按规矩自做甘澜水五大碗，先煮茯苓，后纳诸药，服药亦宗仲景方法。药进1剂，病却大半，又续服2剂而病愈。一日特走来告之，云：“悔当年未志于医途，憾哉！”

2. 奔豚气

宋某某，男，40岁，工人，1968年1月3日初诊。

数日前患感冒，服发汗药，大发其汗，感冒虽解而身体反虚，时时有心悸怵惕不安之感。3天前黎明之前，突然发病，如惊厥状，不时一发，阖家惊惶，急送某医院急诊室抢救，医生诊断为神经官能症，治疗3天无效。本院刘某某邀余往诊。患者呈半昏迷状态，家人代述：“发病时有气从小腹上冲，气至胸部即惊叫一声，立即昏厥，四肢抽动，约5～10min，即慢慢好转，每发作1次，身即汗出，一日发作三四次。”诊得脉象弦滑，重按无力，舌淡苔薄白。余诊毕对刘某说：“此奔豚气病，不必惊慌，《伤寒论》指出：‘发汗后，其人脐下悸者，欲作奔豚……’，《金匮要略》指出：‘奔豚病从少腹起，上冲咽喉，发作欲死，复还止，皆从惊恐得之。’”先服一剂中药，观其所以，再商治法。

处方：云茯苓 12g，白术 12g，白芍 9g，桂枝 9g，甘草 6g，酸枣仁 24g，龙骨 30g，牡蛎 30g。

上 8 味，以水 3 碗，煮取 1 碗，药滓再煮，取汁 1 碗，日分 2 次温服。

患者服药 1 剂，只是轻微发作 1 次，又按原方服 1 剂，病未发作，刘来报告，感到非常惊讶，遂转来门诊。诊见：患者精神镇定，脉象亦不若前甚，饮食已觉馨香，惟感身虚畏冷，少腹为甚。余扪其身，体温尚差，按其少腹，良久不觉其温，此肾阳尚未尽复，亦因汗多，阳气式微故。仍守上方加附子 6g，令其先煮 30min 后纳诸药，煮 2 遍，取汁 2 碗，晚服 1 次，翌日 9 点钟续服 1 次。上药连服 2 剂，少腹得温，周身亦感温煦。遂以金匮肾气丸缓缓调治，并嘱其避风寒，慎饮食，怡情自遣。

3. 欲作奔豚

张某，女，44 岁，农民，1962 年 3 月 24 日初诊。

初感春温病，某医予大青龙汤一再发汗，患者体质遂虚，脊背畏冷，询之脐下有气，筑筑跳动，不时上冲，上冲时即感心慌意乱，一日发作二三次，面色苍白不华，四肢倦怠，脉象弦滑，舌淡胖大，舌苔薄白。根据《伤寒论》第 65 条：“发汗后，其人心下悸者，欲作奔豚，茯苓桂枝甘草大枣汤主之。”今宗之，书方于下。

处方：茯苓 30g，桂枝 9g，甘草 9g，大枣 15 枚。

方虽开出，又顾虑背冷一症，是否可加附子，通其督脉，回其肾阳，斟酌再三，犹豫不决，遂邀王汝琪老大夫会诊，王诊毕说："方症相符，可放胆应用，既有桂枝温通其阳，不必加附子，惟桂枝用量似属小些。"遂改桂枝24g。余正教以做甘澜水，突然望及岸下大运河千里之水，岂不谓甘澜水乎。故令患者之夫，提运河之水回家依法煮药，服药一剂病却大半，连服3剂，诸症痊愈。

4. 欲发奔豚

刘某某，男，46岁，农民，1975年10月29日初诊。

去岁患口眼㖞斜，余以鸡血藤方加味调理月余方正。七八天前，不慎展衣受风，夜间却发浑身疼痛，医以羌活胜湿汤加味，一再发汗淋漓，身痛解后，仍动辄汗出，时时恶风畏冷，前3日夜半后，脐下有气顺左少腹上冲心下，心悸不安，伴惊恐感。翌日白天发作1次，症状表现较轻，至夜半后，又发作1次，不得安寐。夜夜如此，家人以为邪祟病，特来求诊。脉象滑大，按之无力，舌质淡白，苔薄白稍腻。余让实习学生诊其脉，嘱说此非邪祟病。《伤寒论》65条所谓："发汗后，其人脐下悸者，欲作奔豚。"即指此症。病因发汗太峻，损伤心阳，以致水气上凌，白天气暖发作较轻，夜半阴气隆盛，故发作尤甚。治当辛甘淡渗，温阳利水。方用茯苓桂枝甘草大枣汤调之。

处方：云茯苓30g，桂枝15g，甘草10g，乐陵小枣20枚。

并教患者做甘澜水法，以甘澜水4大碗煮上药，取汁1大碗，药滓再煮，取汁1大碗，合和药汁浓煎之，日分3次温服。患者取药回家服3剂。11月4日来诊述其服药后，其病日轻一日，逐渐好转，夜半后亦不大发作，脉来亦较前有力。心阳有来复之机，阴翳何克不散，又予原方加熟附子6g，并嘱以甘澜水，先煮附子半小时，后纳诸药，服药方法等皆同上。予药3剂。嘱：若病瘥，但以饮食调养，忌寒凉，不复来诊矣。2个月后刘某来德办事，顺告3剂药后，病未再发，并致谢意云云。

臌　胀

1. 臌症

赵某某，女，50岁，针织工人，1991年7月21日诊。

肝炎夙疾，历20余年，维持治疗，一直情况尚好，3个月前，由于家事萦劳，再加精神拂郁不伸，初见面浮跗肿，心下痞胀不舒，肌肤逐渐色苍不华，继照肝炎治疗月余，病势转甚而来门诊。

目前：腹部膨胀，青筋横绊，扪之肝脏大如盘，肋下4指重按作痛，脾脏肋下3指，重按亦痛。B超示，肝脾肿大。症见中脘不适，不欲饮食，甚则食入则哕，全身浮肿，色暗黄，小便色黄，大便秘滞不畅，脉来弦数，舌质暗红，舌苔厚腻，色淡黄，根部苔厚罩灰。

按：肝病既久，湿热亦久羁不除，一旦肝脾疏泄与运化失司，水湿停聚，血络瘀滞，即形成臌胀，此危候也。若患者能食者，尚吉；既不能食，食之则哕，则更为危候。方拟缓急汤方加减，以疏肝运脾，活血化瘀，佐以行水之法调之。

处方：柴胡20g，赤白芍各20g，茵陈20g，鳖甲20g（先煮），当归10g，丹参30g，木香6g，郁金15g，桃仁10g，红花10g，云苓20g，大黄炭10g，焦山楂30g，车前子40g（布包）。

上16味，以水4大碗，煮取1大碗，药渣再煮，取汁1大碗，日分3次温服，忌食荤物。

二诊：7月26日：上药连服5剂，每服药后，腹中漉漉有声，虚恭甚多，大便通畅，小便亦多，腹部膨胀显消，面浮跗肿亦轻，惟饮食尚少，哕虽止，呃逆又作。呃逆作，显属胃气和降力差，仍宗上方重佐降胃之品，冀望机转。

处方：柴胡10g，赤白芍各20g，茵陈15g，鳖甲20g（先煮），丹参30g，木香10g，郁金20g，桃仁10g，红花10g，云苓20g，大黄炭10g，焦山楂30g，川楝子15g，川厚朴10g，生姜20g（切），竹茹10g，甘草10g，车前子30g（布包）。

上19味，照前煮法，取汁2碗，日分4次温服，仍忌食荤物。

三诊：8月2日，迭服上药，呃逆减而未瘥，腹部膨胀，十去其七，面浮跗肿已消大半，少量饮食，胃脘已舒，按之肝脾，疼痛减轻，舌苔已转薄腻，综观病势，此属佳象，守方再进，以冀克化。

处方：鳖甲25g，茵陈10g，白芍20g，丹参30g，木香10g，桃仁10g，红花10g，云苓30g，焦山楂30g，竹茹10g，当归10g，枳壳10g，甘草10g，车前子30g（布包），生姜10g（切）。

上15味，水煮2遍，取汁2杯，日分2次温服，忌食荤物。

四诊：8月20日，上方断续服药15剂又来就诊，面色已显红活，精神振作，有喜笑面容。询之，饮食逐渐增加，纳后舒适，二便均调，浮肿全消，腹部已转柔软，按之肝脏肋下一指半，脾脏按之不及，诊其脉弦长而软，舌苔已退，综观病性，已出险入夷，再嘱患者，当慎饮食起居，不可有恃无恐。又据《内经》所谓“大积大聚，衰其大半而止”之意，步上方法，减其量，缓缓调之。

处方：柴胡6g，鳖甲10g，白术10g，陈皮12g，云苓15g，枳壳10g，焦山楂10g，当归6g，半夏10g，麦芽10g，甘草10g，生姜三片。

上13味，水煮2遍，取汁2杯，日分2次温服，膈日服药1剂。

2. 单腹胀症

王某某，58岁，干部，1968年3月11日初诊，单腹胀大，形如抱瓮，病来2个月余，虽经各方治疗，其症时好时歹，不得全痊。询问之，素有饮酒史，过斤不醉，好食牛肉、羊肉、狗肉等。2个月前，因帐目混乱不清，恼怒不已，多食酒肉不消，腹部逐渐胀大，以致于此，腹诊：肝大，肋下3指，叩之其声如鼓，面色萎黄，精神萎顿，胸闷憋气，食后则腹胀难消，下肢微肿，小便色黄，大便初头干燥，脉弦细，有结脉出现，舌质紫暗，少苔。

酒客之人，湿热久郁于内，逢大怒则郁而化火，湿热鸱张，势不可遏而又遏之，以致脾主运化而不运，肝主疏泄而壅滞，气血紊乱，疏运无权，清浊相混，瘀阻于肝而形成之臌胀之症，治以疏肝理气，活血化瘀，佐以健脾利水之法调治。方以缓急汤合逍遥散，调胃承气汤意，复方化裁。

处方：茵陈24g，鳖甲24g（先煮），丹参30g，枳壳18g，槟榔24g，当归9g，云苓24g，白芍30g，薄荷6g，郁金24g，生大黄19g，芒硝6g，焦山楂30g，甘草9g，车前子30g（布包）。

上15味，水煮2遍，取汁2杯，日分2次温服。

治疗经过：上药进3剂，二便通，大便泻下腥臭秽物盈盂，难闻已极，二日泻下4次，汗出而几致于脱。嘱停药3天后，腹部已松软大半，上方去芒硝、槟榔。大黄炭减为6g继服，淡食调护。半月后（4月3日）诸症递减，食有馨味，脉来冲和，遂书方缓急汤合一贯煎方化裁断续服之，2个月后，告之病瘳。

淋浊（乳糜尿）

黄某某，男，60岁，2002年9月27日初诊。

尿如米泔样已半年余，腰脊酸痛，曾在某医院诊断为乳糜尿。尿常规检查，蛋白（＋＋＋），红细胞（＋＋），脓细胞

（+）。经用青霉素、链霉素等治疗数月，其病时好时歹，终未得痊。转来中医治疗。目前，小便混浊如米泔，积如膏糊，小便时尿道略有热感，腰脊痛楚，转侧不利，倦怠乏力，脉弦细，舌质淡红，舌苔白多黄少。

辨证治疗：脾肾气虚，湿热下注，固涩失职以致小便淋涩，清浊不清，尿如米泔。治以清利湿热，分清化浊。病来日久，湿热互滞尚盛，药不宜轻。可稍佐小补。

萆薢 30g，云茯苓 30g，黄柏 10g，水菖蒲 15g，莲子心 6g，山萸肉 20g，芡实米 20g，白果 20g，海螵蛸 20g，生龙骨 20g，生牡蛎 20g，生熟地黄各 20g，菟丝子 20g，白茅根 30g。

上药以水 4 杯，煮取 1 杯，药滓再煮，取汁 1 杯，日分 2 次温服，忌食粘滑腥臭之品。

二诊：上药连服 5 剂，尿液仍如米泔，惟腰脊痛楚较前好转，仍步上方继进。

萆薢 40g，云苓 30g，黄柏 10g，水菖蒲 15g，莲子心 6g，山萸肉 25g，芡实米 20g，白果 15g，海螵蛸 15g，生龙骨 20g，生牡蛎 30g，生地黄 20g，菟丝子 20g，白茅根 30g，滑石 10g，琥珀 6g（研为细末，每次随药冲下 2g）。

上药以水 3 杯，文火煮取 1 杯半，药滓再煮，取汁 1 杯半，日分 3 次，每次冲服琥珀末 2g。

三诊：连服上药 4 剂，小便混浊不若前甚，尿检：蛋白（++），红细胞（+）脉来较为冲和，舌正苔仍白腻。

萆薢 40g，云苓 20g，黄柏 8g，水菖蒲 15g，莲子肉 15g，芡实米 20g，白果 15g，海螵蛸 15g，生龙牡各 20g，白茅根 30g，滑石 10g，陈皮 20g。

另：琥珀 10g，血余炭 10g，研为细末，每服 2g，随药冲下。

上药以水 3 杯，文火煮取 1 杯，药滓再煮，取汁 1 杯，日分 2 次温服，冲服琥珀、血余炭粉 2g。

四诊：上方续进3剂，尿如米泔之症，减轻大半，小便热去，积如膏状之物已除，腰脊气力增强，惟胃纳尚差，仍守上方，重佐和降胃气之品。

萆薢30g，云苓25g，黄柏6g，莲子肉15g，芡实米20g，白果10g，陈皮20g，半夏20g，枳壳10g，炒薏苡仁10g，炙苍术6g，白茅根30g，生甘草6g。

上药以水3杯，煮取1杯，药滓再煮，取汁1杯，日分2次温服。

五诊：上药连服7剂，小便转清，尿检：蛋白（—），红细胞（—）。患者自觉症状完全消失，饮食馨香，脉来冲和舌正苔薄，再书一小方与之，如无他变，不复与诊。

云茯苓20g，陈皮20g，半夏20g，竹茹10g，枳壳10g，炒薏苡仁10g，莲子肉10g，炙苍术6g，白茅根20g，甘草10g。

上药煮服方法同上，隔日服药1剂。

白　浊

范某某，男，25岁，工人，1988年元月10日初诊。前患肺结核，治疗年余，病已，病已后，体质一直虚弱，工作劳累则汗出乏力，近半年来失恋，继则尿道不时有秽浊之物流出，色白如涕，甚则绵绵续出，精神逐渐减退，腰酸腿软，懒于动作，曾服多种抗生素无效。目前：精神萎靡不振，脉细软，舌淡苔薄。

辨证治疗：前患肺结核，体质一直未得康复，此肺气早虚于前，近来又影响脾肾虚弱，《百病通论》指出："肾藏天一，以悭为事，志意内治，则精全而涩，思想外淫，房室太甚，则淫泆不固，辄随溲溺而下，即为白浊。"肾主五液而失收摄脂液之权，脾虚而又失于运化精微之职，脂液下注而形成斯症。治以健脾肺而补肾，益气化浊。

处方：白术10g，黄芪10g，云茯苓20g，炒山药20g，芡实米20g，白果仁（打）15g，金樱子20g，菟丝子20g，泽泻15g，桑螵蛸20g，甘草10g，生龙牡各20g。

上药以水4杯，文火煮取1杯，药滓再煮，取汁1杯，日分2次温服。

二诊：上药连服5剂，腰脊酸痛好转。他症如前，惟感小便淋沥有作痛热之时，余再三思之，乃虚中尚有实候，寒中夹有热象，终属虚浮之火耳，仍守上方略佐清利，观其所以，再商治法。

处方：云茯苓20g，生山药20g，芡实米15g，泽泻15g，生龙牡各20g，知母5g，黄柏5g，肉桂1g，淡竹叶6g，淡滑石10g，车前子20g（布包）。

上药以水3杯，文火煮取1杯，药滓再煮，取汁1杯，日分2次温服。

三诊：上药迭进3剂，小便热痛之感消失，他症仍如故，再守原方扩充。

处方：白术10g，云茯苓30g，生山药20g，芡实米15g，白果仁10g，金樱子15g，泽泻10g，生龙牡各20g，桑螵蛸15g，菟丝子20g，净蝉蜕10g，黄柏5g，甘草10，车前子30g（布包）。

上药以水3杯，文火煮取1杯，药滓再煮，取汁1杯，日分3次温服。

四诊：迭服上方6剂，小便不时流出秽浊之物消失，精神振。上方既显效机，原意勿庸更改。

五诊：继服上方6剂，小便清长，腰系强壮，嘱服六味地黄丸以善后。

奇　案

1. 睑垂覆目

杨某，男，9岁，学生，1985年6月初诊。

一日早起，突然发现两睑下垂，不能扬起，仰头尚可见一线之光。询问一往无他病象，脉细数，舌质偏红，少津唇干。

辨证治疗：此症从唇干，舌红少津，脉细数四方认证为脾胃阴虚火盛，治以润脾，养胃阴，升发清阳为法。

处方：石斛20g，寸冬20g，生地黄20g，玄参10g，葛根20g，砂仁3g，升麻6g，生甘草6g。

上药以水2杯，煮取1杯，上午9点服药1次，下午再煮取汁1杯，3点服药1次，至黄昏，病愈。

2. 小儿大便如黄油

朱某，男，4岁，2000年7月2日初诊。

小儿大便如黄油，气味极臭，每半月发作1次，病发已1年余，服西药多种无效，输液打针，数月不愈。特来请中医治疗。目前：腹部柔软，压之亦无痛感，只见小便色黄。

处方：焦三仙各10g、大黄3g、瓜蒌15g。

上药以水3杯，煮取1杯，日分3次温服。

治疗经过：此药隔日服药1剂，至8月22日止，病愈。追问数月，其病未发。

肺　痈

例1：谢某某，男，58岁，农民，1980年5月26日初诊。

业农兼行商，初春患咳嗽，咳吐白痰，由于劳心经营迁延失治，近来，咳吐脓痰带血，气味腥臭，形体逐渐削瘦，午后心中烦热，不欲饮食，精神疲倦，面色苍老，脉象滑数，舌质红，苔白腐。

痰湿壅肺，久而化热，灼肺络破，而成肺痈，况咳吐痰血未久，幸甚。拟清肺解毒，排脓清络。方以千金苇茎汤加减。

处方：鲜苇茎100g（剪碎），冬瓜仁30g（杵破），桃仁10g（杵如泥），细生地30g，炙枇杷叶30g，丝瓜络15g，鱼腥草30g，金银花15g，浙贝母10g。

上9味，以水4大碗，煮2遍，取汁2碗，日分2次温服，忌食鱼虾腥味之品。

二诊：6月1日。上药连服6剂，心中烦热显退，精神好转，他症尚无起色，仍步原方加薏苡仁20g，炒枳壳20g。

煮服方法，禁忌方法同上。

三诊～五诊：6月12日。上药迭进9剂，饮食倍增，精神振作，咳吐脓血已减大半，舌苔白腐显退。

处方：鲜苇茎100g（剪碎），冬瓜仁30g（杵破），鱼腥草30g，丝瓜络20g，炒枳壳20g，炒薏苡仁20g，炙枇杷叶20g，陈皮20g，太子参10g，浙贝母10g，阿胶补浆30g（兑）。

上10味，以水4大碗，文火煮2遍，取汁2碗，兑阿胶补浆搅匀，日分2次温服。

六诊：6月18日。上方续服6剂，诸症相继而退，饮食亦觉馨香，为巩固疗效计，拟以调补气阴之方。

处方：杏仁10g，炙枇杷叶20g，鲜苇茎50g，鱼腥草20g，炒枳壳15g，云茯苓20g，陈皮15g，太子参10g，北沙参10g，阿胶补浆15g（兑冲）。

上9味以水4碗，文火煮2遍，取汁2碗，兑阿胶浆，日分2次温服。

例2：周某某，男，35岁，农民，1981年12月24日初诊。

平素饮酒无度，旬月前外出受风寒，咳嗽吐痰，头疼身痛，自服发汗药病好转。仍咳痰不已，来兹已近月。咳嗽痰味腥臭，夹有血丝血块，胸胁作痛，傍晚身热，心烦口渴，不欲纳谷，脉弦滑，舌绛苔白，中黄略燥。

辨证治疗：酒客夹感，湿热郁闭于肺，咳吐痰中夹血，痈已成矣，仿千金苇茎法。

处方：芦根60g，冬瓜仁30g（杵），桃仁6g（杵），鱼腥草30g，炙枇杷叶20g，净连翘20g，金银花20g，瓜蒌30g，生石膏30g，黄芩10g，败酱草20g，净蛤粉30g，细生地20g，麦冬20g，生甘草10g，枳壳10g。

上药以水3杯，煮取1杯半，药滓再煮，取汁1杯半，日分3次温服。忌食鱼虾腥臭之品。

二诊：上药连服7剂，胸胁作痛减轻，身热心烦口渴不若前甚，惟脓痰夹血不已，再步上方继进。

处方：芦根60g，冬瓜仁30g（杵），鱼腥草30g，炙枇杷叶20g，净连翘20g，金银花20g，瓜蒌20g，黄芩10g，细生地20g，麦冬20g，败酱草30g，净蛤粉30g，炒枳壳10g，白及10g，甘草10g。

上药以水3杯，煮取1杯，药滓再煮，取汁1杯，日分2次温服，禁忌同上。

三诊：续服上方7剂，咳吐脓痰渐少，痰中亦不夹血，上方既已显效，仍守原意出入化裁。

处方：芦根50g，鱼腥草30g，败酱草20g，金银花20g，净连翘20g，细生地20g，麦冬20g，白及6g，净蛤粉30g，黄芩10g，炒枳壳10g，丝瓜络20g，生甘草10g，陈皮15g。

上药煮服方法同上。

四诊：咳吐痰浊减，已无腥味，饮食已馨，脉尚弦数，舌中仍有黄燥。余热尚未尽蠲，津液一时未复，仍以养阴以清肺络，并佐扶正之品予之。

处方：芦根30g，鱼腥草30g，生地黄20g，麦冬20g，金银花10g，净连翘20g，生甘草10g，炒枳壳10g，陈皮10g，阿胶珠10g，川贝母10g，西洋参10g。

上药以水3杯，文火煮取1杯，药滓再煮，取汁1杯，日分2次温服。禁忌方法同上。

五诊：上方断续服药7剂，诸症均退，脉已冲和，再书上方，隔日服药1剂。

处方：芦根30g，杏仁10g，金银花10g，净连翘10g，炙枇杷叶10g，川贝母6g，陈皮15g，半夏15g，云苓15g，西洋参6g，甘草10g。

上药水煮2遍，取汁2杯，每晚睡前温服1杯。

恶　阻

例1：高某某，女，28岁，农民，1983年9月21日初诊。

停经3个月，呕吐酸苦稀涎，一日二三发，脘闷，胁下作痛，精神抑郁，头胀目眩，有时耳鸣，心中悸惕，好叹息不欲食，面色苍老，大便秘结，小便色黄，舌质红赤，苔黄，脉来弦滑有力。

辨证治疗：肝阳偏亢，失却条达之性，上逆犯胃，故胸闷，呕吐酸苦稀涎，肝火鸱张于内，胆火随之，横窜经络而胁下作痛。上冲头目，故头胀耳鸣，目眩，肝郁化火，伤其阴液，故大便秘结，小便色黄。阴液既虚，心失所养，故而心中惕悸不安，脉与舌象，无不属肝胆火盛之形，治当清肝、宁胆，养阴，和胃、降逆之法调之。方用安任饮加减。

嫩桑叶30g，青竹茹20g，丝瓜络20g，淡子芩15g，黄连6g，小青皮30g，生酸枣仁15g，麦冬15g，川贝母10g，瓜蒌15g，生姜片6片。

上药以水3杯，煮取1杯，药滓再煮，取汁1杯，日分2次温服。

二诊：9月25日。连服上方3剂，呕吐酸苦稀涎减轻大半，胸闷显宽，眩晕耳鸣亦减，他症尚无起色。胃气稍降而肝之疏泄尚滞不通。再拟上方加重调肝之品。

桑叶20g，青竹茹20g，丝瓜络20g，淡子芩20g，黄连

6g，小青皮15g，生酸枣仁15g，麦冬20g，川贝母10g，瓜蒌30g，生姜片6片，细生地20g。

上药以水3杯，煮取1杯，药滓再煮，取汁1杯，日分2次温服。

三诊：9月28日。继服3剂，大便通畅，肝郁得疏，胁痛止，饮食增加，心悸不若前甚，精神振作，面色已显红润，脉来亦不若前甚，上方既效，率由旧章。

桑叶20g，青竹茹10g，丝瓜络10g，淡子芩10g，黄连6g，生酸枣仁15g，麦冬15g，川贝母10g，细生地15g，生姜片6片。

上药以水3杯，煮取1杯，药滓再煮，取汁1杯，日分2次温服。

四诊：10月1日。上药再进3剂，诸症基本平复，惟心中尚感空虚，夜寐梦多，脉弦似觉尚硬，舌质红润，苔黄显退。病却大半，偏重滋补可也。仍守上方加重酸枣仁30g，加柏子仁10g，去芩连川贝母。

例2：戚某某，女，30岁，农民，1974年2月24日初诊。

妊娠2个月余，呕吐发作，吐出多痰涎或与宿食夹杂，甚则呕吐黄水，在当地反复注射爱茂尔，口服阿托品片效果不甚明显，转来中医治疗。目前症见形体憔悴，精神萎靡，倦怠嗜卧，上脘痞满，不欲饮食，动则头晕，呕吐酸苦，面苍唇淡，四肢逆冷，脉象滑细，舌淡苔白腻，根部略灰。

寒饮停蓄于胃脘，胃阳式微而浊阴上逆，治以温中以散寒饮，理虚以降逆气。宗《金匮要略》“妊娠呕吐不止，干姜人参半夏丸主之”之法调理。

处方：干姜6g，半夏曲6g，党参6g，陈皮6g，云茯苓9g，苏梗6g，生姜15g（切细）。

上7味，以水3碗，煮取1碗，药滓再煮，取汁1碗，日分3～4次，缓缓温服，忌食寒凉、粘腻、糖酪之品。

二诊：2月27日。依法服药1剂，呕吐即止，连服5剂，上脘痞满消失，胃舒思纳，食之亦有香味，头晕亦差，精神较为振作，四肢转温，上药与症相符，继以原方加减调之。

例3：赵某某，女，27岁，工人，1988年4月20日初诊。

怀孕2个月余，恶心呕吐，心中烦热，寐寐多梦，不欲饮食，迩来又夹头痛，精神萎顿，面色苍白不华，小便色黄，舌质偏红，舌苔淡黄中燥，脉象弦滑。

辨证治疗：冲脉隶属于胃，胃气不得和降，乃冲脉上逆之征矣，此偏热象，法以清热，安冲，和胃法调之，方仿王孟英安胎之法。

处方：桑叶30g，淡竹茹15g，丝瓜络15g，生酸枣仁20g，淡子芩6g，生姜3片。

上药以水3杯，文火煮取1杯，药滓再煮，取汁1杯，日分2次温服。

上药连服3剂，呕吐已止，但仍觉胃中不适，再方加甘草10g，又服2剂而安。

妊娠浮肿

例1：郭某某，女，30岁，1971年5月6日初诊。

怀孕4个月，初见跗肿，未引起注意。又月余，下肢亦肿，初服西药利尿。肿消，7日后，复肿，甚则肿胀至膝股。复来中医治疗。目前，下肢浮肿，膝下为甚，扪之不温，行走不利，小腹亦觉寒冷，不欲饮食，心悸气短，小便短少，脉沉滑，舌淡苔白滑。

辨证治疗：体质虚弱，面色苍白不华，脾虚运化失司明矣，水湿浸渍肌肤。小腹寒冷，心悸气短，水湿有上乘之兆，治当健脾祛湿温理胎元。

处方：党参15g，炒白术15g，陈皮15g，紫苏梗10g，砂仁壳10g，大腹皮20g，甘草10g。

上药以水3杯，文火煮取1杯，药滓再煮取汁1杯，日分2次温服，另：鲫鱼500g，去鳞肚，清炖，汤成加胡椒面少许，味精少许，一次温服1碗，日2服。

二诊：上2方，连续服用3天，浮肿消退大半，上方既效，续以上方继进，勿庸更改。

三诊：上方迭进7天，水肿消退，虽停药，嘱2～3天，只吃鲫鱼喝汤，越月无虞。

例2：于某某，女，26岁，工人，1982年5月12日初诊。

妊娠4个半月，下肢浮肿，小便不多，口淡乏味，不欲饮食，有时呕吐酸水，周身倦怠，起则头目眩晕，甚则面浮，精神萎靡不振，有时心悸，脉弦滑，按之似芤，舌质尖红，苔淡白。

辨证治疗：妊娠将近5个月，脾气虚衰，中阳不振，水湿外溢皮肤，形成水肿。惟舌尖红赤，并头目眩晕。况其不重，乃虚阳上浮之形，治当健脾利湿，脾得运化则水肿自平，略佐清宣以清头目。

酸枣仁40g，青竹茹10g，丝瓜络10g，桑叶20g，陈皮15g，生姜6片，白术10g，防风6g。

上药以水3杯，煮取1杯，药滓再煮，取汁1杯，日分2次温服。

另：鲫鱼300g（大小不拘，去鳞肚），生姜20g，大枣8枚。

上方以水800～1 000g，同煮鱼肉如泥为度，取鱼肉及肉汁400～500g，加少许盐、味精、胡椒粉，合匀，日分2次服之。按此法《本经逢原》指出："鲫鱼甘温无毒，乌背者其味最美，诸鱼性动属火，惟鲫鱼属土，有调胃实肠之功，故有反厚朴之戒，以厚朴泄胃气，鲫鱼益胃气。”余多年观乎夏季雨水积于田野沟渠，不久即有鲫鱼生发于其中，乡人呼此鱼谓土鱼，是知此鱼本土气所生，故有健脾利水之功，亦所土能制水，此方不单能治妊娠水肿，凡肾虚水肿、肝病水肿，均可应用该方，其利水消肿之功，远远超过鲤鱼利水之功也，余于鲫鱼生姜汤中详而述之，可以参考。

二诊：5 月 15 日。以上方法，连进 3 日，而浮肿消失，下肢浮肿亦消大半，精神较前振作，他症虽减而不足言，仍依以上方法续进。

三诊：5 月 18 日。上法连进 3 日，下肢浮肿基本消退，饮食转有馨味，呕吐酸水止，头目眩晕止，心悸亦安，周身倦怠好转。惟脉来弦滑，按之似芤不复。余思之；病痊后脉亦必复，不可虑也，然而总不如小补为是。

酸枣仁 30g，青竹茹 10g，丝瓜络 10g，桑叶 10g，陈皮 10g，白术 10g，太子参 10g，生姜片 3g，甘草 10g，大枣 2 枚（去核）。

上 10 味，以水 3 杯，煮取 1 杯，药滓再煮，取汁 1 杯，日分 2 次温服。

鲫鱼、生姜、大枣，煮服方法同上，病痊为止。

小方医案七则

1. 伏风头痛

朱某某，男，46 岁，工人，1983 年 7 月 20 日初诊。

患偏头风痛，迄今已 6 年，服西药数年，时好时歹，初由受风寒引起，后又服中药百余剂，仍未根除。目前，左侧头痛，甚则疼痛难忍，有如刀劈之状，不时恶心，呕吐清涎，烦躁不安，不欲食，脉弦细，舌正苔白。

辨证治疗，初由受寒引起，当辛温发散则愈，而取西药迁延失治，风邪深伏络脉，愈久愈深，以致于斯，西药只可暂取小效以治其标，中药又多荡下不升，今采用熏蒸之法，直捣病巢。

处方：天虫 10g，防风 10g，川芎 6g，当归 6g，透骨草 10g。

用法：将药装入铁壶内，加水 3 大碗，把壶盖压紧，壶嘴套 1m 多长皮管。把壶放入炉火，壶内煮沸，热药气从壶咀皮管中出，就热药气以熏蒸头之患处，一日熏蒸 2 次，每次 15～20min，熏蒸后，避寒适温，不可再受风气。

半年后，其妻患胃痛来诊，述及此事云：“用此熏法 1 个星期，多年之偏风头痛竟愈，从那时起头脑一直清楚，再未发现头痛，现今迎风亦不痛。”深表谢意云云。

2. 肾虚哮喘

李某，男，76 岁，1971 年 10 月 27 日初诊。

患哮喘病已 15 年余，每年冬至后病重，夏至后病减，体质瘦弱，行动缓慢，活动过累则哮喘甚，心悸，头昏，但吐痰不多，饮食可，大便有时干秘，脉来缓细，舌正少苔。10 余年来，凡中西治喘之药，几乎吃遍，时好时歹，终未得痊。

处方：大熟地 30g，五味子 9g（打），辽细辛 3g。

上药以水 3 杯，文火煮取 1 杯，药渣再煮，取汁 1 杯，日分 2 次温服。

二诊：上方连服 3 剂，哮喘减轻大半，心悸头昏亦减，脉来不若前甚，再步上方予之。

处方：大熟地 30g，五味子 10g，辽细辛 3g。

煮服方法同上。

三诊：上方断续服药 9 剂，哮喘基本平复，大便通畅，通身感到舒适。患者索方归里，乐意续服。

处方：大熟地 30g，五味子 10g（打），辽细辛 3g，白术 15g。

煮服方法同上，嘱隔日服药 1 剂。

1972年春节来德探亲，特来告之，一冬天哮喘基本未发。

3. 产后发热

于某某，女，23岁，工人，1977年9月23日诊。

产后3日，由于失血过多，将息失宜，身热头痛，体温39.3℃，面目红赤，身汗出，精神有时昏冒，心中悸，有畏冷之感，脉虚数，按之芤，舌淡苔白。此乃产后失血过多，血虚阳浮，血海空虚，阴阳不得维系而发热头痛，精神昏冒，卫阳失却固密之能而身汗出，血虚心失所养而心悸畏冷，脉与舌象均为血虚发热之候，治当养血益气之法调之。

处方：当归30g，制何首乌30g，柏子仁20g。

上3味以水3杯，煮取1杯，药滓再煮，取汁1杯，日分2次温服。

二诊：服上方2剂，身热显退大半，头痛减轻，身仍汗出，精神稍定，心中尚有畏冷之感，再按上方加桂枝尖6g，甘草10g。

三诊：上方连服3剂，身热头痛，汗出，心悸均止，精神振作，惟乳汁未下。

处方：黄芪15g，丝瓜络20g，炮穿山甲9g，王不留行30g，六路通10g。

上药水煮2遍，取汁2杯，日分2次温服。

4. 头痛

郑某，男，21岁，学生，1991年11月诊。

患头痛以及头后连项部掣痛，病来1年余，每服索米痛片（去痛片）暂取效果。近来由于功课增加，心中烦热，头痛甚，以前服过多剂中药，现嗅到药味则呕吐。脉细弦，舌红少苔。

处方：朱砂1.5g，琥珀10g，天竺黄10g，薄荷冰0.5g。

用法：上药共研细末，分作6包，每服1包，日服2次，忌食辛辣腥臭之品。

二诊：上药服3天，头及项部掣痛减轻大半，心中烦热已除，脉来不若前甚，病欲瘥，仍予上药与之。

朱砂 6g，琥珀 10g，天竺黄 30g，薄荷冰 1.5g。

上药共研细末，装入胶囊，每日服 1 次，每次 1 粒，白水冲服，禁忌方法同上。

5. 夜半腹痛腹胀

吴某某，男，38 岁，工人，1971 年 6 月。

患腹痛，胀满不适，迄今已 3 个月，所服丸药有木香顺气丸、逍遥丸、四消丸、良附丸、附子理中丸、人参健脾丸等等，所服汤药有顺气的、活血的、止痛的等等，数月来，未能治愈这腹痛腹胀。每夜 11 点到夜半 1 点必腹痛、腹胀，或轻或重从未间断，医多为奇病，也有谓精神病等。目前，每至午夜前犯病，午夜后一点多钟，病若失，可以安寐，白天如平人。诊其脉虚弦无力，舌正，苔淡黄。拟枣仁甘草汤以疗夜半发病。

生酸枣仁 30g，甘草 10g，陈皮 10g。

上药以水 2 杯，文火煮取 1 杯，夜半 10 点半迎病服下。

二诊：服药第 1 剂后，不料一夜酣睡达旦，仍不以为然，认为是凑巧了，接服第 2 剂，又一夜安寐达旦。患者虽喜，但仍纳闷这点小药，竟有如此效力。

三诊：连服上方 3 剂，休息了 4 天，每至夜半亦未发现腹痛腹胀，特来报告，并询问其一二。

6. 口咸

于某某，女，48 岁，市民，1991 年 6 月 10 日初诊。

身体丰腴，患口咸月余不愈，家人让喝糖水 5 天，仍口咸，某医嘱服六味地黄丸，已 7 日，病仍不愈。目前：体质肥胖，有时略感恶心，不欲饮食，别无他苦，脉缓，舌胖大，苔白滑。

处方：大熟地 30g，福泽泻 25g，陈皮 10g，生姜 6 片。

上药以水 3 杯，文火久煮 1 杯，药滓仍以文火久煮，取汁

1杯，日分2次温服。

二诊：上方以熟地黄大补肾之真阴之水，又以泽泻泄其泛泛之水，陈皮以理气，生姜以和胃连服5剂，口咸显减，效既显仍以上方续服。

三诊：连服上方6剂，口咸止，恶心平，饮食正常。又与上方5剂以巩固疗效。

7. 不孕症

田某某之妻，结婚3年无子，月经按时来潮，腹痛，腰痛，心烦，经血量少夹有黑色瘀块，月经过后四五日诸症平复，平素易激动，易烦恼，脉象弦数，舌质偏红，苔黄。

辨证治疗：平素肝气偏胜，郁火鸱张，冲脉血海受其炽灼，故而经血少，而夹瘀，此为瘀血痛经之症，治以清热，活血，化瘀。

处方：丹参50g，丹皮10g。

上药以水3杯，煮取1杯，晚睡前1次服下。

患者以此方，每次来月经时即连服3剂。服药第2个月后，即怀孕，届时生一子，母子平安。

十二、临床用药心得

治痢疾不用黄连

痢疾一病，古名滞下，乃湿热蕴结于大肠而失其疏泄传导所致。其治当以“通因通用”为法，使大肠功能恢复，用药当取当归、白芍、木香、莱菔子、槟榔等来调气行血，通腑导滞。而黄连一药，孙师认为：虽可清热燥湿，但因其能“厚肠胃”，有收敛之性，可阻碍大肠的传导，不但与滞下无益，反碍“通用”之法，故不主用之。尤对于湿热痢疾早期，有“兜涩太早”之戒。

病案举例：李某，男，46岁，2001年8月13日来诊。因饮食不洁，腹痛下痢，其色白多红少，里急后重，日下5～7次。患者爱好医学，自研黄连细末服2天，每次20g许，痢疾非但不除，里急后重反增，腹疼拒按，不欲饮食，小便短少。而来院门诊，切脉弦滑，舌苔黄厚而腻。此乃湿热蕴结肠胃，痢下红白，“艰涩而难出者，疏通为先”。患者早投黄连，厚其肠胃，故犯“痢疾兜涩太早”之戒。治取通因通用之法，给予陈士铎“治痢通治法”加味。首方：当归30g，白芍20g，炒枳壳15g，炒莱菔子15g，槟榔15g，木香10g，川厚朴10g，焦山楂20g，车前子20g（包煎）。水煎2遍，取汁300ml，日分2次温服。上方连服5剂，腹痛后重均除，脉来较前冲和，舌苔黄厚渐退。惟饮食欠香，卧寐欠安，乃胃气一时未和尔。再方：当归10g，白芍10g，木香10g，陈皮10g，茯苓10g，半夏10g，淡竹茹10g，生甘草6g，生姜6片。水煎服。连服3剂，胃和寐安，病愈。

疗失眠不用炒酸枣仁

酸枣仁一药，性味甘平而酸，入心肝胆脾四经，善养血安神、益心气、补肝胆、醒脾胃，为治失眠要药。临床上治失眠，人们多遵时珍之“熟用疗胆虚不得眠，生用疗胆热好眠”之语而多用炒酸枣仁。对此，孙师认为，酸枣仁酸平，以味取功，全在于皮，故疗失眠、补肝胆以生用为佳。若炒则酸去，而甘温性加，醒脾力强，实有“草木过火则生土”之意。

病案举例：王某，女，38岁，2002年5月来诊。由于突然惊恐，旋而不寐，并时常心悸，病发3个月，不愈反增。来时症见头目眩晕，精神恍惚，心中烦热，若懊恼状，食少体虚，喜静勿躁，触事易惊，善太息，夜寐多梦联翩，尿黄便干，脉象弦数无力，舌质红，苔薄黄。此乃惊恐得之，心胆气怯，加之忧思过度，伤及心肾，阴液暗耗，而相火妄动，治以镇静安神，养阴清热，方以酸枣仁汤合栀子豉汤加减。处方：生酸枣仁60g，知母15g，茯苓20g，川芎10g，牡蛎30g，龙骨30g，栀子10g，淡豆豉20g，白芍15g。水煎2遍，取汁300ml，早晚温服，忌食辛辣之品。守方连服10剂，诸症十去其八，续以上方加减调治5剂，病愈。

疗心悸不用炙甘草

“伤寒，脉结代，心动悸，炙甘草汤主之”，后世用之，多以炙甘草入药，而孙师认为：此炙甘草乃生甘草也。在师著

《经方方法论》"论甘草的炙"一文中述之甚详。总之，今人所以认为用炙甘草，原为炙法的古今炮制差异。古人所用炙甘草，实际上是经过烘烤而干燥的生甘草，其性味甘平冲和，故有"热药用之以缓其热，寒药用之以缓其寒"之说。所以仲景甘草之用，解表用炙，清热也用炙，温中用炙，散风湿也用炙。然而今天的炙甘草，是把甘草一药炒成老黄色，然后再加蜜炒，如此炮制，甘草便失去它的甘平冲和之性。故今有"生则泻火，熟则温中"之论。由此可知，炙甘草汤中当为生甘草。正如丹波氏曰："案《名医别录》，甘草通经脉，利血气。《证类本草》，《伤寒类要》，治伤寒心悸，脉结代者，甘草二两，水三升，煮一半，服七合，日一服，由是观之心悸脉结代专主甘草，乃是取乎通血脉，利血气，此所以命方曰炙甘草汤也，诸家厝而不释者何。"

病案举例：吴某，男，55 岁，2003 年 3 月来诊。去冬感冒，迄今方瘥。上旬发现心律不齐，经常心悸，出虚汗，初未在意，近来由于过节，精神体力均感疲劳不堪，始来就医，脉象三五不调，舌质偏红，苔薄白，此乃伤寒数月不已，心阴心阳俱。治宗炙甘草汤调补阴阳，以俾气血化生。处方：生甘草 25g，高丽参 15g，生地黄 60g，桂枝 10g，麦冬 15g，火麻仁 15g，阿胶 15g（烊化），生姜 12 片，大枣 30 枚（劈），桂圆肉 30g。上药以水先煮高丽参半小时，纳诸药，煮 2 遍，取汁 300ml，续烊消阿胶，加黄酒 1 杯，约 30ml，日分 2 次温服。患者每服药后，辄感周身微微汗出，温煦舒服。三服后，顿觉浑身疲劳若释，精神振作，脉来偶有结代，上方加减续服，调治半月，脉来规整，告愈。

实脾不用参芪

《金匮要略》指出："见肝之病，知肝传脾，当先实脾"。是说肝脏有病，往往肝木克土，影响脾脏功能，因而治疗肝病时非但治肝，尤当实脾。然“实脾”二字，当会意以辨之，众医家多以为补脾，孙师认为：此未解“实”意，“实”字当为“开”。脾怎样才算实，脾的正常功能为实，脾主运化水湿，主统血，主为胃行其津液，脾失去了这三则功能则为虚。如何加强脾脏运化，排除壅滞，使脾得实呢？概脾胃同居中焦，为上下之枢纽，胃降则脾升，脾升则胃降，二者犹枢纽之转动，若想脾实，即使脾升，而胃降则脾升，脾升则自实，故实脾当为开脾，使脾运转也。由此看来，从用药方面就必然选用木香、枳壳、厚朴、陈皮、槟榔、鸡内金等一派行气导滞降胃之品，才能达到运化脾实的目的。此也正合“肝与大肠相通”治肝必通大肠之论。若以实为补，选用黄芪、人参、炙甘草、大枣等一派甘温壅滞之品补之，则肝胆湿热之邪又将从何处而去，势必造成“实实”之戒，致腹满痞滞之候。故而，医者当明仲景治肝病言“实脾”而不言“补脾”之法，参、芪不可轻用。

病案举例：李某，女，62岁，农民。2002年4月来诊。患慢性肝炎10余年，肝硬化腹水2年，虽经多方治疗，其症时轻时重。半月前复因恼怒不已致右胁作痛，腹部胀大，叩之如鼓，并见脸面四肢轻度浮肿，在外院给服中药10天，病症非但不减，反而大腹膨胀，二便不利，转来求治。观其所服前方，除疏肝利水几味中药，其他皆为大台参、炙黄芪、白术、山药等。我们认为：此未解治肝实脾之意，以实为补所致。治之当疏肝运脾，活血利水，取验方活肝汤化裁，处方：柴胡20g，赤白芍各20g，茵陈20g，鳖甲20g（先煎），当归10g，丹参30g，木香10g，郁金16g，桃仁10g，茯苓20g，大腹皮20g，焦山楂20g，枳壳20g，车前子40g（包煎），上药以水四大杯，煮取1杯，药渣再煮，取汁1杯，日分2次温服。连服5剂，大便通畅，小便增多，腹部臌胀明减，面浮跗肿也轻，惟饮食尚少，有时呃逆，再以上方加生姜10g，竹茹10g，续服10剂，腹部臌胀十去其七，面浮跗肿消失，胃康思纳，复守上方，随症加减调治月余，诸症咸除。

重用龟甲疗心痛

《难经》曰："阴维为病苦心疼"。阴维脉为奇经八脉之一，隶属于肝肾，入通于心，能引少阴精血上归于心。若肝肾阴亏，肾之精血不足，则阴维失去滋养，不能导引肾之精血上行以滋养心脏，则病"心中憺憺大动，甚则心中痛"，故通补肾与阴维之脉，是治疗胸痹心痛的又一法门。用药除熟地黄、当归、白芍外，龟甲一药，性味甘咸而寒，正能潜阳补水，通补阴维，以奠安少阴心肾，使水火相济，心脉得养，是治阴维为病心痛的主药。

病案举例：赵某某，男，70 岁，2001 年 6 月 9 日来诊。原有高血压、高血压性心脏病多年。近 1 个月来心中闷痛，时时发作，遇劳加重，终日不断，甚则痛连后背及左上肢，伴见心悸不宁，口渴失眠，面浮肢肿，含化异山梨酯及速效救心丸只可暂缓症状，超声心动示：左室壁向心性肥厚，室腔缩小；心电图示：冠状动脉供血不足，左室面高电压，频发室性早搏。观舌暗红，有紫斑，苔白，脉弦大而紧。证属心肾阴虚，血脉淤滞，治以通补阴维，交通心肾，活血逐痹。处方：生龟甲 30g，怀牛膝 20g，生地黄 30g，丹参 30g，赤芍 30g，红花 10g，桃仁 10g，檀香 10g，蒲黄 10g，五灵脂 10g，瓜蒌 20g，苦参 20g，上药水煎两遍，取汁 400ml，日分 2 次温服。连服 18 剂，精神明显好转，行走步态已轻，左上肢及后背已不作痛，睡眠明显好转，口渴饮水症减半，下肢水肿尽消。续以上方加减调治月余，他症悉除，精神良好，仅胸痛偶有发作。复以柏子养心丸治疗半年，病安。

用玳瑁稳定血压

玳瑁一药，为海龟科动物玳瑁的甲片。其形似龟，体略大之，背及腹部均有坚硬的鳞甲。该药性味甘咸而寒，入心肝经，功可清热解毒，镇惊平肝。《本草纲目》：玳瑁，清热解毒之功，同于犀角，古方不用，至宋时至宝丹始用之。然经多年临床观察研究发现，该药还是平肝潜阳之佳品，最能降压、稳压。孙师认为：若使阳潜而不复升，非介类不能胜之，药如玳瑁、龟甲、鳖甲、珍珠类，用之有“蓄鱼置介”，“池有龟鳖，鱼不飞腾”之妙。临床常用其药粉，每日 2～4g 口服，连用 5～7 天。又常与补肾药合用，更使阴生阳潜，标本同治，疗效持久。明代医家缪希雍亦曰：“介虫三百六十，而龟为之长”。

病案举例：代某，男，46 岁。2003 年 3 月 10 日来诊。患高血压 7 年，时常头胀头晕，甚则恶心，后项攻冲作痛，常服西药来控制血压。近 1 个月来，因烦劳过度致上症加重，伴见心烦眠差，头昏记减，双膝酸软，甚则头重足轻，行则欲仆，来院门诊，观舌红少苔，脉弦细而沉，血压 180/130mmHg。证属肝肾阴虚，肝阳上亢，取方一贯煎来滋肝疏肝，使肝气易顺易降，再加龟甲滋阴潜阳，怀牛膝引血下行。处方：生龟甲 30g，生地黄 20g，枸杞子 20g，沙参 20g，麦冬 10g，当归 15g，川楝子 15g，怀牛膝 20g。上药水煎 2 遍，取汁 400ml，日分 2 次温服。上方连服 15 剂，诸症悉除，续以玳瑁粉，每日 2g，口服 1 周，血压稳定于 150/100mmHg 以下，随访半年，情况良好。

存药力巧施甘草

万物由土而生，复归土而化，甘草至甘性平，得土气最全，故能解一切毒及调和百药。甘又主缓，除缓急止痛及缓和药性之峻烈外，其甘缓之性，还可使药力逗留绵长，久久作用于人体脏腑。孙师常谓：“若欲使药专力宏，直取其效，或意在猛进直追者，万不可加之，方如参附汤、大承气汤、十枣汤、舟车丸、疏凿饮子等辈。若欲使药力延长缓久，则又必加之，与附子配用，可使附子温热之力持续久长；与硝、黄配用，可使攻下之力缓久；与石膏配用，可使凉宣透表之力悠悠。方如四逆汤、调胃承气汤、白虎汤等辈，即可使邪渐去，又可使正缓复；有攻下驱邪而不伤正，温里救阳而不伤阴之奥妙。”总之，甘草的这一特性，孙师曾形象比喻为炉灶中炉盖的作用，用之，能使炉中之火持久燃烧又不致太烈。

病案举例：秦某，男，67岁，2002年11月10日来诊。1年来，患者时常胸中苦闷，左侧隐痛，有沉重感，逢阴云天气，上症加重。心电图示：冠状动脉供血不足，常服异山梨酯（消心痛）、地奥心血康、速效救心丸治疗，近1个月病情加重，形体怕冷，四肢不温，脊背恶寒如掌大，口淡乏味，食谷不香，过力劳动则心悸汗出，气短似喘，二便尚调，舌淡苔白，脉来沉细。证属少阴虚寒，治遵“少火生气”之意，方取小剂量四逆汤，并重用甘草，以助少阴君火徐徐升起，心脉得以温养畅行。处方：生甘草10g，炮附子6g，干姜6g，上药以水3碗，微火煮取1碗，药滓再煮，取汁1碗，日分2次温服，并避寒就温，勿食寒凉。连服6剂，来述“胸部已宽舒，疼痛基本消失，四肢脊背畏冷亦减轻大半，活动过力，仍感气短”。诊其脉来沉细不若前甚。续以上方加养血益气之当归6g，人参6g，缓缓调治半月，诸症消失，气力增加。再以金匮肾气丸口服，以巩固疗效。

平肝风重用桑叶

桑叶一药，苦甘而寒，入肝肺二经，功可祛风清热，凉血明目，《重庆堂随笔》：“桑叶，……息内风而除头疼，止风行肠胃之泄泻，已肝热妄行之崩漏，胎前诸病，由于肝热者尤为要药”。孙师认为：“桑叶少用则清肺，多用则平肝泻肝，因桑得其星之精，其主风，风气通于肝，故桑叶善平肝风、泄肝热”。临证中每每重用桑叶30～60g，治疗肝热风旋之目昏脑胀，耳鸣头摇，项强抽搐及“木火刑金”之咳嗽、咳血等症。

病案举例：付某某，女，43岁，2001年10月21日来诊。患者16年前汗出受风致四肢关节隐痛，紧束不利，甚则半身沉重，心跳快于65次/分则胸闷心烦，头昏头痛，脘满纳呆，平日怕惊易恐，上症逢风雾天时加重或诱发，观舌暗红体胖，苔白，脉来弦细。多年来以“神经官能症”多方治疗效差，今来诊。师谓：“经曰‘风气通于肝’，今患者内有肝风脾湿，故相随之而作，风雾来则肝风起，脾湿升，故病重；天气晴，外风息，则体内风湿也消而病轻，病如风云遮日，时晴时阴”。治取周慎斋之和中饮意，以平肝疏风，健脾和中。处方：桑叶50g，酸枣仁30g，当归10g，白芍10g，柴胡10g，防风15g，陈皮20g，半夏20g，茯苓20g。上药水煮2遍，共取汁500ml，和合再煮，取汁400ml，日分2次温服，上方连服10剂，诸症减半。续以上方加减调治，断续服药月余，告愈。

疗面疾白芷为引

白芷色白味辛，性温气厚，芳香特甚，主入足阳明胃经。功可通窍行表，升多于降，善引药力达于头面，以疗目痒泪出，面黑瑕疵，前额疼痛，鼻塞鼻渊，面部红疹，疖疮，皮肤干燥等面部疾患。著名的方剂都梁丸就是用白芷一味来治头风头痛。又“人之气血得香则行”，故该药还可通经络，和气血，畅荣卫，“长肌肤而润泽颜色”，成为中国古代化妆品、美容品中最常用的一种原料，有很好的美容祛斑作用。对此，孙师常谓：“白芷，疗风通用，尤善行头面，疏泄邪气，和利血脉，其质又极滑润，以祛风燥湿、消肿止痛而不枯耗精血为特长。”每以白芷3～5g，为之使药，随方潜用，治疗头面诸疾，收效甚佳。

病案举例；黄某，女，33岁，2002年10月8日来诊。述面颊褐色蝶斑2年，虽经多方治疗效差，近2个月面积增大，褐色加深，并见月经延期，经色暗红，经量偏少，性情多急；舌质略红，苔白，脉来弦细。此乃“肝斑”，证属肝气郁结，虚火上熏，经络淤阻，治以养肝疏肝，活血通络，取方逍遥散加减，并加白芷为引，处方：柴胡10g，当归10g，赤芍10g，茯苓15g，炒白术10g，薄荷10g，桃仁10g，红花10g，白芷3g，生甘草5g，生姜3片。上药水煮2遍，取汁400ml，日分2次温服，每周服6剂，忌食辛辣之品。上方服用1个月，面部褐斑渐退，继以上方水泛为丸，每次10g，日3次服，续服2个月，诸症消失，面色转明。

善用白术以通便秘

久秘大便干结病人，乃阴不足以濡之。若攻而下之则更伤津血，反之，若一味滋润则脾湿不化，更不能为胃行其津液，故下之润之暂用有效，久则大便更秘。盖便秘一症本源在于脾胃虚滞，而调理脾胃虚滞之药，首推白术。《本草汇编》谓“脾恶湿，湿胜则气不得施化，津何由生……用白术以其湿，则气得周流而津液生矣。”孙师也常说：“白术有通便之功，能使津液分一半于大肠，一半于小肠，善治久秘、虚秘。”故临证重用白术，以使脾气健旺，津血得复，便秘可疗。

郭某某，男，63岁，1994年7月20日来诊。

患便秘4年，每5～7日一行，便干难下，多方中西药治疗不愈，观舌淡红苔白，脉沉。孙师诊之，拟健脾养血法。处方：白术50g，当归10g，桃仁10g，杏仁10g。上4味，水煮2遍，取汁300ml，日分2次温服。上方连服9剂，患者大便得畅，2日一行，续守方治疗半月，病愈。随访半年，便秘未作。

善用细辛以疗燥咳、音哑

细辛性味辛温，主入肺与肾经，入肺以宣发肺气，可发汗化痰，祛风止痛，主治咳逆上气，鼻塞多涕；入肾以“通精气”，正如《本草从新》所谓：“温行水气，润肾燥”。孙师指出：“细辛散肺气，人人皆知，不知细辛还可入下焦以激发肾气上达于肺窍，厥功甚伟也。”临证中凡逢肺肾阴虚之燥咳、咽喉燥痒及阴虚音哑、中风失语等症，则采用肺肾同治，俾其肾阴得升，肺气得宣，诸症可疗。

王某某，男，52岁，1996年9月7日来诊。

患急性咽喉炎，抗炎疗月余，咽痛减轻，惟声音嘶哑不除。视其咽部，轻度红肿，舌质偏红少苔，脉细数。综合脉证分析：咽干、红肿久久不得其解，并舌红，脉细数，皆由肾阴不得上乘，肺阴为之灼烁所致，法当坚肾阴以腾津液，津气得升，上焦弥漫之火，势必廓清，肺气清宣，其音可复。处方：细辛5g，黄柏5g，薄荷5g。上3味，先煮黄柏30分钟，后下细辛、薄荷再煮20分钟，取汁200ml，日分2次温服。忌食辛辣之物。上药连服3剂，咽干明显好转，红肿亦退，守方再服3剂，诸症消失，发声正常。